BIBLIOTHÈQUE MÉDICALE

PUBLIÉE SOUS LA DIRECTION

DE MM.

J.-M. CHARCOT	G.-M. DEBOVE
Professeur à la Faculté de médecine de Paris, membre de l'Institut.	Professeur à la Faculté de médecine de Paris, médecin de l'hôpital Andral.

BIBLIOTHÈQUE MÉDICALE
CHARCOT-DEBOVE

VOLUMES PARUS DANS LA COLLECTION

V. Hanot. — La Cirrhose hypertrophique avec ictère chronique.

G.-M. Debove et **Courtois-Suffit.** — Traitement des Pleurésies purulentes.

J. Comby. — Le Rachitisme.

Ch. Talamon. — Appendicite et Pérityphlite.

G.-M. Debove et **Rémond** (de Metz). — Lavage de l'estomac.

J. Seglas. — Des Troubles du langage chez les aliénés.

A. Sallard. — Les Amygdalites aiguës.

L. Dreyfus-Brisac et **I. Bruhl.** — Phtisie aiguë.

P. Sollier. — Les Troubles de la mémoire.

De Sinety. — De la Stérilité chez la femme et de son traitement.

G.-M. Debove et **J. Renault.** — Ulcère de l'estomac.

G. Daremberg. — Traitement de la phtisie pulmonaire. 2 vol.

Ch. Luzet. — La Chlorose.

E. Mosny. — Broncho-Pneumonie.

A. Mathieu. — Neurasthénie.

N. Gamaleïa. — Les Poisons bactériens.

H. Bourges. — La Diphtérie.

Paul Blocq. — Les Troubles de la marche dans les maladies nerveuses.

P. Yvon. — Notions de pharmacie nécessaires au médecin. 2 vol.

L. Galliard. — Le Pneumothorax.

E. Trouessart. — La Thérapeutique antiseptique.

Juhel-Rénoy. — Traitement de la fièvre typhoïde.

J. Gasser. — Les Causes de la fièvre typhoïde.

G. Patein. — Les Purgatifs.

A. Auvard et **E. Caubet.** — Anesthésie chirurgicale et obstétricale.

L. Catrin. — Le Paludisme chronique.

Labadie-Lagrave. — Pathogénie et traitement des Néphrites et du mal de Bright.

POUR PARAITRE PROCHAINEMENT

Pierre Janet. — État mental des hystériques. — Les stigmates mentaux.

L. Capitan. — Thérapeutique des maladies infectieuses.

Chambard. — Morphinomanie.

R. du Castel. — Tuberculoses cutanées.

E. Ozenne. — Les Hémorroïdes.

Luc. — Les Névropathies laryngées.

J. Comby. — Les Oreillons.

Legrain. — Microscopie clinique.

Boulloche. — Les Angines a fausses membranes.

Chaque volume se vend séparément. Relié : 3 fr. 50.

PATHOGÉNIE

ET

TRAITEMENT DES NÉPHRITES

ET DU

MAL DE BRIGHT

PAR

LE DR LABADIE-LAGRAVE

MÉDECIN DE LA MATERNITÉ

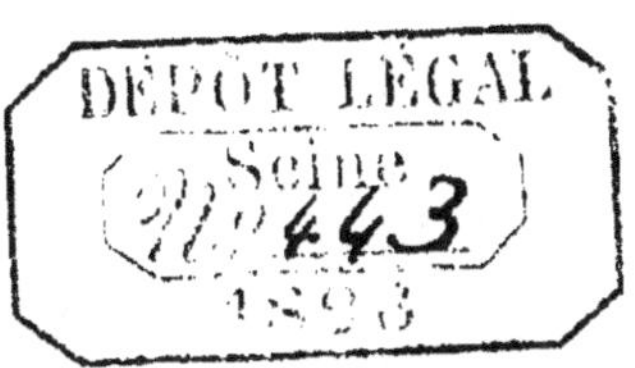

PARIS

RUEFF ET Cie, ÉDITEURS

106, BOULEVARD SAINT-GERMAIN, 106

PATHOGÉNIE ET TRAITEMENT

DES NÉPHRITES

ET

DU MAL DE BRIGHT

CHAPITRE PREMIER

INTRODUCTION. — HISTORIQUE. — GÉNÉRALITÉS

SOMMAIRE. — Période prébrightique. — *Première période :* Bright, Christison, Grégory, Martin-Solon, Rayer, Frerichs, Reinhardt. — *Seconde période :* Todd, Wilks, Johnson, Traube, Lancereaux. — *Troisième période :* Recherches contemporaines.
Théories actuelles sur la pathogénie du mal de Bright. — Urémie.

Période prébrightique.

L'histoire des maladies inflammatoires non suppuratives des reins (néphrites et mal de Bright) a parcouru, dans son évolution, plusieurs étapes distinctes, caractérisées chacune par l'appoint de connaissances nouvelles et par une interprétation particulièrement en rapport avec les idées qui dominaient, à l'époque, en pathologie générale.

Dans une première période, qui n'est pas négligeable et qui s'étend jusqu'à Bright, on connaissait déjà la relation qui existe entre les hydropisies et les lésions rénales, ou des altérations de la sécrétion urinaire. Cette relation se trouve nettement indiquée dans les écrits des anciens médecins grecs, romains et arabes. La question n'avait pas fait de notables progrès, lorsque Cotugno démontra que l'urine de certains hydropiques contenait de l'albumine, et Cruickshank établit même une distinction entre les hydropisies, suivant que l'urine était coagulable ou ne l'était pas. Cette distinction importante fut conservée jusqu'à Bright, dont elle prépara la découverte.

1re **Période**. — C'est en 1836 que Richard Bright, médecin de l'hôpital de Guy, démontra que l'hydropisie peut avoir son origine dans des lésions spéciales du rein; que, lorsque l'hydropisie dépend de cette altération, l'urine est albumineuse, et que les autres hydropisies associées aux maladies du cœur, du foie et aux inflammations des membranes séreuses ne sont pas accompagnées d'urines albumineuses. Après avoir établi nettement la relation de l'anasarque, de l'albuminurie et des lésions rénales, Bright décrivit trois formes de la maladie, mais sans affirmer cependant que ces trois formes n'étaient que des états plus ou moins avancés du même mal.

Les recherches de Bright furent confirmées par Christison et Grégory en Angleterre, par Martin-Solon, Rayer, en France; le nom de l'initiateur de ces nouvelles recherches fut donné à une maladie qui se caractérisait par des hydropisies, la présence de l'albumine dans l'urine et de lésions rénales variables. Les successeurs de Bright : Rayer, Virchow, Frerichs, Reinhardt furent plus affirmatifs, et regardèrent ce mal décrit par Bright comme une entité morbide, une véritable maladie, et les lésions rénales constatées à l'autopsie comme trois degrés successifs : le premier degré était constitué par la *néphrite aiguë*, caractérisée par une lésion nutritive ou inflammatoire de l'épithélium; le second degré était constitué par une *néphrite* dite *parenchymateuse*, le *gros rein blanc*, qui n'était encore que la même lésion, mais plus généralisée et chronique : le second stade succédait au premier sans interruption, ou bien était séparé du premier par une période de latence plus ou moins longue, dont la condition principale était l'hypertrophie compensatrice du cœur ; le troisième degré était signalé par l'extension des lésions au tissu interstitiel, ou par *l'atrophie consécutive du rein*. Les recherches anatomo-pathologiques modernes n'ont pas confirmé cette distinction théorique et cette évolution *à priori*, et ont établi que dans le mal de Bright tous les éléments du rein sont intéressés à des degrés divers. Cette *néphrite diffuse* peut cependant se caractériser, dans certains cas, par la prédominance des lésions conjonctives, et le rein finit par s'atrophier.

2ᵉ Période. — La doctrine de l'unicité de la maladie de Bright, constituant une seule maladie, évoluant en trois stades successifs fut bientôt battue en brèche : d'abord Todd, Wilks, Johnson, Dickinson, Grainger Stewart, en Angleterre, Traube en Allemagne, Lancereaux en France, s'élevèrent contre l'unité du mal de Bright, et admirent que cette maladie peut se montrer sous plusieurs formes, sous différents types cliniques indépendants les uns des autres. Ces trois formes étaient la néphrite aiguë, qui répond à ce qu'on appelle aujourd'hui *mal de Bright*, et qui se caractérise par l'albuminurie abondante, la rareté des urines, l'anasarque et les accidents urémiques. Cette néphrite guérit définitivement, ou aboutit à la mort. Au point de vue anatomique, le rein, qui est volumineux, polychrome, présente les lésions d'une néphrite diffuse.

Une deuxième forme est la *néphrite parenchymateuse chronique*, caractérisée par la diminution des urines, la proportion de l'albumine, l'abondance des hydropisies, la rareté des hémorrhagies, les convulsions urémiques et la rétinite albuminurique, l'absence de l'hypertrophie cardiaque, la courte durée de la maladie, limitée à une période de dix-huit mois au plus et que termine la mort. A l'autopsie, on trouve un rein volumineux, pâle, lisse, le *gros rein blanc*, dans lequel domine la dégénérescence granuleuse de l'épithélium.

Le troisième aspect du mal de Bright était la *néphrite interstitielle chronique*, ainsi caractérisée : début insidieux, urines abondantes, pâles, peu denses, très peu albumineuses ; pas ou peu d'œdème ; hypertrophie cardiaque constante à une période avancée ; rétinite albuminurique ou même préalbuminurique fréquente ; terminaison habituelle par les convulsions et le coma urémique ; enfin, longue évolution de la maladie, dépassant souvent dix ans. A l'autopsie : rein petit, rouge, granuleux, parsemé de petites cavités cystiques. Au microscope, atrophie de la substance corticale, hypertrophie du stroma conjonctif.

Enfin, on faisait même rentrer dans le mal de Bright et comme en étant une forme particulière, la *leucomatose* ou la *dégénérescence amyloïde des reins*. C'était en résumé les stades successifs du mal de Bright dissociés et envisagés comme des formes cliniques distinctes correspondant chacune à des lésions bien définies.

3ᵉ **Période.** — Dans une troisième période, on revint à la première doctrine de l'unité du mal de Bright et il y a trois ans à peine, Lécorché et Talamon se prononcèrent hardiment pour l'ancienne théorie unitaire. On ne tarda pas à s'apercevoir en effet que la distinction précédemment admise cadrait mal avec l'observation des faits. Certaines néphrites chroniques, ou, si l'on préfère, certaines maladies de Bright chroniques, ont débuté par une inflammation aiguë des reins ; ce qui suffirait à rétablir la succession admise en premier lieu, des formes chroniques aux formes aiguës. D'un autre côté, les prévisions anatomiques basées sur l'étude des symptômes pendant la vie ne furent pas toujours réalisées par les examens nécropsiques. Tel ensemble de symptômes qui faisait supposer l'existence d'un gros rein blanc était associé à des lésions bien différentes, alors que le gros rein blanc se rencontrait à l'autopsie sur des sujets chez lesquels la nature et l'enchaînement des symptômes n'avaient pas permis de le supposer d'après la théorie en cours.

On put constater d'un autre côté que les types cliniques n'étaient pas aussi distincts qu'on avait bien voulu le dire, qu'il y a bien réellement succession dans certains cas de la néphrite interstitielle à la néphrite parenchymateuse. L'expérimentation ne fit que confirmer cette supposition. Les injections de cantharidine que Cornil a faites à des lapins provoquent d'abord une néphrite diffuse aiguë qui se termine par l'atrophie progressive des reins, si l'action de la substance irritante est entretenue assez longtemps. D'un autre côté, on est arrivé à établir que l'hypertrophie du ventricule gauche peut compliquer toute forme de néphrite et qu'on a d'autant plus de chances de la rencontrer, que la néphrite dure plus longtemps. Quelques-uns ont supposé, il est vrai, que dans les cas où l'on rencontrait à la fois des lésions parenchymateuses et interstitielles on avait affaire à des formes mixtes. Ici encore c'est l'expérimentation qui a répondu, en montrant que les secondes succèdent assez rapidement aux premières. A la néphrite épithéliale du début s'ajoutent des lésions conjonctives plus ou moins tardives.

Restait à expliquer comment, dans certains cas, les lésions brightiques étaient représentées par la néphrite parenchymateuse type, et dans d'autres par le rein atrophié granuleux. Ici les expériences de Grawitz et d'Israël permettent jusqu'à un certain point d'expliquer comment surviennent éventuellement ces deux états. Ces auteurs déterminent chez des animaux une néphrite aiguë en pinçant l'une des artères rénales. Cette néphrite évolue d'une manière variable, suivant les conditions dans lesquelles se trouve l'animal. Si celui-ci est jeune et vigoureux, le rein lésé s'atrophie, le rein normal s'accroît de volume, et le cœur s'hypertrophie. Si l'animal est vieux et dans de mauvaises conditions de résistance, l'hypertrophie du cœur ne se produit pas, le rein lésé ne s'atrophie pas, et il survient des épanchements séreux et des accidents urémiques.

Il n'est pas douteux que la néphrite parenchymateuse survienne de préférence chez l'homme épuisé, affaibli, qui se trouve dans de mauvaises conditions hygiéniques. L'abondance de l'œdème et de l'albuminurie peut donc tenir à ce que la néphrite s'est développée chez un sujet prédisposé à la cachexie et n'a pu atteindre le stade d'atrophie à la faveur de l'hypertrophie compensatrice du cœur gauche. D'un autre côté, il est bien probable, comme nous l'avons admis il y a longtemps (PATHOLOGIE MÉDICALE DES REINS, in *Dictionnaire de Médecine et de Chirurgie pratique*, t. XXX), que le passage de la néphrite à l'état chronique tient à la persistance des causes d'irritation qui ont fait naître la maladie. Si la cause irritante limite son action au début, c'est une néphrite parenchymateuse aiguë, qui peut entraîner la mort, mais qui est susceptible d'une réparation complète. Si l'action nocive persiste, les lésions, d'abord parenchymateuses, intéressent successivement le tissu conjonctif, les capsules de Bowman, la gaîne adventice des vaisseaux et les travées intertubulaires. En même temps, se développe l'hypertrophie cardiaque compensatrice, qui maintient la sécrétion urinaire à son niveau physiologique et même au-dessus. De là vient que les lésions rénales restent silencieuses jusqu'au jour où l'atrophie est assez avancée pour que le rein se montre insuffisant : or cette insuffisance est *une* des conditions de l'urémie. Mais beaucoup de conditions hygiéniques et certaines causes pathologiques peuvent entraver cette évolution. Si l'affection atteint un sujet affaibli par quelque cause que ce soit, le travail inflammatoire ne s'étend pas au tissu conjonctif et l'hypertrophie cardiaque ne se développe pas. Les lésions se cantonnent dans l'épithélium et prennent un caractère dystrophique qu'il s'agisse de la dégénérescence amyloïde, ou de la dégénérescence graisseuse ou des deux à la fois.

Cela ne veut pas dire que tout rein granuleux a passé par un stade de néphrite diffuse parenchymateuse. A côté de ces néphrites surtout interstitielles, mais consécutives aux lésions épithéliales, il y a des néphrites interstitielles primitives qui ont pour expression anatomique le rein contracté. Ces néphrites primitives se distinguaient au microscope par une distribution plus systématique des lésions conjonctives. Ces néphrites interstitielles, d'emblée, ont une symptomatologie, une marche et une évolution anatomique distinctes.

Lécorché et Talamon se sont de même prononcés pour l'unité du mal de Bright et se sont efforcés d'établir qu'au point de vue clinique les mêmes symptômes peuvent s'observer dans toutes les variétés. Ils admettent que le gros rein blanc, le petit rein blanc, le petit rein rouge contracté, sont des termes extrêmes et définitifs, qui ne sont pas transformables les uns dans les autres, leur existence étant incompatible avec la vie. Mais ces formes variées ne sont pas distinctes dans leur processus initial, qui évolue suivant deux sens différents. Les reins blancs, petits ou gros, ne sont que des variétés d'une même néphrite intéressant au début tous les éléments histologiques de l'organe, mais arrêtée dans son évolution par l'apparition de lésions nouvelles, la *dégénérescence graisseuse des épithéliums*. Si ces lésions dégénératives apparaissent à une époque rapprochée du début, c'est le *gros rein blanc* qui est réalisé; plus tard, ces lésions aboutissent au *petit rein blanc*. Ces lésions dégénératives se montreront surtout chez les individus affaiblis, dans un état voisin de la cachexie, et seront, pour cette raison, fréquemment associées à la *dégénérescence amyloïde*.

En dehors de ces conditions, c'est le *petit rein rouge* qui se développe comme représentant l'aboutissant de toute inflammation rénale qui ne guérit pas lorsque son évolution est normale. Les lésions secondaires qui se surajoutent au type normal de la néphrite en règlent l'aspect anatomique et la marche clinique. Pour ces auteurs, le mal de Bright est un ensemble homogène de symptômes et de lésions résultant de l'action sur le rein de causes multiples qui, suivant des modes différents, mais par un processus essentiel unique, conduisent à la destruction de cet organe et à la suppression de ses fonctions.

RECHERCHES MODERNES SUR LA PATHOGÉNIE
DU MAL DE BRIGHT

Jusqu'ici on a supposé, [comme il avait paru à Bright], que la lésion rénale est la cause du mal de Bright qui est constitué primitivement par ces lésions. Ce qui avait frappé le médecin anglais, c'était l'altération des reins chez des sujets qui avaient succombé à l'albuminurie, aux œdèmes et à l'urémie. Il était tout naturel de voir une relation de cause à effet entre la néphrite et le syndrôme. Cette théorie anatomique fondée sur l'apparence des faits a été battue en brèche de différents côtés, surtout dans ces dernières années.

Depuis très longtemps déjà, Semmola (de Naples) admet que la maladie de Bright est une maladie primitivement générale, qui conduit secondairement aux altérations rénales. Celles-ci, à leur tour, entraînent des troubles secondaires tels que l'anasarque, l'urémie. Sans entrer dans les détails de sa théorie, pour laquelle le professeur italien a dépensé beaucoup de talent, nous rappellerons que pour cet auteur la lésion rénale est consécutive à une dystrophie des albuminoïdes du sang. Sous l'influence prolongée du froid humide sur la peau, dont les fonctions respiratoires sont progressivement diminuées jusqu'à l'abolition, il se produit dans le sang une accumulation des produits excrémentitiels de la peau, une altération des albuminoïdes et l'inassimilabilité des albuminoïdes provenant des peptones, enfin la diminution dans la combustion des albuminoïdes, et comme conséquence la diminution de l'urée. Ces albumines inassimilables accumulées dans le sang détermineraient, pendant leur passage à travers ce rein, toutes les lésions qui sont relevées dans ce mal de Bright. De cette pathogénie spéciale, découleraient les éléments symptomatiques propres de la maladie : l'albuminurie, le défaut primitif de l'urée, une cachexie et une anasarque de forme spéciale. Le grand mérite de Semmola est d'avoir montré que les lésions rénales ne sont pas les seules qui existent dans cette maladie, que les albuminoïdes du sang des brightiques se caractérisent par leur diffusibilité pathologique, et, en tout cas, possèdent des caractères qu'elles n'ont pas à l'état normal, enfin que la peau est intéressée gravement dans sa structure. Nous aurons l'occasion de revenir sur ces lésions, Mais, quant au point principal de la théorie de Semmola, les albumines inassimilables sont-elles aussi nocives pour le rein que cet auteur l'affirme ? Des recherches de contrôle seraient encore nécessaires pour fixer l'exactitude de cette théorie. Si Semmola prétend avoir obtenu, au bout d'un mois d'injections souscutanées de blancs d'œufs, de vrais gros reins blancs, il est bon de rappeler que Rattone (de Parme) déclarait au Congrès de la Société italienne de médecine interne n'avoir jamais pu constater dans la sécrétion urinaire la présence de cellules épithéliales ni de cylindres.

L'opinion que le mal de Bright n'est pas causé par une lésion rénale a été défendue par Laffitte, qui a été encore plus loin dans cette voie. Il emprunte ses arguments à l'anatomie pathologique, à l'évolution de la maladie, à l'expérimentation et à l'étiologie.

Au point de vue anatomo-pathologique, les lésions rénales ne sont pas les seules. Nous savons déjà que le cœur est intéressé : le foie des brightiques l'est aussi; il est hypertrophié, et on y trouve à l'examen une dilatation des capillaires intercellulaires dans chaque lobule et une diminution de volume des cellules, dont quelques-unes sont réduites à leur noyau. L'estomac et l'intestin sont atteints de cirrhose avec atrophie de leurs glandes. Nous avons signalé l'atrophie des glandes sudoripares et des cellules malpighiennes de la peau, atrophie décrite par Semmola.

A en juger par son développement et son évolution, le mal de Bright aigu ou chronique semble reconnaître une cause spécifique infectieuse. Que les infections soient des causes de néphrite, le fait est aujourd'hui hors de doute. Cornil et Babès ont fait remarquer que les vaisseaux des reins sont disposés de manière à arrêter facilement les micro-organismes à leur passage à travers le rein. Bouchard, Cornil, Fischer ont étudié les néphrites bactériennes : les microbes de l'érysipèle, de la diphtérie, de l'ostéomyélite, de la variole, de la rougeole, de la dysenterie, de la fièvre typhoïde, de la scarlatine, de la grippe, déterminent dans le rein une néphrite, qui guérit presque toujours. L'urémie et l'œdème, lorsqu'ils apparaissent, se montrent après la guérison de la maladie infectieuse ou pendant la convalescence, comme cela a lieu pour la scarlatine. On peut donc voir le mal de Bright apparaître à la suite des maladies infectieuses.

Mais il frappe aussi les individus en pleine santé, et les conditions dans lesquelles il fait explosion semblent indiquer l'intervention d'une cause infectieuse : c'est le début brusque du mal par une angine bientôt suivie d'œdème et d'albuminurie; c'est la contagiosité de la maladie, dont Fernet notamment a relaté un remarquable exemple; c'est la transmission du mal de Bright de la mère au fœtus, ce qui suffit pour expliquer les cas héréditaires.

Mais ce n'est pas précisément par leur action mécanique que les bactéries peuvent faire naître le mal de Bright : c'est bien plutôt, comme on tend de plus en plus à l'admettre, par les produits de sécrétion, par les toxines, qu'elles peuvent devenir un danger pour le rein ou pour les autres organes. Que des poisons puissent déterminer des lésions rénales, le fait est connu depuis longtemps. La néphrite saturnine, alcoolique, cantharidienne, les dégénérescences produites par les poisons stéatogènes, notamment par le phosphore, en sont des exemples classiques. Le poison peut encore venir de l'organisme lui-même. Gaucher a institué des expériences pour démontrer l'action nocive que les matières extractives : créatine, leucine, tyrosine, xanthine, exercent sur le rein.

L'injection de ces substances dans le sang rend l'animal albuminurique et le fait mourir. A l'autopsie, on trouve une néphrite épithéliale de même nature que le rein blanc.

En fait, on a reconnu que dans toutes les maladies qui sont accompagnées d'une dénutrition active, avec formation abondante de produits dont l'oxydation est incomplète, le rein est gravement intéressé par ces fonctions dans l'organisme ou par des opérations nutritives défectueuses.

Si l'étiologie et l'évolution du mal de Bright, au moins de la forme aiguë, nous montrent une origine microbienne, il est extrèmement probable que ce sont les produits des bactéries qui exercent leur action destructive sur le rein bien moins que ces bactéries elles-mêmes.

Au début des recherches microbiologiques, Waldeyer, Klebs, Weigert, et plus tard Leyden, Cornil et Brault, constatèrent la présence des bactéries dans les reins chez les individus morts de maladies infectieuses. Mais, à la suite des recherches sur le mode d'action des bactéries et la découverte des toxines, on attribua aux produits bactériens la part prépondérante dans la production des troubles et des lésions apportés par les maladies microbiennes. Dans la diphthérie infectieuse, par exemple, on ne trouve pas toujours des micro-organismes dans le rein ; Fürbringer et Weigert ont constaté leur absence dans cet organe sur dix enfants morts de cette maladie, malgré l'existence des lésions rénales.

L'idée que le mal de Bright est dû à une intoxication microbienne a été surtout défendue par Laffitte. Que ce poison bactérien agisse sur les reins pour y développer des lésions multiples de cette maladie, il n'y a rien là qui ne puisse être facilement accepté. Mais l'auteur est allé plus loin, et a soutenu que le poison particulier du mal de Bright tient directement sous sa dépendance tous les troubles qui caractérisent cette maladie, depuis l'œdème jusqu'à l'urémie : les vertiges, la céphalalgie, le délire, les convulsions, la dyspnée, les troubles gastro-intestinaux ; agissant sur les zones motrices du cerveau, déterminant des hémiplégies ou des monoplégies. « En même temps, il provoque une néphrite diffuse qui peut atrophier les reins. Mais la néphrite n'est pas la cause de l'urémie : ce toxique n'est pas un poison normal de l'organisme, qui y soit retenu par une lésion rénale; enfin le mal de Bright aigu ou chronique n'est pas une néphrite. » C'est le poison brightique qui, se trouvant dans le sang en quantité suffisante, suffit à développer l'urémie. La suppression de l'urine n'est pas une circonstance nécessaire, et l'on a vu des malades en pleine urémie éliminer jusqu'à un litre d'urine par jour. La preuve, d'après Laffitte, est que l'urémie calculeuse peut durer dix à douze jours avant l'apparition des accidents d'auto-intoxication, alors que, dans le mal de Bright aigu surtout, l'œdème et d'autres accidents graves peuvent apparaître beaucoup plus tôt. Les cas subits de mal de Bright apparaissant soudainement avec des frissons, des douleurs lombaires suivies dès le lendemain d'anasarque, l'apparition de la maladie sous forme de petites épidémies semblent donner raison à cet auteur, au moins en ce qui concerne les formes franchement aiguës. L'application de cette pathogénie au mal de Bright chronique est plus discutable, et il semble bien démontré que les lésions rénales trouvées dans cette maladie peuvent se développer sous l'influence de plusieurs processus toxicogènes.

URÉMIE

Il est, dans les maladies rénales, un syndrôme que nous n'avons fait que mentionner, mais qui occupe une place considérable dans la symptomatologie du mal de Bright, puisqu'il termine l'existence d'un grand nombre de malades : c'est l'*urémie*. Les théories pathogéniques de ce syndrôme ont toujours été étroitement liées à celles du mal de Bright lui-même. Au début de l'histoire et jusqu'à une époque voisine de la nôtre, c'est l'imperméabilité rénale qui est incriminée; le nom donné à l'ensemble de ces accidents se ressent de la nature des causes qu'on supposait agir. Mais aujourd'hui on ne croit plus à l'intoxication par l'urée; l'intoxication par tous les éléments normaux de l'urine n'est même plus considérée comme étant la seule responsable : un anurique calculeux meurt sans œdème, sans phlegmasies, sans convulsions ni diarrhée. Ce n'est donc pas simplement à la rétention des principes de l'urine normale qu'est due l'urémie : ceux-ci contribuent pour une part à la symptomatologie, mais certains phénomènes de ur émie exigent l'intervention d'autres principes toxiques. Ce n'est pas ici le lieu d'esquisser même les théories qui ont été émises sur l'urémie, notre rôle étant seulement d'indiquer les diverses étapes qui marquent l'évolution dans les idées. Nous n'avons donc pas à insister ici. Il nous suffira de rappeler que le cadre de l'urémie s'est considérablement élargi et s'élargit chaque jour davantage. Jusqu'à présent, tout le monde est à peu près d'accord, sauf les exceptions dont il sera question plus loin, pour reconnaître que l'insuffisance ou l'imperméabilité relative ou absolue des reins est la condition première de l'urémie. Le rein ne remplissant qu'imparfaitement son rôle éliminateur, l'organisme s'encombre de tous les produits toxiques qui s'éliminent par les reins. Reste à savoir quelle est l'origine de ces produits toxiques.

Des recherches de Bouchard, de Roger, Charrin, marquent une nouvelle période dans l'histoire de l'urémie. « Celle-ci devient un empoisonnement complexe, auquel contribuent, dans des proportions inégales, tous les poisons introduits normalement ou fabriqués physiologiquement dans l'organisme, lorsque la quantité de poison fabriquée ou introduite dans les vingt-quatre heures ne peut plus être éliminée dans le même temps par les reins, devenus trop peu perméables. » Bouchard reconnaît quatre sources à ces poisons : l'alimentation, qui introduit des sels de potasse et des substances organiques, qui deviendront dans l'intestin la proie de fermentations putrides ; certaines sécrétions, salive et bile, qui renferment des poisons ; la désassimilation des tissus ; les putréfactions intestinales, qui s'emparent des résidus alimentaires laissés dans l'intestin. A ces origines multiples de l'urémie correspond un tableau variable suivant les cas. Ce n'est pas tout encore :

il existe des auto-intoxications qui ne se distinguent pas foncièrement de l'urémie, et qui peuvent en être considérées comme des variétés : ce sont celles qui se produisent par les poisons morbides. Ces derniers ont deux origines : dans un cas, ils proviennent d'une nutrition défectueuse, d'une désassimilation vicieuse, par suite de l'abolition ou de l'insuffisance physiologique d'un organe indispensable à la nutrition, du foie par exemple. Nous avons fait allusion à ces matériaux de désassimilation, qui sont eux-mêmes une cause d'irritation pour les reins, et sont doués d'une action toxique variable et parfois considérable. On a un exemple de ce fait dans l'atrophie aiguë du foie, où les produits déterminent une auto-intoxication urémique secondaire, par suite de l'insuffisance rénale. Cette *urémie secondaire* peut survenir dans le cours de toute infection toutes les fois que la perméabilité du rein diminue. A l'intoxication cholérique primitive bien spécifique s'ajoute dans la période dite de réaction une variété d'urémie, lorsqu'apparaît l'anurie ; urémie qui a son origine dans la rétention de quelques produits de la désassimilation.

En résumé, l'urémie est un syndrôme complexe dans sa nature et dans ses origines ; elle se produit toutes les fois que le rein, ne remplissant plus ses fonctions, les produits de la désassimilation normale s'accumulent dans l'organisme ; elle se produit encore lorsque, par suite d'une maladie des organes préposés à la nutrition, le sang s'encombre de produits anormaux, soit que ces produits proviennent d'une dénutrition imparfaite, soit qu'ils proviennent des fermentations bactériennes, ou qu'ils soient fournis par les bactéries. Le rôle du médecin, en présence des symptômes urémiques, est de rechercher leur mécanisme. Si le rein est très souvent en cause, ce n'est pas toujours par lui qu'a commencé l'évolution pathologique, mais il finit toujours par ressentir les effets de l'encombrement par les produits toxiques. Dans le mécanisme complexe qui préside à la nutrition, chaque organe, chaque rouage a sa fonction marquée dans la série des opérations. Vient-il à manquer, aussitôt se déroule une série d'opérations pathologiques dont l'urémie peut être le terme ultime, conséquence éloignée du dérangement fonctionnel primitif.

Enfin, l'urémie peut résulter de la présence dans l'organisme de *toxines*, produit direct de la nutrition bactérienne. L'urémie ou mal de Bright, aigu ou chronique, n'aurait pas d'autre origine : d'après Laffitte, « le poison particulier du mal de Bright excite l'espèce d'urémie propre à cet état pathologique : vertiges, céphalalgie, délire, convulsions, dyspnée, troubles gastro-intestinaux ». Ce poison, qui serait analogue à la cantharidine et produit par une infection, détermine tous les symptômes et toutes les lésions du mal de Bright, y compris la néphrite ; c'est lui qui détermine les lésions du foie, du myocarde, des glandes de la peau et du tube digestif ; il tient sous sa dépendance les œdèmes, l'albuminurie, aussi bien que les accidents convulsifs et autres de l'urémie. Dans cette conception, le mal de Bright n'est plus qu'une infection dont la marche est aiguë ou chronique. Il est juste de dire que ces vues ont été corroborées par les expériences de Blanc, qui a trouvé dans l'urine des femmes éclamptiques un bacille pouvant déterminer chez les animaux une néphrite diffuse ou des convulsions. Des injections d'une certaine quantité de bouillon de culture de microbes provenant de l'urine des éclamptiques déterminent de violentes convulsions et la mort. Les recherches pathogéniques modernes ne s'opposent pas à l'idée d'un syndrôme semblable à l urémie déterminé par des poisons bactériens en dehors même de la participation des reins.

CHAPITRE II

ÉTIOLOGIE DES NÉPHRITES ET DU MAL DE BRIGHT

Sommaire. — Division : A. **Premier groupe** : *Néphrites zymotiques et toxiques*. 1° néphrites infectieuses : scarlatine, variole, rougeole, varicelle, fièvre typhoïde, fièvre récurrente, typhus exanthématique, méningite cérébro-spinale, grippe, fièvre jaune, diphthérie, érysipèle, pyhémie, septicémie, fièvre puerpérale, rhumatisme articulaire aigu, érythème noueux, pneumonie, oreillons, syphilis, malaria, rage, tuberculose, scrofule, cancer. — Causes infectieuses spéciales dans certains cas de mal de Bright.

2° Néphrites toxiques : Produits microbiens, substances excrémentitielles, maladies du foie, dilatation de l'estomac, goutte, diabète, obésité. — Foie brightique. — Saturnisme, hydrargyrisme, alcoolisme, cantharidisme, empoisonnements aigus.

B. **Second groupe** : *Néphrites et albuminuries d'origine nerveuse* : Froid, brûlures, dermatoses, albuminuries nerveuses proprement dites.

C. **Troisième groupe** : *Néphrites par gêne dans l'excrétion urinaire* : Calculs, grossesse, cancer de l'utérus.

Variétés d'albumines urinaires.

Quelles que soient les variétés et l'évolution de la néphrite observée, on peut classer les faits en deux catégories : ceux qui se développent à la suite d'une maladie antérieure, ce qui est le cas le plus fréquent pour les néphrites aiguës, et ceux dans l'étiologie desquels on ne trouve que des causes banales, le froid humide par exemple. Une statistique nombreuse, réunie par Bamberger à l'hôpital de Vienne, donne bien une idée de la fréquence relative de ces deux catégories de cas : sur cent cas de néphrite bien constatée à l'autopsie, on a noté soixante-sept fois quelque altération grave de l'organisme pouvant être considérée comme la cause de l'inflammation rénale. Ce

chiffre, toutefois, n'a de valeur exacte que pour l'adulte,
car la statistique ne porte pas sur la population infantile,
qui donne lieu à la plus grande fréquence des néphrites
aiguës secondaires.

Au point de vue clinique et anatomo-pathologique, il
n'existe pas de différences entre les formes *primitives* et
secondaires du mal de Bright, car dans les deux catégories
on rencontre des néphrites aiguës ou chroniques, des néphrites parenchymateuses ou interstitielles. Il semble qu'il
n'y ait pas de spécificité dans l'action de la cause, au
point de vue de la nature et, surtout, de l'évolution des
lésions rénales, et Charrin a démontré la variété des lésions rénales dans une même maladie expérimentale. Il
est cependant très probable que l'évolution de la lésion
rénale dépend de la nature de la cause, de son mode
d'action et d'autres circonstances que nous ignorons. Le
déterminisme existe ici, comme partout ailleurs, en physiologie ; mais ce qui le rend inextricable c'est l'intervention simultanée de plusieurs causes, qui se combinent
entre elles. La nature des lésions, les formes qu'elles présentent ne peuvent être expliquées que si l'on tient compte
des divers facteurs de la cause morbide, de son intensité,
de sa continuité et de la répétition de son action à intervalles plus ou moins rapprochés. Il n'est pas jusqu'au terrain qui, ici comme ailleurs en pathologie, imprime une
certaine direction à l'évolution des lésions. Ces réserves
faites, voici comment nous avons classé les influences
étiologiques qui président au développement des différentes formes de néphrites. Ces causes peuvent être rangées en trois groupes.

1º Dans un **premier groupe**, les néphrites reconnaissent
pour cause l'intervention d'un principe *infectieux* ou *toxique* qui, après avoir pénétré dans l'organisme, s'élimine
par les reins, dont il irrite les éléments.

A cette catégorie appartiennent les néphrites qui relèvent de l'introduction d'un poison dans l'organisme,
comme la cantharide, l'alcool, le plomb, etc. Entre les

deux ordres de causes, nous plaçons les néphrites consécutives aux suppurations osseuses et autres engendrées par la scrofule, la phtisie, la syphilis, la carcinose, et qui ne déterminent le plus souvent que la dégénérescence amyloïde, compliquée en général d'une inflammation du rein.

2° Dans le **deuxième groupe**, nous avons rangé les causes qui provoquent l'inflammation du rein par voie *de sympathie, en agissant sur le tégument externe*, c'est-à-dire sur un appareil dont les fonctions sont connexes de celles des glandes rénales. On peut classer ici le *froid*, les *brûlures graves, certaines dermatoses*.

3° Le **troisième groupe** comprend les néphrites qui se rattachent à une *gêne dans l'excrétion urinaire*. L'état gravidique, le rétrécissement de l'urèthre, l'hypertrophie de la prostate, etc., en fournissent des exemples. Examinons rapidement différents termes de cette classification.

A. — PREMIER GROUPE ÉTIOLOGIQUE.
INFLUENCE ZYMOTIQUE ET TOXIQUE.

I. — Néphrites infectieuses.

1° *Scarlatine*. — Cette maladie est l'une des causes les plus fréquentes de la néphrite aiguë. Il faut cependant remarquer que cette fréquence n'est pas toujours égale, qu'elle varie beaucoup suivant les épidémies.

Heidenhain a relaté l'observation d'une épidémie de scarlatine où 80 malades sur 100 furent atteints de mal de Bright aigu. Au contraire, il est des épidémies de scarlatine dans lesquelles la fréquence du mal de Bright n'atteint pas 1 p. 100.

2° *Variole*. — La néphrite aiguë peut compliquer la variole; mais cette complication est rare, et l'albuminurie qu'on observe ne persiste pas.

3° *Rougeole*. — La néphrite est également très rare dans la rougeole et, lorsqu'elle existe, elle présente les mêmes caractères que dans la néphrite scarlatineuse.

4º *Varicelle.* — Cette variété de néphrite infectieuse a été signalée par Henoch.

5º *Fièvre typhoïde.* — Si l'albuminurie peut être fréquemment observée dans la fièvre typhoïde, les lésions graves et persistantes du rein sont assez rares. La néphrite diffuse aiguë atteint près de 2 p. 100; la néphrite chronique caractérisée par le gros rein blanc ou le rein contracté se développe beaucoup plus rarement à la suite de la fièvre typhoïde; Bamberger et Bartels sont à peu près d'accord sur ce point. Cette néphrite chronique qui a pour point de départ la néphrite aiguë, se développe lentement, progressivement et n'apparaît le plus souvent que longtemps après le développement de la fièvre typhoïde.

6º *Fièvre récurrente.* — On connaît les parasites du sang dans la fièvre récurrente; mais ces derniers ne se retrouvent pas dans l'urine, si ce n'est lorsque l'urine renferme du sang. Cependant Tannenberg pense que les microcoques nombreux trouvés dans l'urine dérivent des spirilles.

7º *Typhus exanthématique.* — L'albuminurie a été observée dans les formes graves de la maladie, et l'on a constaté l'existence de microbes dans les urines. La néphrite affecte ici assez souvent une forme hémorrhagique.

8º *Méningite cérébro-spinale.* — La néphrite, qui est rare ici, a été signalée par Wagner, Cornil et Brault, Gaucher.

9º *Grippe.* — La néphrite y a été observée récemment dans les formes graves.

10º *Fièvre jaune.* — La localisation rénale est très fréquente dans cette maladie. Le rein semble affecté simultanément avec le foie et les reins.

11º *Diphtérie.* — L'albuminurie transitoire est presque constante dans la diphtérie et se trouve liée à une véritable néphrite.

12º *Érysipèle.* — La néphrite infectieuse de l'érysipèle a été décrite par Bouchard, puis par Cornil et Babès, Gaucher. On trouve une néphrite aiguë avec accumulation des microbes de l'érysipèle dans le rein.

13º *Pyhémie.* — L'albuminurie est très fréquente au cours

de la pyhémie ; elle peut tenir à diverses causes, à des abcès métastatiques, à une néphrite parenchymateuse, à une dégénérescence amyloïde du rein.

14° La *septicémie* donne lieu à une néphrite infectieuse causée par le passage des micro-organismes à travers le rein.

15° *Fièvre puerpérale.* — La néphrite qui se développe sous l'influence de l'état puerpéral se distingue, au point de vue du mécanisme, de l'évolution et de la symptomatologie, de la néphrite gravidique. Si elle passe souvent inaperçue, c'est que d'autres manifestations plus bruyantes la dominent.

16° *Rhumatisme articulaire aigu.* — *Endocardite végétante et endocardite ulcéreuse.* — La néphrite aiguë développée au cours du rhumatisme a été considérée comme étant d'origine infectieuse, bien qu'elle soit encore mal connue. Quant aux néphrites qui relèvent des endocardites leur nature infectieuse ne fait pas de doute.

17° *Érythème noueux.* — L'albuminurie est rare, et la néphrite secondaire n'est guère connue, probablement à cause du peu de gravité de l'affection primitive.

18° *Pneumonie.* — Cette maladie, dont la nature infectieuse est définitivement admise, est rarement compliquée de néphrite.

19° *Oreillons.* — Une néphrite aiguë a été signalée dans les oreillons ; sa nature infectieuse est admise plutôt d'après l'évolution de la maladie causale que d'après les caractères objectifs.

20° La *syphilis* doit donner lieu à l'albuminurie en déterminant des lésions très diverses du rein, suivant les périodes dans lesquelles elle manifeste son action.

21° *Malaria.* — L'existence d'organismes inférieurs dans la fièvre intermittente justifie le classement des néphrites d'origine paludéenne parmi les néphrites infectieuses (Laveran).

22° *Rage.* — La néphrite observée par Bouchard dans le cours de cette maladie serait due, d'après Gaucher, à l'élimination des microbes par l'urine, qui peut devenir par ce fait une cause de la dissémination de la rage.

23° Parmi les causes infectieuses de néphrite, on peut encore signaler le choléra, la *typhlite ulcéreuse*, l'*amygdalite infectieuse*, les *pseudo-rhumatismes infectieux*.

24° La *tuberculose*, la *scrofule* peuvent frapper le rein de plusieurs façons : d'abord par l'invasion de bacilles tuberculeux dans le rein, puis en donnant lieu à des infections secondaires, par suite des suppurations fréquentes : de là d'abord de véritables lésions tuberculeuses du rein, puis la dégénérescence amyloïde.

25° *Cancer*. — Le mal de Bright (néphrite parenchymateuse et néphrite interstitielle) peut compliquer le *cancer*; d'après Bamberger même, la fréquence de la néphrite dans le cancer serait fort grande, puisque cet auteur l'a relevée 43 fois sur 100.

Causes infectieuses spéciales dans certains cas de mal de Bright. — Dans un grand nombre de cas de maladies de Bright, on ne trouve dans les renseignements que les éléments d'une étiologie banale. La maladie fait son apparition subitement chez un individu qui paraissait jusque-là en bonne santé et suit d'abord une marche aiguë. Dans la plupart de ces cas, le *froid* a paru jouer une influence déterminante ou occasionnelle très nette. L'observation de Wilks est typique à cet égard. Il s'agit d'un homme de 28 ans qui, en sueur et en état d'ivresse, se jette dans la Tamise. La fièvre, l'œdème apparaissent dès le lendemain, accompagnés d'une urine rare et albumineuse. Au bout de trois mois, cet individu meurt, et l'on trouve de gros reins blancs. Mais le froid n'est ici qu'une cause prédisposante : avant que l'on connût la véritable cause de la pneumonie, on n'admettait pas de cause mieux établie que le froid.

Très souvent le mal de Bright est précédé d'une *angine* parfois bénigne, quelquefois grave. Il n'y a plus de doute à ce sujet depuis que l'attention a été attirée sur ce point. S'agit-il d'une angine spéciale, spécifique ? Le fait n'est pas improbable, car toutes les angines ne sont pas accompagnées d'albuminurie et de néphrite. Mais un enseignement déjà grave à tirer de ces observations est que cette angine du mal de Bright au début est contagieuse. La relation de Fernet est des plus instructives à cet égard. Il s'agit d'un homme de 37 ans qui, sans antécédents héréditaires, fut pris d'un mal de gorge intense avec céphalalgie. Le lendemain, il avait un œdème des membres inférieurs, qui se généralisa bientôt à toute la surface du corps. Dix mois après, ce malade présentait tous les signes du mal de Bright confirmé; mais, fait à relever, qu'indiqua le malade, deux autres ouvriers employés à la même fabrique furent, en même temps que lui, atteints d'angine et d'anasarque. L'un d'eux est mort à Londres. Il reste difficile, dans ce cas, de savoir s'il y a eu transmission d'un germe infectieux d'un sujet à un autre, ou bien si la même cause a frappé en même temps les trois individus.

Lécorché et Talamon ont rapporté de leur côté dix observations dans lesquelles le mal de Bright a frappé à la fois plusieurs membres d'une même famille habitant ensemble. Fürbringer a relaté une épidémie de quatre cas de mal de Bright aigu, sans qu'on ait observé chez les individus atteints ni dans leur milieu aucune scarlatine ni aucun cas de maladie infectieuse. Trois mois plus tard, quatorze personnes étaient atteintes du même mal. Dans tous les cas, les malades étaient atteints d'œdème, l'albumine a fait cependant défaut dans plusieurs cas. Lorsqu'elle existait, on constatait en même temps la présence de cylindres. Dans quelques cas, l'angine fut dûment constatée. Une fois il se développa une parotidite. Enfin, dans un cas de mort avec phénomènes typhoïdes, il y avait augmentation de volume du foie et de la rate. L'examen bactériologique de l'eau de boisson et de l'urine fut fait, mais sans résultat satisfaisant.

II. — Influences toxiques.

Les poisons qui agissent sur les reins pour les irriter en les traversant peuvent avoir plusieurs origines. Ils sont formés dans l'organisme ou bien viennent du dehors.

Dans le premier cas, ils peuvent être constitués par deux

processus différents, ou plutôt provenir de deux sources différentes. En premier lieu, les poisons sont d'origine microbienne ; ce sont des ptomaïnes, des toxines, des toxalbumines, qui sont des produits de la nutrition microbienne et qui agissent sur plusieurs appareils, tantôt sur le système nerveux, tantôt sur le cœur, le foie ou les reins. Il est bien probable même que le plus grand nombre des *néphrites infectieuses microbiennes* est déterminé bien plus par le poison microbien que par la présence et la pullulation du micro-organisme lui-même. Nous n'avons donc pas à insister ici : il nous suffit de savoir que l'origine première du mal réside dans la présence du microbe pour que nous rangions cette catégorie de néphrite *infectieuse toxique* parmi les néphrites infectieuses énumérées plus haut. Un fait qui semble démontrer que ces néphrites sont bien dues à l'action des toxines est le petit nombre ou l'abondance même des microbes pathogènes dans le rein. Il en est ainsi, par exemple, de la néphrite de la diphtérie.

Dans la seconde catégorie de néphrite causée par l'action des poisons autochtones sur le rein, les poisons sont le résultat d'une *nutrition vicieuse;* ces poisons sont, dans certains cas, de véritables *leucomaïnes* si bien étudiées par A. Gautier.

Gaucher a particulièrement insisté sur le mal de Bright, en quelque sorte primitif, qui se développe insidieusement en dehors de toute étiologie bien nette. Pour lui, le poison de nature complexe est composé des diverses matières extractives, résultant de l'oxydation incomplète des matières azotées. Des expériences ont été faites par lui pour démontrer l'action nocive de ces substances sur le rein.

Si l'on introduit, en effet, par injection sous-cutanée dans l'organisme d'un cobaye, et pendant plusieurs jours, une quantité croissante de *créatine*, de *leucine*, de *tyrosine*, de *créatinine*, de *xanthine* ou d'*hypoxanthine* en solution aqueuse, on rend l'animal albuminurique et on finit par amener sa mort. L'autopsie démontre l'existence d'une néphrite épithéliale de même nature que le rein blanc. La néphrite parenchymateuse semble aussi résulter de l'accumulation des matières extractives dans le sang et de leur passage en certaine quantité à travers le rein. C'est que la production de ces substances, inoffensives en petite quantité pour les épithéliums sécréteurs, augmente énormément dans certains états pathologiques.

Cette influence des matières extractives sur le rein s'exercerait même à l'état de santé. Tous les éléments quaternaires, en effet, renferment des substances azotées incomplètement oxydées. Le bouillon concentré par exemple, les extraits de viande, les poudres de viande renferment ces principes en proportions considérables. L'introduction de ces aliments riches en matières extractives est surtout nuisible pour le rein, et cela particulièrement dans les cas où cet organe ne fonctionne pas bien, ce qui entrave l'élimination de ces principes toxiques. Toutes les maladies qui sont accompagnées d'une production excessive de matières extractives peuvent produire le mal de Bright. S'il existe déjà, par le fait d'une autre cause, une lésion rénale, le malade sera pris dans un cercle vicieux, car l'élimination se fera plus difficilement par suite de cette lésion, tandis que la rétention de ces principes aggravera les lésions.

Les *maladies du foie* sont parmi les premières qui entravent la transformation de la matière azotée. Les affections du parenchyme hépatique sont accompagnées d'une formation abondante de matières extractives. De là, la fréquence de l'albumine dans les maladies du foie, d'abord dans la *cirrhose hépatique* qui amène à un haut degré l'accumulation des déchets de la désassimilation azotée.

Dans l'*ictère grave*, le parenchyme du foie est profondément intéressé; en outre, il existe une production surabondante de matières extractives, tandis que le chiffre de l'urée s'abaisse énormément. La néphrite de l'ictère grave est une néphrite épithéliale qui présente les caractères du gros rein blanc, coloré par une imprégnation biliaire.

Mais ce n'est pas seulement dans les maladies graves du

foie que l'albuminurie peut survenir, déterminée par l'action
de ces produits imparfaitement oxydés de la désassimilation. Dans une enquête à laquelle il s'est livré, Bouchard a
constaté une tuméfaction notable du foie chez 6 albuminuriques sur 100, sans qu'il y ait eu lieu de soupçonner un
kyste hydatique, un cancer, une dégénérescence amyloïde ou
graisseuse, une cirrhose, un foie cardiaque, leucémique ou
paludique. Il n'a pu constater les caractères anatomo-pathologiques de ces tuméfactions; mais, d'après les phénomènes cliniques, il suppose que dans les deux tiers des cas,
il y a congestion du foie, et que, dans l'autre tiers, il s'agit
d'une hypertrophie de l'organe. La congestion se retrouve
plus particulièrement dans les maladies chroniques du
tube digestif, tandis que l'hypertrophie appartient plutôt
au diabète, à l'obésité et à la goutte.

Dans la *dilatation de l'estomac*, le gros foie se rencontre
dans la proportion de 23 p. 100, et cette tuméfaction suit
dans son volume toutes les variations des accidents dyspeptiques s'aggravant avec eux. Or, fait bien remarquable,
sur 100 malades dilatés gastriques qui ont le foie gros, 39
sont atteints d'une albuminurie plus ou moins notable, dis
paraissant parfois complètement, mais très sujette à réci-
diver. Il est en outre très important de remarquer que
l'urine de ces malades ne contient pas de cylindres.

Certaines maladies chroniques s'accompagnent d'une
tuméfaction considérable et persistante du foie, sans ictère.
Il est difficile de dire quels sont les caractères histologiques de cette lésion, mais tout porte à croire, d'après les
caractères cliniques et les associations pathologiques,
qu'on a affaire à une augmentation de volume des cellules
du foie. Ce gros foie dont on ignore la nature des lésions
appartient surtout au *diabète sucré*, à *l'obésité* ou à la *goutte*.
Il est rare dans les autres maladies chroniques.

Dans la *goutte*, cette albuminurie se rencontre dans 26 cas
sur 100. Dans cette maladie, il y a toujours accumulation
d'acide urique dans le sang; des dépôts d'urate de soude
infiltrent le rein et on constate généralement ne *néphrite*

interstitielle atrophique dans la période avancée de la goutte. Il est tout naturel de penser que, dans ces conditions, la néphrite est la conséquence de l'irritation des éléments du rein par l'acide urique et d'autres produits qui traversent le filtre rénal en grande quantité.

Toutefois, il y a vraiment dans la goutte une autre cause que l'accumulation de l'acide urique. Souligoux a fait justement remarquer que d'autres affections accompagnées d'une production abondante d'acide urique ne se compliquent pas de néphrite. La néphrite des goutteux pourrait ainsi relever des mêmes conditions étiologiques qui engendrent la goutte : vice de régime, alimentation défectueuse. Le saturnisme, comme le fait encore remarquer Souligoux, borne le plus souvent ses ravages aux reins, qui sont frappés sans que les jointures offrent des lésions goutteuses; ce qui prouve que ces deux ordres de lésions sont sous la dépendance d'une seule et même cause.

Pour en revenir à l'altération hépatique dans la goutte, il est encore très probable que l'évacuation vicieuse des matériaux nutritifs conduit à l'albuminurie et à des lésions rénales, par suite de l'action des matières extractives produites en grande quantité.

Dans le *diabète*, l'albuminurie est également un épiphénomène habituel, dont la fréquence a été indiquée d'une façon différente suivant les auteurs. Bouchard donne une proportion de 43 p. 100, Von Dusch de 28 p. 100, Senator de 11 p. 100, Garrod de 10 p. 100.

On sait aujourd'hui que cette albuminurie n'implique pas forcément un diabète grave, qu'elle se rencontre plutôt même dans les diabètes légers, qu'elle est peu intense, enfin surtout qu'il s'agit d'une albumine rétractile. Ici encore l'albuminurie paraît liée à l'existence d'un foie gros. En effet, chez les diabétiques dont le foie est normal, la proportion de l'albuminurie est de 16 p. 100. Chez les diabétiques avec gros foie, la proportion de l'albuminurie est de 64 p. 100.

Dans l'*obésité* avec foie normal, la proportion de l'albuminurie est de 11 p. 100; chez les obèses avec gros foie la proportion atteint 68 p. 100.

Enfin, dans 95 cas d'albuminurie chronique, non toxique, non cachectique, non cardiaque, Bouchard a constaté 45 fois l'existence d'un gros foie. Il y avait néphrite avec albuminurie dans les 50 autres cas. Chez un certain nombre de malades albuminuriques atteints de gros foie, l'urine renfermait des cylindres dans les dépôts urinaires; mais dans beaucoup d'autres, on ne constatait la présence d'aucun élément normal. De toutes ces données, il résulte qu'il existe une albuminurie chronique qui est en relation avec le gros foie et qui paraît en dépendre directement. Cette albuminurie est souvent très peu considérable; elle ne s'accompagne, à ce degré, ni d'œdème, ni de dyspnée, ni de troubles cardiaques. Si la proportion d'albumine s'élève de 0,50 à 3 grammes par jour, il peut survenir une dyspnée intense avec sibilances et râles bulleux. Les malades se plaignent habituellement de palpitations, et souvent l'on perçoit un dédoublement du premier bruit à la pointe du cœur. On a vu enfin des hémorragies se produire par diverses voies.

Si le foie gros entraîne forcément une élaboration vicieuse des produits des échanges, élaboration qui amène la formation de produits anormaux irritants pour le rein, ce n'est pas par ce mécanisme que Bouchard explique l'albuminurie liée à l'augmentation de volume du foie. Pour lui, cette albuminurie est d'origine dyscrasique, car, quelle que soit l'abondance de l'excrétion de l'albumine, et malgré les symptômes qui peuvent simuler une néphrite, jamais on ne trouve de cylindres dans les sédiments urinaires. Ce qui caractériserait cette albuminurie non liée à la néphrite, c'est précisément l'absence d'éléments du rein dans l'urine et la tuméfaction persistante souvent considérable du foie, qui suit parallèlement toutes les variations de l'albuminurie. Cette albuminurie peut guérir, comme une néphrite, par le régime lacté, à la condition que le lait soit pris en quantité modérée et à doses fractionnées. Bouchard pense même que tout régime insuffisant, composé, par exemple, de viandes blanches, de fruits cuits, de peu de féculents et de pain, que tout régime en un mot qui n'oblige pas le foie à fonctionner au delà de ses forces peut produire le même résultat avantageux. Nous n'insistons pas davantage sur ce point, que nous retrouverons dans la partie thérapeutique.

Foie brightique. — Inversement, le mal de Bright peut produire une hypertrophie du foie. Au cours de la maladie de Bright, le foie peut être intéressé et présenter une augmentation de volume plus ou moins notable. C'est ce qu'ont démontré les recherches de Hanot, qui ont inspiré la thèse de Gaume sur le foie brightique. Cette hypertrophie est indépendante de l'état du cœur, et s'observe avant l'apparition de l'asystolie. Le poids de l'organe peut atteindre 2,720 grammes. Cette hypertrophie, assez fréquente déjà à l'autopsie, l'est bien davantage lorsqu'on la recherche au lit des malades, en se bornant à déterminer la matité hépatique sur la ligne médiane et sur la ligne mamelonnaire; elle est, en général, modérée, mais elle peut cependant arriver à doubler le volume du foie.

L'organe est toujours sensible à la palpation; les malades se plaignent de tension dans l'hypocondre droit; la respiration est gênée, accélérée, se rapproche du rythme de Cheyne-Stokes. Dans quelques cas, la dyspnée mécanique due à l'hypertrophie du foie est extrême.

L'hypertrophie hépatique paraît plus sensible chez les brightiques polyuriques, mais elle ne semble pas exercer une influence notable sur la polyurie. Toutefois, elle a paru se produire, dans certains cas, chez des brightiques qui, urinant peu, ont vu la diurèse augmenter notablement sous l'influence du régime lacté. L'augmentation de volume est sujette à des oscillations, mais ne disparaît jamais complètement; c'est souvent au moment où éclatent les phénomènes urémiques que l'hypertrophie devient apparente. Celle-ci reste comme un témoignage de la lutte entreprise par le foie contre les effets de la lésion rénale. Au moment où éclatent les accidents urémiques, la cellule hépatique est profondément lésée, et l'hypertrophie subsiste comme un témoin de l'évolution antérieure.

Au point de vue anatomique, les lésions sont peu apparentes à l'œil nu, et consistent en une pâleur spéciale du tissu hépatique.

« Le foie est le siège d'une congestion diffuse qu'on peut reproduire expérimentalement. Les cellules hépatiques sont profondément altérées; autour des noyaux plus ou moins hypertrophiés, le protoplasma atteint de dégénérescence hyaline est parfois creusé de vacuoles. Dans ces cas extrêmes, le protoplasma est complètement détruit. On n'observe pas de prolifération conjonctive; les canalicules biliaires sont sains [1]. »

Maladies chroniques. — Les matières extractives peuvent se produire en abondance dans toutes les maladies chroniques dans lesquelles existent des troubles de nutrition devant entraver la combustion complète des matériaux azotés. L'oxydation incomplète des déchets de la désassimilation serait la cause principale des néphrites si fréquemment observées dans le cours des maladies chroniques.

Intoxication saturnine. — Cette intoxication détermine une forme spéciale de lésion rénale consistant dans l'atrophie granuleuse, sur laquelle Ollivier a été un des premiers à attirer l'attention. En dehors de cette néphrite chronique, le saturnisme détermine encore une néphrite aiguë.

Mercure. — La néphrite peut succéder à une intoxication mercurielle aiguë; c'est ce qui résulte des recherches qui ont été faites depuis que le sublimé est entré dans la pratique courante de l'antisepsie, surtout chez les femmes en couches. On savait déjà que l'albuminurie peut résulter de l'emploi du mercure, mais on était loin d'en soup-

---

1. Voir *Traité des Maladies du foie*, par le Dr LABADIE-LAGRAVE, p. 521.

çonner la fréquence. Ollivier avait signalé le premier, en 1863, les albuminuries produites par les subtances toxiques, et, en même temps, il avait démontré que l'intoxication mercurielle peut produire une néphrite albumineuse. Une fois que le poison est complètement éliminé, la lésion rénale peut s'effacer ; mais, dans d'autres circonstances, le rein, atteint une première fois, subit une dégénérescence granulo-graisseuse lente, d'où il résulte une albuminurie persistante et une néphrite chronique (Pilliet).

Alcoolisme. — Ce n'est pas précisément sur le rein que l'alcool développe le plus énergiquement ses effets toxiques. On attribue, en effet, à l'alcool une action sur le rein, qui serait atteint, dans ces conditions, d'une néphrite interstitielle chronique. C'est là une opinion qui a été combattue par les médecins qui ont étudié spécialement les affections rénales, notamment par Bartels. Il résulte de la statistique de Bamberger que le rein est atteint, dans l'alcoolisme chronique, environ 48 fois sur 100. On ne peut nier l'influence de l'alcool sur le rein, mais elle est faible, et elle se fait sentir bien plutôt d'abord sur le foie, sur l'appareil digestif, enfin sur le système nerveux.

Intoxication cantharidienne. — La cantharide renferme des principes toxiques qui, absorbés, déterminent le plus souvent une néphrite aiguë. L'urine devient albumineuse, renferme souvent du sang, des cylindres épithéliaux, granuleux ou hyalins. Enfin, Potain a rapporté deux exemples de transformation de cette néphrite aiguë en mal de Bright véritable.

Empoisonnements aigus. — L'albuminurie avec lésions rénales évidentes est une conséquence habituelle des empoisonnements graves, à la suite desquels on a pu voir évoluer le mal de Bright. Il en est ainsi des empoisonnements par l'*acide sulfurique*, par l'*acide chlorhydrique*, les *vapeurs nitreuses et sulfureuses*, par l'*acide nitrique*, par l'*acide oxalique*. Cette dernière cause de néphrite a été étudiée par Gaucher, qui a injecté à des cobayes une solution d'acide oxalique. A l'autopsie des animaux intoxiqués, on a

constaté d'autres altérations viscérales que la congestion
du rein et les lésions de la néphrite aiguë. *L'ammoniaque*
peut produire des effets analogues : dans un cas communiqué par Potain, le rein présentait à l'autopsie les lésions
de la néphrite parenchymateuse.

Certains médicaments, les résineux, la *térébenthine*, le
baume de copahu, déterminent des néphrites passagères,
qui, cependant, d'après les expériences de Gaucher, n'i-
raient guère au delà de la congestion.

L'acide salicylique et les *salicylates* déterminent parfois
l'albuminurie, même accompagnée d'œdème.

Le *chlorure de potassium* peut déterminer l'hémoglobi-
nisme; dans d'autres cas, le mal de Bright aigu.

L'acide chromique, d'après Geyem et Kabierske, produit
la nécrose de l'épithélium des canalicules et la formation
de cylindres caractéristiques.

L'iode, l'*iodoforme,* la *quinine*, ne provoquent qu'exceptionnellement l'albuminurie.

La *fuschine*, d'après les expériences de Gaucher et de A. Sire-
dey, détermine des lésions épithéliales des tubes contournés.

Un certain nombre de médicaments appliqués sur la
peau peuvent déterminer l'albuminurie et même le mal
de Bright aigu, avec hémorragies, à la suite de l'absorption
de ces substances par la peau. Parmi ces substances, nous
citerons le *goudron*, le *styrax*, le *baume du Pérou*, la *térébenthine*, le *pétrole*, le *naphtol*, l'*acide pyrogallique*, l'*acide
chrysophanique*.

La plupart des médicaments antimycosiques exercent
une action nocive sur le parenchyme rénal. Senger a injecté sous la peau des animaux des doses non toxiques de
sublimé, d'iodoforme, d'acide phénique, salicylique, bo-
rique, etc., puis il a extirpé les reins, et a constaté une
dégénérescence totale de leur parenchyme; deux fois il a
constaté les mêmes altérations chez l'homme.

La néphrite aiguë, même suivie d'urémie et de mort, à
la suite de l'*intoxication phéniquée,* a été observée plusieurs
fois, notamment par Leïcke, Wagner et Edwards.

L'albuminurie a été constatée par H.-M. Goodmann, dans deux cas, après l'emploi prolongé de la *paraldéhyde*.

B. — NÉPHRITES ET ALBUMINURIES D'ORIGINE NERVEUSE

Froid. — Bien que le froid soit souvent invoqué comme une cause avérée du mal de Bright, nous savons ce qu'il faut en penser, et nous avons beaucoup de raisons pour le reléguer au rang de simple cause prédisposante. Toutefois, un froid subit et particulièrement intense, par suite des relations fonctionnelles existant entre la peau et les reins, peut retentir du côté de ces derniers et déterminer une congestion active intense qui peut n'être que le prélude d'un état inflammatoire. On peut d'ailleurs défendre cette opinion en invoquant par analogie ce qui se passe dans les brûlures graves. Mais cette étiologie ne peut être admise que dans des cas exceptionnels, dont il est difficile de supputer la rareté. Presque toujours l'action du froid qui est suivie de troubles apparents du côté du rein n'a fait que rendre évidente une lésion qui existait déjà à l'état latent.

Brûlures. — Les brûlures graves peuvent déterminer une congestion intense du rein et une véritable néphrite si le malade survit assez longtemps pour que les lésions congestives du début aient le temps d'évoluer vers le stade d'inflammation.

Dermatoses. — Certaines affections cutanées s'accompagnent parfois d'albuminurie et même de lésions rénales plus ou moins passagères, parfois aussi de dégénérescence amyloïde. Mais le mécanisme n'est pas toujours le même dans tous les cas : tantôt l'albuminurie se produit à la suite de l'altération d'une grande surface de la peau, tantôt à la suite de lésions suppuratives de la peau, enfin, à la suite de l'application de médicaments. Si l'on écarte

le plus grand nombre de ces cas, il en reste quelques-uns
dans lesquels on ne peut invoquer d'autre cause que l'excitation vive des nerfs cutanés, comme à la suite d'un
prurit intense ou d'une excitation faradique violente de la
peau. On a invoqué, il est vrai, une autre théorie pathogénique : celle de la suppression des fonctions nutritives
de la peau; mais les expériences sont encore contradictoires, et l'albuminurie ne fait pas toujours suite au badigeonnage de la peau par un enduit imperméable.

Albuminurie névropathique proprement dite. — On connaît l'expérience de Cl. Bernard, qui consiste à produire
l'albuminurie en piquant une certaine région du plancher
du quatrième ventricule. Dans quelques cas, l'albuminurie
apparaît au *cours des psychoses* et paraît sous la dépendance des lésions du système nerveux central.

L'albuminurie se rencontre chez un très grand nombre
de nerveux, particulièrement chez les arthritiques névro-
pathes.

Arthaud et Butte ont appelé l'attention sur des néphrites
qui se distinguent du mal de Bright proprement dit par
l'existence de symptômes variés du côté de la plupart des
viscères innervés par le nerf vague.

Dans une période prémonitoire on observe d'abord des
troubles gastro-cardio-pulmonaires; l'albumine fait encore
défaut dans l'urine.

Dans une deuxième période, les symptômes prémoni-
toires persistent et s'accentuent. L'albuminurie apparaît
alors, légère et transitoire; puis elle devient permanente,
et l'on voit se dérouler tous les symptômes classiques du
mal de Bright. Les auteurs pensent qu'à la suite d'une
lésion irritative du nerf vague dont la cause et le siège sont
variables, il se produit des troubles vaso-moteurs des
organes viscéraux innervés par le pneumogastrique; puis,
peu à peu, les causes d'irritation restent constantes, la
lésion nerveuse devient chronique et finit par déterminer
du côté des reins des altérations définitives.

C. — NÉPHRITES PAR GÊNE A L'EXCRÉTION DE L'URINE

Les maladies de l'urèthre, de la vessie, mais surtout celles de l'uretère, sont souvent suivies d'albuminurie plus ou moins forte. La pression sous laquelle se trouve l'urine dans les canalicules du rein cause la dilatation des uretères, des calices, etc., et la diminution de la sécrétion urinaire cause à son tour l'albuminurie. Cliniquement, les formes les plus importantes sont les compressions des derniers jours de la grossesse (néphrite gravidique) et celles dues au cancer de l'utérus. Enfin, il faut citer les arrêts de l'urine par la présence de calculs dans les uretères. Posner a montré que la ligature des uretères crée constamment l'albuminurie. Sénator en a montré le mécanisme : après 10-15 minutes, les canalicules se distendent et les espaces lymphatiques s'élargissent par œdème. Si la ligature est prolongée plus longtemps, on trouve de l'albumine dans les glomérules et dans les canalicules urinifères.

D. — NÉPHRITE PAR APLASIE ARTÉRIELLE

« On remarque, dit Lancereaux, chez quelques malades, un rétrécissement congénital de l'aorte et du système artériel, qui tout d'abord se traduit par des phénomènes de chlorose et plus tard par une albuminurie avec néphrite scléreuse atrophique. » L'histoire de cette forme toute spéciale est due entièrement à Lancereaux et à son école. Besançon, dans sa thèse, en a donné une bonne étude.

Symptômes. — Cliniquement, cette forme morbide se caractérise par les signes classiques de la néphrite interstitielle : polyurie albumineuse, bruit de galop cardiaque et accident d'insuffisance rénale; mais elle se différencie des autres formes par la coexistence des lésions somatiques liées à l'aplasie artérielle. On observe, en effet, cette néphrite chez des individus jeunes, qui conservent encore après la puberté un état infantile de tout leur corps ou seulement des organes génitaux, avec développement imparfait ou nul du système pileux. Cette néphrite peut demeurer plus ou moins longtemps latente; souvent elle ne se marque guère que par de la polyurie, des œdèmes fugaces, des essoufflements, souvent mis sur le compte de l'anémie et de l'état chlorotique coexistant. Comme la néphrite interstitielle classique, elle aboutit plus ou moins vite à l'urémie, qui emporte généralement les malades avant la trentaine.

Anatomie pathologique. — C'est surtout à ce dernier point de vue que se caractérise la néphrite par aplasie artérielle. Du côté des *reins* la sclérose amène une réduction excessive de leur volume : on relève des poids de 61, 45 et même 40 grammes. L'organe est dur, élastique, se décortique difficilement. Des kystes peuvent parsemer sa surface. Histologiquement la lésion consiste en un épaississement de la capsule, une atrophie fibreuse des bouquets glomérulaires avec épaississement de la membrane de Bowmann, et l'exubérance de zones fibreuses périartérielles, montrant bien par où a débuté la lésion. Les tubes urinifères ont subi les lésions d'atrophie consécutive jusque dans la pyramide.

En outre, la signature de la maladie constitutionnelle se retrouve dans les *anomalies d'organes,* qui sont ici extrêmement fréquentes. L'uretère est souvent élargi (Besançon); on l'a trouvé oblitéré d'un côté (Hanot et Luzet). Les lésions d'hypoplasie aortique sont la règle; elles consistent, comme dans la chlorose, en un amincissement des parois, avec élasticité exagérée, dégénérescence graisseuse de la tunique interne et anomalies d'implantations des artères-intercostales. Hanot et Luzet ont noté le rétrécissement de l'artère pulmonaire. L'infantilisme testiculaire ou utéro-ovarien complète le tableau. Ajoutons que chez ces sujets jeunes le myocarde hyperthophié présente rarement, à l'inverse des artério-scléreux, des indices de dégénérescence.

Variétés d'albumines urinaires.

Les matières albuminoïdes que peut contenir l'urine sont assez nombreuses, et leur nombre peut s'accroître encore; mais au point de vue pratique on n'a guère à compter qu'avec la sérine, la globuline et quelquefois avec le groupe des peptones.

La sérine et la globuline existent généralement dans toutes les urines albumineuses, et elles sont également précipitées par l'acide nitrique et la chaleur.

La sérine est constante et peut se retrouver encore là où la globuline fait défaut. C'est l'albumine du sérum sanguin; elle se coagule vers 60°, tandis que la chaleur coagule la globuline vers 70°. De même, l'acide nitrique à froid coagule à la fois la sérine et la globuline. Celles-ci sont encore précipitées par le chlorure de sodium acidulé avec l'acide acétique, ce qui permet de pouvoir faire partout un essai des urines, car l'on trouve partout du sel et du vinaigre.

Le sulfate d'ammoniaque et le ferrocyanure de potassium précipitent toutes les albumines, sauf les peptones.

Le sulfate de magnésie agit seulement sur le paraglobuline. On l'emploie en solution concentrée; le réactif sert seulement lorsqu'on veut séparer la globuline de la sérine qui filtre lorsqu'on a précipité la première.

L'acide picrique et l'iodure double de mercure et de potassium en solution acétique ou réactif de Tanret précipitent toutes les albumines, c'est-à-dire, outre les précédentes, les peptones et les propeptones, sur lesquelles n'agissent pas l'acide nitrique et la chaleur. Ces réactifs décèlent donc la totalité des albumines, contenues dans l'urine, et leur emploi est nécessaire lorsqu'on veut reconnaître la présence des peptones et des propeptones qui se rencontrent quelquefois isolément dans l'urine.

Les peptones proviennent d'abord de l'élaboration des matières albuminoïdes par le suc gastrique, mais elles

peuvent aussi se produire dans des conditions pathologiques au milieu des tissus.

Entre les peptones et l'albumine proprement dite, on
trouve les propeptones, les albumoses, qui sont des albumines très diffusibles et semblent des produits intermédiaires entre les deux premières.

Nous signalerons encore sans insister la présence éven-
tuelle dans les urines de la syntonine, de l'hémoglobine,
de la fibrine, de la mucine.

Les réactifs dont se contente la clinique et qui possèdent un degré de sensibilité très suffisant sont : en première ligne, l'acide nitrique et la chaleur, puis le réactif
acéto-picrique. Dans des recherches d'analyse de labora-
toire, on a utilisé des réactifs beaucoup plus sensibles,
tels que le tungstade de soude. De la sensibilité des réactifs employés dépend un peu la proportion des cas d'albuminurie trouvés sur un nombre donné d'individus. Il
ne faut guère chercher d'autre raison des différences qui
existent entre les résultats annoncés par différents auteurs.
Différentes méthodes ont été proposées pour doser l'albumine; on en trouvera l'exposé dans les ouvrages spéciaux
d'analyses d'urine et dans les traités d'urologie clinique.

Quant à la proportion d'albumine minima qui doit être
considérée comme pathologique, elle sera discutée à propos du diagnostic pour éviter les redites.

CHAPITRE III

PATHOLOGIE DES NÉPHRITES ET DU MAL DE BRIGHT

Classification. — Les néphrites ont été classées de diverses manières, suivant le point de vue auquel on s'est placé. L'anatomie pathologique surtout a servi de base aux distinctions faites entre les inflammations rénales. De là est née la division établie d'abord par Lancereaux entre les néphrites épithéliales et les néphrites conjonctives. Mais les progrès de l'anatomie pathologique ont montré que cet exclusivisme n'existe pas en réalité et que, dans toutes les néphrites, tous les éléments du rein sont intéressés à la fois, mais à un degré plus ou moins grave.

Les classifications cliniques ont tenu compte de la marche et de l'évolution de l'affection. La division en néphrites aiguës, subaiguës et chroniques est justifiée par les faits ; le seul reproche qu'on puisse lui adresser est de rapprocher des affections parfois disparates.

Les divisions étiologiques et pathogéniques au contraire

sont naturelles en ce qu'elles réunissent des affections qui
sont dominées, au point de vue de l'évolution et de la nature des symptômes, par la cause et le mode pathogénique. Gaucher a proposé la classification suivante.

1° *Néphrites par altération primitive des éléments anatomiques*, qui comprennent les néphrites traumatiques, les
néphrites toxiques; — la néphrite interstitielle consécutive
à la rétention d'urine, à l'oblitération des voies d'excrétion;
la néphrite consécutive aux altérations des vaisseaux du
rein (angustie du système artériel); — les néphrites par
stase (rein cardiaque, thrombose de la veine rénale), néphrite par surmenage fonctionnel (excès de boisson, polyurie des diabétiques).

2° *Néphrites infectieuses*, qui comprennent les néphrites
causées par l'introduction de l'agent infectieux dans les
vaisseaux ou dans les voies d'excrétion de l'urine (néphrites
ascendantes).

3° *Néphrites diathésiques et cachectiques*, dont voici les
exemples : néphrite interstitielle, rein sénile, mal de
Bright (gros rein blanc), rein goutteux, rein diabétique,
néphrite gravidique.

4° *Néphrites par réactions nerveuses :* néphrites congestives par fluxions réflexes, irritation cutanée, brûlures.

Sans doute, ce point de vue paraît un peu discutable
dans l'état actuel de la science et, comme nous l'avons
déjà fait remarquer, il est peut-être plus utile de se placer
au point de vue purement étiologique, tout en tenant
compte des formes cliniques, afin de corriger ce que la
classification étiologique seule pourrait avoir d'insuffisant.
Une même cause, en effet, peut déterminer plusieurs
genres de lésions, et entraîner une évolution variable, parce
que plusieurs facteurs interviennent pour modifier la
marche des lésions; en un mot, le déterminisme existe
bien, mais il a ici des facteurs complexes qu'il n'est pas
toujours facile d'analyser.

On ne peut d'ailleurs manquer d'être frappé, au point
de vue clinique, de la distinction qui s'impose immédia-

tement entre les néphrites aiguës et les néphrites chroniques.

Chacun de ces deux groupes peut se subdiviser en plusieurs variétés étiologiques, selon qu'agissent des causes infectieuses ou toxiques, et des causes ayant leur origine dans des excitations périphériques.

Il faut cependant remarquer que les néphrites aiguës reconnaissent bien plus souvent une cause infectieuse que les néphrites chroniques primitives, car souvent ces néphrites succèdent au bout d'un certain temps à l'état aigu.

SYMPTOMATOLOGIE DES NÉPHRITES AIGUËS

Le **début** des néphrites aiguës est variable, selon que la maladie apparaît primitivement ou n'est que l'expression secondaire d'une maladie plus grave.

Dans ce premier cas, les malades sont atteints de phénomènes fébriles, tout comme au début des affections aiguës. Que le froid seul soit en cause, ou qu'il y ait réellement intervention d'un agent infectieux encore inconnu dans sa nature, la néphrite s'annonce par une fièvre intense dont le cas de Wilks est un exemple typique : un homme de 28 ans, se jette en sueur dans la Tamise, le lendemain, il est atteint d'une fièvre intense et dès lors se manifestent les symptômes du mal de Bright.

Si la néphrite est secondaire, les symptômes fébriles, comme tous les autres symptômes de la maladie principale, cachent la localisation rénale qui se développe insidieusement et qui passe inaperçue, si l'on n'examine pas journellement les urines.

Des vomissements répétés, de l'anorexie, des troubles dyspepsiques s'associent aux phénomènes fébriles pour marquer le début.

Bartels a signalé enfin deux symptômes qui sont loin d'être constants : c'est d'abord la douleur de la région lombaire qui irradie souvent vers le membre inférieur, douleur qui s'exagère à la pression sur la région lombaire, puis c'est une envie fréquente d'uriner, accompagnée de strangurie. Le malade ne rend à chaque miction qu'une urine rare, parfois sanguinolente. Ces derniers phénomènes sont surtout accusés dans les néphrites toxiques.

Période d'état. — Les symptômes dans cette période sont moins vagues et trahissent la localisation rénale. La diminution des urines qui sont albumineuses, parfois sanguinolentes, la présence de cylindres dans les urines, l'œdème généralisé, des accidents urémiques, tels sont les symptômes que nous allons passer en revue simplement au point de vue de la marche de la maladie. Car nous nous y arrêterons quelque peu quand nous étudierons rapidement le mal de Bright.

1° *Urines.* — Les urines sont diminuées dès le début; le malade rend tout au plus un demi-litre d'urine dans les vingt-quatre heures. Dans quelques cas, il y a anurie, et les accidents urémiques apparaissent très rapidement, beaucoup plus rapidement que dans l'anurie calculeuse complète.

L'urine est trouble, riche en urate et en phosphate, et contient des éléments figurés tels que globules du sang, cellules épithéliales, cylindres. Sa couleur varie du rose pâle au rouge sombre, suivant la quantité de sang qu'elle renferme. Par le repos, il se forme un dépôt brun, épais, constitué par des cylindres urinaires, des globules blancs, des globules rouges intacts ou altérés, des cellules épithéliales plus ou moins altérées.

La réaction est acide, et la densité est élevée au moins au début (1030).

L'urée est diminuée dans une notable proportion et ne dépasse pas 8 à 10 grammes dans les vingt-quatre heures pendant la période fébrile de la maladie. Puis l'équilibre se rétablit les jours suivants et la quantité d'urée peut, dans la suite, dépasser la moyenne normale.

Les chlorures sont diminués, surtout lorsqu'il survient un œdème généralisé.

Albuminurie. — L'albumine se retrouve dans l'urine de tous les malades atteints de néphrite aiguë. Si, dans certains cas, l'albumine a paru faire défaut, c'est que sa présence a été passagère. La quantité d'albumine varie d'abord beaucoup, suivant la cause qui préside à la néphrite aiguë ; tantôt, elle est très peu considérable, l'albuminurie peut même passer inaperçue, le fait arrive dans la plupart des néphrites infectieuses qui n'atteignent pas un haut degré d'intensité. Dans la scarlatine, au contraire, l'albumine est en général peu abondante et atteint 1 à 2 grammes par litre, surtout à la période d'état. Dans quelques cas cependant, elle est en quantité si minime qu'il faut recourir à des réactifs très sensibles pour la reconnaître, en sorte qu'elle peut être méconnue : ce sont ces cas qui ont trompé les auteurs et ont fait admettre des anasarques scarlatineuses sans albuminurie. Dans certains cas, l'albumine peut être excessive : Bartels aurait constaté l'élimination de près de 13 grammes d'albumine par jour dans un cas de rhumatisme. Ajoutons que l'albuminurie peut être un symptôme relativement tardif, puisqu'on l'a vue survenir après l'apparition de l'œdème.

Hématurie. — La présence des éléments du sang est un fait à peu près, sinon toujours, constant dans les urines des néphrites aiguës. Si ces éléments sont très abondants, ils donnent une coloration typique à l'urine qui est rouge foncé. L'hématurie est en général un phénomène de début, lié à la poussée inflammatoire dans les reins ; elle peut, à ce compte, précéder l'albuminurie, mais, dans la plupart des cas, elle diminue très rapidement pour laisser bientôt subsister seule l'albuminurie. Enfin, dans quelques cas, l'abondance des hématuries justifie la description des formes hémorragiques. Il est même des néphrites aiguës qui débutent par des hématuries répétées, et ce n'est que lorsqu'elles ont cessé que l'on peut être mis sur la voie du diagnostic par la présence de l'albumine. On comprend que dans ces cas, l'examen microscopique, fait au point de vue des éléments du rein, puisse offrir des ressources importantes pour le diagnostic. Les hémorragies rénales, au cours des néphrites aiguës, peuvent se rencontrer surtout dans la fièvre typhoïde et la variole.

Cylindres. — Les éléments doivent être cherchés dans les sédiments déposés au fond des vases. Ils consistent en cylindres hyalins, colloïdes, à aspect plus ou moins granuleux, tapissés de cellules altérées, de cellules épithéliales, de coagula sanguins.

Œdème. — Ce phénomène ne survient pas dans toutes les néphrites ; il peut être très limité au point de passer inaperçu. Mais dans les cas où il se montre, et qui appartiennent presque tous au mal de Bright aigu, l'œdème est précoce, se généralise très vite, devance souvent même l'albuminurie et peut apparaître dès le lendemain de l'apparition des phénomènes généraux qui signalent l'invasion. Son début par la face au niveau des paupières est connu ; en général, il se montre d'abord dans toutes les régions qui se font remarquer par la présence du tissu cellulaire lâche : aux poignets, autour des malléoles, au scrotum. Plus tard, il se généralise et cette généralisation peut devenir un grave danger : les plèvres, la cavité péritonéale sont envahies. De là des phénomènes de dyspnée mécanique par suite de la compression et du refoulement des poumons.

L'hydropéricarde est beaucoup plus rare. Les voies aériennes supérieures peuvent être envahies, et on a vu l'œdème des replis aryténo-épiglottiques, dit œdème de la glotte, devenir un grave danger par l'obstacle au passage de l'air.

Troubles urémiques précoces. — Les accidents urémiques surviennent parfois dès la première période de la néphrite et se manifestent alors sous des formes d'une haute gravité : la forme convulsive et comateuse. Une phase méningitique peut précéder chez les enfants les attaques convulsives. La stupeur, une céphalalgie frontale persistante, des vomissements nerveux se montrent avec une intensité croissante jusqu'au moment où éclate une attaque d'éclampsie, suivie d'un coma prolongé interrompu par de nouvelles attaques ou par du délire. On doit redouter ces accidents lorsque l'excrétion urinaire se maintient à un taux très bas.

Hypertrophie du cœur. — Le cœur s'hypertrophie dans les néphrites par suite de l'imperméabilité des reins, mais seulement au bout d'un certain temps et si les conditions générales de l'individu le permettent. D'une manière générale, le cœur est d'autant plus hypertrophié que le rein est plus atrophié. Dans un cas de Friedlander, le poids du cœur avait subi l'augmentation énorme de 40 pour 100.

La fréquence de cette disposition compensatrice est variable. Bamberger, sur soixante-sept cas de néphrite aiguë, a rencontré quinze fois une augmentation de volume du cœur. Quatre fois il y avait une simple dilatation. En général, c'est l'hypertrophie du ventricule gauche; enfin on observe aussi la dilatation avec ou sans hypertrophie.

Le phénomène qui frappe le plus à l'auscultation des patients est un bruit de galop bien étudié par Potain qui le considère comme formé par un bruit présystolique et de deux bruits normaux du cœur.

On a fait dépendre cette hypertrophie cardiaque de la difficulté d'élimination des matières excrémentitielles, qui, en excès dans le sang, augmenteraient la résistance qu'il éprouve à traverser les capillaires, ou bien qui détermineraient une contraction tonique réflexe des artérioles.

Dans quelques cas, on n'a pas constaté d'augmentation dans la pression artérielle, et l'on suppose que le cœur, par un accroissement d'énergie, suppléerait à la réduction de la surface d'élimination.

Troubles des sens, de la vue, de l'ouïe. — Landouzy paraît avoir signalé le premier, en 1850, des troubles de la vue survenus sous l'influence de grands vésicatoires appliqués sur la région lombaire. Trois ans plus tard, Avrard décrivait l'amblyopie chez un enfant atteint de néphrite scarlatineuse encore au début. Cette amblyopie débute en général brusquement, dure pendant un certain temps, puis disparaît comme elle est venue. Quelquefois c'est l'hémiopie qu'on observe, comme dans le cas de Monod.

Cette amblyopie est généralement associée à des lésions du fond de l'œil. La rétinite, la congestion veineuse, l'œdème de la papille, des foyers hémorrhagiques, avec taches blanches et brillantes affectant une disposition rayonnée, telles sont les constatations que permet de faire l'examen ophtalmoscopique.

La néphrite aiguë peut être accompagnée d'une surdité plus ou moins complète. Une observation très explicite de Gellé nous apprend que cette surdité peut apparaître brusquement au début même de l'albuminurie, et cette surdité serait incurable.

État général. — Il résulte de l'ensemble de tous ces phénomènes une perturbation de toute l'économie et une anémie très prononcée ; la figure est pâle, bouffie, surtout dans certaines formes de néphrite et lorsque l'hypertrophie compensatrice fait défaut ou que l'asystolie se produit.

Marche. — Rien n'est plus variable que la marche et l'évolution de la néphrite aiguë. Tantôt remarquables par leur bénignité, les accidents disparaissent rapidement, sans laisser de traces, après avoir attiré l'attention par un début quelque peu bruyant. A l'opposé se trouvent les formes graves dont l'évolution aboutit parfois à la mort. Dès le début, la violence de l'invasion marquée par une fièvre intense, des vomissements, puis par l'œdème généralisé ; l'albuminurie intense fait présager une maladie de longue durée, ou grave à courte échéance. C'est dans ces cas que l'urine peut diminuer en peu de jours jusqu'à l'anurie complète, puis surviennent rapidement les accidents urémiques graves qui emportent le malade.

Terminaisons. — La guérison est la règle dans la forme bénigne. Il n'en est plus de même dans les formes plus graves. Ici la mort peut être la conséquence de l'une des nombreuses complications que nous énumérons d'après leur fréquence :

1° Attaques éclamptiques (épuisement cérébral et collapsus) ;

2° Asphyxie produite par un hydrothorax ;

3° Œdème pulmonaire ;

4° Œdème de la glotte ;

5° Hydropéricarde et paralysie cardiaque ;

6° Compression cérébrale par un épanchement dans les ventricules ou dans l'arachnoïde ;

7° Hémorragie cérébrale ;

8° Cachexie spéciale des brightiques due à la désalbumination et à l'inanition qui résultent des accidents dyspeptiques.

Toutefois les malades peuvent se relever après avoir traversé plusieurs de ces graves accidents et s'acheminer vers une guérison complète, au moins en apparence, après une longue convalescence.

En général, dans la grande majorité des cas, les néphrites aiguës, qui apparaissent au cours des maladies infectieuses, guérissent si elles n'ont pas cependant un haut degré d'intensité et si leur durée n'a pas été trop prolongée. Plus souvent la néphrite qui semble se développer à la suite de l'impression du froid passe à l'état chronique ou ne se résout pas franchement. Toutefois quelques auteurs comme Gerhardt et Bartels admettent que la durée de l'albuminurie, pendant plusieurs mois ou des années, n'est pas un obstacle à la guérison complète des lésions rénales qui peuvent rétrocéder complètement.

Diagnostic.

Le diagnostic des néphrites repose sur la constatation de la présence de l'albumine et des cylindres dans l'urine. Toutefois il faut s'expliquer sur les déductions que l'on peut tirer du premier terme. La présence de l'albumine ne suffit pas pour porter le diagnostic de néphrite. Dans la plupart des maladies fébriles, on voit les réactifs donner pendant quelquefois plusieurs jours un léger nuage d'albumine, à l'examen microscopique on ne trouve

pas de cylindres urinaires. Il n'y a pas eu de néphrite à
proprement parler, bien que pour un certain nombre
d'auteurs, Lécorché et Talamon entre autres, l'albuminurie n'aille pas sans une altération de la membrane fil-
trante glomérulaire. Mais ces lésions sont probablement
très minimes et facilement réparables. La proportion d'albumine donne une certaine indication; tant qu'elle reste
au voisinage de 0,25 à 0,50 pour 1 000, on peut croire que
le rein n'est pas fortement lésé. Quant aux cylindres urinaires, leur faible quantité indique également qu'il n'y a
pas de lésions sérieuses du rein.

Au contraire, on croira à l'existence d'une véritable néphrite si des symptômes généraux surviennent qui indiquent l'apparition de cette affection, en même temps
qu'on voit survenir une albuminurie quelque peu intense.
Il n'y aura pas de doute à avoir, même en l'absence de
symptômes généraux, si, en même temps que l'albumine,
on trouve dans l'urine les éléments figurés du sang et du
rein, globules rouges et détritus épithéliaux. On ne négligera pas enfin de tenir grand compte de la quantité
des urines, qui donne de si utiles indications au point de
vue du pronostic et de l'approche des accidents urémiques.
Il n'est pas inutile de rappeler que les manifestations
urémiques peuvent même précéder l'apparition de l'albumine; mais, dans ce cas, on notera toujours, et depuis
quelques heures ou quelques jours, une très notable diminution des urines.

Pronostic.

La gravité des accidents qui précèdent et accompagnent
le développement de la néphrite aiguë doit servir de
guide pour le pronostic. Toutefois, il faut être toujours
réservé au début d'une albuminurie qui survient au cours
d'une maladie grave ou fébrile, car on ne sait comment la
néphrite évoluera. Celle-ci peut tuer le malade par les
complications habituelles que nous avons énumérées dans
un délai assez court; ou bien elle peut passer à l'état

chronique et le pronostic reste en suspens tant que l'albumine persiste dans l'urine et que le patient présente des troubles de la santé générale, enfin la néphrite aiguë est susceptible de guérir complètement.

Plusieurs circonstances aggravent le pronostic des néphrites dans les maladies fébriles ou des néphrites aiguës primitives.

C'est d'abord la menace d'accidents urémiques. La recherche quotidienne de la quantité des urines fixera sur ce point. Une oligurie persistante précède les convulsions épileptiformes qui deviennent de plus en plus rapprochées, et le malade meurt dans le coma si le cours des urines ne se rétablit pas.

Les œdèmes constituent un autre danger pour l'existence, et cela de deux manières. D'abord l'hydropisie peut envahir une cavité séreuse et l'épanchement gêner le fonctionnement d'un organe nécessaire à la vie. L'hydropéricarde, l'hydrothorax amènent ainsi l'un et l'autre des symptômes asphyxiques menaçants. Mais les œdèmes peuvent changer de localisation. Un œdème superficiel peut disparaître et se localiser, par exemple, à l'orifice supérieur du larynx ou déterminer un œdème pulmonaire. Enfin, la résorption subite et rapide d'une grande quantité de liquide épanché peut donner lieu à des accidents urémiques qui deviennent mortels.

La néphrite aiguë peut encore entraîner la mort des malades par une évolution lente. L'albuminurie continue : le malade est en proie à des accidents dyspeptiques, des vomissements, de la diarrhée ; l'imperméabilité rénale s'accuse de plus en plus, et, si le malade ne succombe pas à quelque grave complication résultant de la nutrition défectueuse de ces organes, c'est l'urémie qui termine la scène.

DES NÉPHRITES MICROBIENNES

Il est un groupe de néphrites dont le développement a directement pour condition l'intervention des parasites ;

elles sont, à proprement parler, *infectieuses (microbiennes)* et l'on peut suivre le microbe dans le sang, les reins et l'urine. Cohnheim avait déjà démontré le passage des microbes à travers le rein en injectant dans le sang des animaux des cultures de microbes inoffensifs qu'on retrouvait dans les urines, tant que leur présence était constatée dans le sang. Dans certaines maladies infectieuses, il peut arriver, ainsi que Bouchard l'a démontré, que les bactéries traversent en masse le rein. Il se fait alors de véritables décharges bactériennes. Ce passage des bactéries à travers le rein ne s'effectue pas toujours sans causer quelques désordres. Même pour certaines bactéries inoffensives comme la levûre de bière, le passage peut déterminer l'albuminurie si l'injection du ferment a été faite avec une grande quantité de matières. Les micro-organismes, pour peu qu'ils séjournent dans le rein, sécrètent des substances susceptibles d'altérer l'épithélium rénal. D'autres intéressent gravement l'épithélium qui se desquame ou se transforme en masses vitreuses (nécrose de coagulation); soit par les produits toxiques, qui déterminent la mort des cellules, soit parce que les micro-organismes trouvent dans la substance du rein un terrain favorable à leur développement. C'est ce qui arrive dans les néphrites infectieuses. Dans la plupart des cas, le microbe pénètre dans l'intérieur des tubuli, dans les glomérules au-dessous de la capsule, où, après avoir végété, il détermine l'atrophie du peloton vasculaire. Toutefois, chacune des bactéries pathogènes affecte un mode d'action quelque peu spécial, ou, si l'on veut, toutes les bactéries ne déterminent pas des lésions absolument identiques.

Si l'on prend, par exemple, le bacille diphtérique de Lœffler, on voit que cet organisme frappe surtout l'épithélium tubulaire et glomérulaire qui devient granuleux, tombe par plaques et se liquéfie. Les exsudats colloïdes ou sanguins sont toujours extrèmement abondants. La cavité capsulaire est rapidement envahie par un exsudat qui se coagule et gêne immédiatement la fonction du glomérule.

L'épithélium tubulaire, frappé de dégénérescence, se détruit et tombe ; ces lésions sont toujours profondes et généralisées dans la scarlatine et, par conséquent, elles entraînent une durée souvent très longue de la maladie.

Le bacille d'Éberth détermine également des lésions graves de l'épithélium ; mais s'il existe un épanchement dans la capsule de Bowmann, les lésions des glomérules sont moins graves, moins intenses. Le résultat final est que la néphrite infectieuse de la fièvre typhoïde est plus facilement curable.

Les microbes pyogènes déterminent une diapédèse abondante et la suppuration.

Le bacille tuberculeux exerce une action spécifique en déterminant la formation de tubercules.

Le pneumocoque agit sur le rein en amenant surtout des lésions des glomérules et des hémorrhagies interstitielles, bien que l'épithélium tubulaire ne reste pas indemne (Caussade).

Nous laissons à dessein de côté les cas dans lesquels les microbes gagnent le rein par les voies urinaires, c'est le cas des néphrites ascendantes.

Dans tous les cas de néphrite infectieuse secondaire, on retrouve à côté des éléments du rein les témoins ou les causes de l'infection. Presque toujours les microbes spécifiques qu'on retrouve en plus ou moins grande quantité dans les urines infiltrent les cellules du rein qui se sont détachées pendant la succession des phénomènes morbides.

Les conséquences cliniques de l'action des microbes pathogènes sur le rein sont multiples. L'albuminurie témoigne des lésions rénales existantes ; c'est elle qui révèle la néphrite. Celle-ci devient un danger sérieux pour le malade qui se trouve dans des conditions anormales de production toxique abondante. La néphrite devient la cause de l'augmentation des phénomènes d'auto-intoxication. Les produits toxiques normaux : ptomaïnes, leucomaïnes, matières extractives sont gênés dans leur élimi-

nation. La fièvre et le processus infectieux sont la cause
d'une augmentation de produits toxiques qui ne sont éliminés qu'en quantité insuffisante. Enfin l'élimination des
produits de la nutrition bactérienne, si importante en
raison de leur toxicité, se trouve encore entravée par le
fait des lésions rénales. Si donc, dans une maladie infectieuse grave, ce sont les phénomènes de cette maladie qui
dominent, la néphrite prend une bonne part d'importance
dans la gravité de ces phénomènes.

NÉPHRITES BACTÉRIENNES PRIMITIVES

Il n'a été question jusqu'à présent que des néphrites
infectieuses secondaires; mais l'étude clinique aidée de
la bactériologie a appris à connaître l'existence de néphrites bactériennes primitives. Il s'agit d'une invasion microbienne qui n'a d'autre localisation que le rein ou du
moins dans laquelle cette localisation prime toutes les
autres. Bamberger, Litten, Aufrecht ont observé déjà anciennement ces cas d'affection générale dans lesquels le
rein paraît être la seule et unique localisation de la maladie.

Les individus sont frappés, en général, en pleine santé,
et il est impossible de trouver dans les antécédents la
cause de la néphrite parenchymateuse.

L'affection s'annonce par un début brusque, des frissons,
de l'accélération du pouls et de la respiration, des phénomènes d'embarras gastrique très prononcés. La température s'élève à 40°. Il y a de l'anorexie, des vomissements,
de la diarrhée; la langue est saburrale, sèche, parfois rouge.

Des phénomènes généraux apparaissent; les malades
sont agités, sont plongés dans la prostration et la stupeur,
et l'état se rapproche beaucoup de celui d'un individu
atteint de fièvre typhoïde.

A l'examen on trouve une augmentation du foie et de la
rate ; la palpation de ces organes est douloureuse.

Les urines sont troubles, d'un rouge sale, rares et ne dépassent guère 300 à 400 grammes ; quelquefois l'anurie est complète. L'albumine est abondante dans les urines qui se font remarquer encore par la présence de globules rouges et blancs, de cylindres hyalins et granuleux et des micro-organismes.

Bientôt les phénomènes généraux s'aggravent ; il se produit des hémorrhagies par diverses voies, des ecchymoses, parfois un exanthème polymorphe.

L'œdème survient en général de bonne heure. La marche de la maladie est rapide, foudroyante, et le malade meurt dans l'urémie convulsive et comateuse. A l'autopsie on trouve les lésions de la néphrite parenchymateuse aiguë.

Telle est l'évolution de cette néphrite, dont S. Perret a rapporté un bel exemple. En général, les voies digestives paraissent être la porte d'entrée de l'infection.

Néphrite bacillaire interstitielle (Letzerich).

Dans d'autres cas, l'affection évolue d'une façon un peu moins bruyante. Letzerich a décrit, sous le nom de *néphrite bacillaire interstitielle*, une néphrite dont il a observé quarante-cinq cas ; quelques-uns se sont présentés sous forme d'endémie. Cette néphrite est primitive et elle reconnaîtrait pour cause la présence d'un bacille particulier qui, inoculé aux animaux, déterminerait la même néphrite. Ce bacille, court et fin, se présente souvent sous la forme d'un croissant recourbé.

L'auteur a constaté sa présence dans l'urine des malades, dans les reins sous forme de foyers situés dans le tissu interstitiel, dans la région intermédiaire à la substance corticale et à la substance médullaire. Les cultures de ce microbe, faites par Letzerich, produisent une néphrite interstitielle lorsqu'on les injecte aux animaux. Quant à l'origine de ces bacilles, elle paraît résider dans l'eau impure consommée par les habitants du milieu où l'auteur a observé. Ce microbe se développerait surtout dans l'eau savonneuse qui stagne dans les ruisseaux au voisinage des habitations. La maladie se développe plus fréquemment en été; elle sévit le plus souvent sur des enfants de deux à treize ans, mais, en réalité, aucun âge n'est indemne.

Les *symptômes* sont d'abord ceux de toute inflammation rénale. L'anorexie, l'état saburral de la langue, la prostration, la fièvre sont les phénomènes du début. L'urine, cependant, est rendue en grande quantité, elle est limpide; puis elle diminue, se trouble et devient foncée. Elle renferme en abondance des sédiments d'acide urique dont la quantité varie suivant le stade de la maladie.

L'appétit est diminué, mais l'abattement des premiers jours disparaît; il persiste seulement pendant quelques jours des accès fébriles. Puis, au bout d'un certain temps, se montrent des phénomènes gastriques, des vomissements, tous symptômes qui sont attribués d'abord à l'embarras gastrique. Après plusieurs accès de vomissements, il survient de l'œdème du visage, des paupières, des joues, des mains et des pieds. La palpation de la région lombaire est douloureuse. Dès que les œdèmes se montrent, l'urine diminue immédiatement et peut même s'abaisser, suivant l'âge de l'enfant, de 20 à 40 centigrammes. L'urine est acide, plus ou moins trouble et renferme une faible quantité d'albumine et quelques cellules épithéliales du rein. La rareté des urines persiste jusqu'à la mort ou au début de la convalescence. Les sédiments varient dans de grandes limites, tandis que l'albumine reste à peu près au même taux.

Le sédiment est formé de cellules migratrices, de quelques globules rouges, des épithéliums du rein et d'urates, enfin de bacilles caractéristiques en quantités énormes.

Les œdèmes sont peu accusés, varient d'un jour à l'autre, mais n'atteignent jamais l'intensité observée au cours du mal de Bright.

La mort, quand elle arrive, est précédée de phénomènes comateux et survient au bout de deux ou trois semaines.

Lorsque la guérison survient, l'urine renferme un sédiment brunâtre extrêmement abondant, mais par le repos elle reprend toute sa clarté; enfin, elle devient excessivement abondante pendant une courte période. Après cette crise urinaire, l'albuminurie disparaît complètement et l'on ne constate plus que de rares cylindres hyalins renfermant quelques spores.

La température, même dans les cas les plus graves, ne s'élève pas au-dessus de 39°,5; dans un seul cas, elle atteignit 40°,2.

Les troubles secondaires du côté des autres organes, principalement ceux du système nerveux, sont vraisemblablement la conséquence de la rétention des produits bacillaires toxiques retenus par suite de l'imperméabilité rénale. L'état somnolent et comateux n'a pas d'autre cause.

Plus tard, il survient une bronchite catarrhale extrêmement intense. Le catarrhe intestinal, la diarrhée ne sont pas rares.

La maladie dure ainsi de deux à six semaines, avec des phases d'amélioration et d'aggravation qui paraissent correspondre à l'envahissement des autres organes (foie, rate), par les bactéries.

La convalescence est, en général, très rapide, mais elle peut être retardée par des sorties trop précoces ou par une nourriture peu convenable.

L'auteur n'a pas observé de récidive ni de désordres durables de la fonction rénale.

Letzerich a appelé l'attention sur un état particulier de l'albumine qu'on rencontre dans les urines provenant de cette forme de néphrite. Si l'on ajoute de l'alcool pur dans cette urine, il se produit une zone plus ou moins trouble au niveau du contact des deux couches d'urine et d'alcool; ce trouble augmente si on mélange les deux couches. Si, dans les mêmes conditions, on chauffe l'urine, le trouble est encore bien plus prononcé. Toutefois, l'albumine n'est jamais aussi abondante que dans l'urine du mal de Bright.

Letzerich regarde comme caractéristique l'existence d'une faible quantité d'albumine associée à des œdèmes fugaces et des épanchements passagers dans les cavités séreuses.

Le *diagnostic* repose sur l'examen chimique et microscopique des urines et sur les troubles digestifs. On recherchera la tuméfaction de la rate qui persiste souvent huit à quatorze jours. L'accès de fièvre peut, fut-elle très intense, être accompagné de phénomènes éclamptiques chez les enfants.

La diarrhée profuse, les vomissements sont fréquents dans les premiers jours. La fugacité des œdèmes et des hydropisies a déjà été indiquée.

L'ascite et le catarrhe intestinal sont fréquents dans les formes chroniques de la maladie qui sont rares. Cette diarrhée épuise les malades, en empêchant l'absorption des matières nutritives.

Le *pronostic* de la néphrite bacillaire n'est pas défavorable; cependant la statistique de l'auteur comprend six cas de mort pour quarante-cinq cas. La guérison est plus lente dans les cas où les troubles digestifs ont été très accusés.

Les cas chroniques s'observent de préférence de quinze à vingt-deux ans et peuvent facilement passer inaperçus. Chez les enfants, ce diagnostic est beaucoup plus facile parce que, chez eux, les réactions provoquées par les infections sont toujours très accusées.

Le seul écueil est de traiter le malade pour des troubles gastriques, alors qu'on ne pousse pas l'examen du côté des reins; l'erreur est facile dans les cas où il n'y a pas d'autres manifestations éveillant l'attention vers l'examen des urines.

D'un autre côté, il n'est pas possible de confondre cette néphrite bacillaire primitive avec les néphrites secondaires du typhus abdominal, des exanthèmes aigus et de la diphtérie.

Suivant Letzerich, on reconnaîtra cette néphrite surtout à la présence dans l'urine de bacilles courts, caractéristiques par leur forme semi-annulaire, parfois rectiligne, souvent arqués.

Les *lésions* trouvées à l'autopsie dans cette néphrite sont les suivantes :

1° L'ascite peu considérable, l'injection de l'intestin ;

2° L'hydropéricarde ;

3° Les poumons sont gorgés de sang et les bronches renferment une quantité considérable de mucus ;

4° Le foie est congestionné, brun-rouge ;

5° Les reins sont très augmentés de volume, la capsule est distendue ; le tissu est congestionné, la substance corticale et une partie de la substance médullaire est colorée en brun-rouge ;

6° La rate est tuméfiée, congestionnée ;

7° Les ganglions rétro-péritonéaux sont tuméfiés ;

8° La vessie ne renferme qu'une faible quantité d'urine.

Le tissu conjonctif interstitiel des reins renferme une quantité considérable de micro-organismes caractéristiques. Mais on ne trouve que des spores dans les autres organes, ainsi que dans le sang.

Dans deux cas, chez des enfants, Letzerich a cependant trouvé des bacilles dans la rate, mais ils n'étaient pas disposés en foyers comme dans les reins.

Du diagnostic bactériologique des urines.

Jusqu'à présent, les recherches bactériologiques des urines des malades atteints de néphrites ont été très rares et on ne peut encore en utiliser les résultats. Dans les néphrites secondaires, comme la néphrite scarlatineuse, la néphrite diphtérique, on a bien pu retrouver dans les urines les micro-organismes spécifiques, mais ici le diagnostic de la cause de la néphrite ne souffre pas de difficultés et le médecin se trouve suffisamment éclairé par les antécédents. La recherche des bactéries dans ces néphrites secondaires ne peut d'ailleurs confirmer que ce que la clinique a démontré.

Il n'en serait plus de même dans les néphrites primitives; ici la constatation d'un micro-organisme spécifique
trouvé dans les urines après avoir traversé le rein serait
d'une grande utilité au point de vue séméiologique et
même prophylactique. Mais les recherches sur ce point
sont encore trop peu avancées et nous ne savons rien de
la microbiologie du mal de Bright aigu primitif. Il faut
d'ailleurs avouer que ces études présentent d'énormes difficultés, surtout en ce qui concerne l'urine qui est souvent
l'habitat de micro-organismes très variés. Si dans beaucoup
de cas la présence des bactéries a été signalée en plus ou
moins grand nombre, les auteurs se sont bornés à cette
simple constatation sans chercher, sans doute à cause
des difficultés, à caractériser ces microorganismes. Il n'est
guère à notre connaissance que Letzerich qui ait poussé
ces recherches de ce côté, ce qui ne veut pas dire que ses
résultats doivent être acceptés sans contrôle. L'urine de
ses malades renfermait des spores, des bacilles, plus rarement des filaments; les mêmes éléments se retrouvaient
dans certaines eaux soumises à la consommation. Ces
bacilles petits et courts, arqués, peuvent donner naissance
à des filaments recourbés; ils sont très peu mobiles et
s'accroissent très rapidement à 15°. Les cultures ont été
faites par Letzerich avec le sang frais des malades, l'urine
et le suc parenchymateux des reins, enfin avec les tissus
des animaux infectés artificiellement, et toujours les résultats ont été les mêmes.

ÉTUDE CLINIQUE DES NÉPHRITES CHRONIQUES

ET DU MAL DE BRIGHT

Les néphrites chroniques peuvent succéder, comme nous
l'avons vu aux néphrites aiguës. Il est très rare, en effet,
que la néphrite aiguë, le mal de Bright aigu, tuent dès la

première poussée. Mais dans la chronicité du mal de Bright il reste place pour deux types. L'un de ces types est bien continu, mais il reste latent. La maladie a une longue évolution qui dure plusieurs années, c'est une albuminurie chronique, qui a pour expression des lésions diffuses du rein aboutissant dans ce cas, invariablement, à l'atrophie du rein. Mais ce n'est pas là la forme la plus commune.

Plus souvent encore, le mal de Bright évolue par les poussées successives qui sont entrecoupées par des périodes de rémission parfois assez prolongées pour faire croire à la guérison. Cette rémission, qui donne au malade les bénéfices d'une guérison temporaire, s'annonce par la disparition complète de l'albumine urinaire. Ici les lésions sont variables, souvent partielles, et l'aspect du rein dépend de l'âge de la maladie, et l'organe a tantôt son volume normal et tantôt présente de l'atrophie; la couleur varie du blanc au rouge. Nous allons donc passer en revue la symptomatologie des néphrites chroniques suivant les différences créées par l'évolution et peut-être par l'intensité et la généralisation des lésions. On a décrit au total deux formes symptomatiques du mal de Bright, la néphrite parenchymateuse chronique, qui répond au gros rein blanc et se traduit par une albuminurie abondante, des hydropisies, l'oligurie, la rareté de l'hypertrophie du cœur, des lésions rétiniennes, des accidents urémiques cérébraux, enfin par une évolution de durée moyenne et en général bien inférieure à celle de la forme suivante.

Cette seconde forme est la néphrite interstitielle chronique qui répond au petit rein granuleux, elle se traduit cliniquement par un début insidieux, lent, signe probable du peu d'étendue et de profondeur des lésions, par la faible quantité d'albumine, par la polyurie, la fréquence de l'hypertrophie du cœur et des accidents urémiques. Entre ces deux formes, il peut exister tous les intermédiaires, en sorte qu'en réalité et pris à part chacun des symptômes du brightisme appartient aux deux formes anatomiques. Ce qui

varie, c'est le groupement, l'enchainement des symptômes
et la prédominance de quelques-uns d'entre eux dans
l'une ou l'autre de ces formes.

I

NÉPHRITE PARENCHYMATEUSE CHRONIQUE

Cette forme se développe primitivement et succède alors
au mal de Bright aigu, ou bien elle débute insidieusement
par des accidents affectant une marche d'emblée chronique·
Elle se traduit par l'état particulier des urines, l'apparition d'hydropisies, des troubles digestifs, un état général particulier, enfin par des complications.

Urines. — Les urines sont toujours diminuées, elles sont
troubles, foncées en couleur et laissent déposer un sédiment abondant. L'albumine qu'elles renferment est toujours en quantité considérable. Cette diminution de la
quantité des urines varie encore dans certaines limites. En
général, dans la période d'état, l'urine ne dépasse guère 6
à 800 centimètres cubes. Tandis que, pendant la période
de décroissance, les urines augmentent de quantité et
peuvent même dépasser le chiffre normal.

On comprend que le trouble et la coloration de l'urine
sont en rapport avec sa faible quantité. Les détritus épithéliaux, le mucus, les cylindres urinaires très abondants
troublent les urines, même lorsqu'elles viennent d'être
rendues. Le refroidissement augmente encore ce trouble
en amenant la précipitation des urates.

La quantité d'albumine contenue dans l'urine varie également; en général, elle est considérable et s'élève de 1 ou
2 à 5, 10 grammes et même au delà. La chaleur produit
immédiatement la précipitation abondante de l'albumine.
Dans les périodes de rémission la quantité diminue nota-

blement. Mais, pendant de longs mois, les malades peuvent perdre des quantités considérables d'albumine, 10 à 18 gr. par jour, pertes qui contribuent à l'aggravation de l'état général et à l'anémie des malades. La densité est toujours assez élevée par suite de l'abondance des matériaux que renferme cette urine rare, mais l'albumine n'intervient guère dans l'augmentation de cette densité. Il y a cependant presque toujours diminution relative si l'on ramène le volume de l'urine à ce qu'il doit être normalement.

Cette diminution relative de la densité tient à ce qu'au total les matières excrémentitielles, l'urée surtout, sont excrétées en quantité moindre dans les vingt-quatre heures. Chez la plupart des malades, l'urée rendue par l'urine ne dépasserait pas 15 à 20 grammes. Toutefois, le chiffre de l'urée est sujet à de grandes variations suivant les périodes de la maladie, suivant aussi l'alternance qui se produit entre divers phénomènes. Il peut arriver ainsi que l'urée baisse extraordinairement pendant que se constituent les œdèmes. Une grande partie de l'urée s'extravase avec la sérosité qui s'épanche sous la peau ou dans les cavités séreuses.

D'un autre côté, la grande quantité d'albumine qui échappe aux combustions et s'élimine par l'urine contribue à la diminution de l'urée.

L'urine renferme encore des quantités considérables d'acide urique et d'urates qui se déposent par le refroidissement ; mais ces produits ne sont guère augmentés dans l'organisme, la concentration de l'urine paraît être à peu près la seule cause de ce phénomène.

Enfin, d'après Bartels, il y a toujours une diminution des chlorures des urines dans la néphrite parenchymateuse.

L'examen microscopique des urines laisse voir des sédiments abondants qui consistent en :

Cristaux d'acide urique, d'urates, de phosphates ;

Leucocytes, quelquefois en globules rouges ;

En flocons d'albumine en voie de décomposition ;

En cylindres urinaires généralement nombreux.

La présence de ces derniers éléments n'a une valeur clinique que s'ils sont en certain nombre. Les cylindres font partie de toute urine normale exempte d'albumine, mais ils sont alors si peu abondants qu'il faut un artifice spécial d'examen pour les trouver. Litten a démontré leur présence dans l'urine normale à l'aide d'un appareil à force centrifuge.

Dans la néphrite parenchymateuse, on recherchera ces cylindres dans les sédiments au fond du vase. En petite quantité et à l'état frais, ils sont pâles, hyalins, ou parsemés de granulations ou de gouttelettes brillantes de graisse; quelques cylindres sont encore recouverts de cellules épithéliales; enfin, les cylindres granuleux louches, les cylindres cireux se trouvent dans les urines en quantité souvent considérable dans la néphrite parenchymateuse qui dure déjà depuis un certain temps.

Hydropisies. — C'est surtout dans la néphrite parenchymateuse que les hydropisies sont fréquentes et abondantes. Existe-t-il un rapport entre les hydropisies et la diurèse? Bartels l'a affirmé, mais il est certain que celles-là ne reconnaissent pas simplement pour cause la difficulté et la diminution d'activité de la diurèse.

En effet, l'œdème est un des phénomènes les plus constants du mal de Bright. S'il s'agit de la forme aiguë, on le voit apparaître dès le lendemain de l'invasion de la maladie alors qu'on ne peut incriminer la diminution de la diurèse.

L'œdème au cours de la néphrite parenchymateuse chronique débute d'une façon variable; le plus souvent, c'est par les paupières, par le visage qui paraît bouffi; il s'étend ensuite très rapidement au reste du corps. Souvent le scrotum infiltré constitue une énorme tumeur simulant une hydrocèle double. La paroi abdominale est infiltrée et soulevée au point de faire soupçonner une ascite. Mais il est rare qu'à l'exploration on retrouve du liquide dans l'abdomen.

Dans la suite, les cavités séreuses sont envahies par des épanchements. L'hydrothorax, l'hydropéricarde ont été déjà signalés; il n'est pas besoin de faire ressortir leur gravité; l'ascite survient lorsque l'œdème est aussi abondant. L'œdème offre une certaine gravité en ce qu'il altère la vitalité et la nutrition de la peau; de là des phlegmons, des érysipèles qui surviennent facilement et constituent toujours des complications redoutables.

Troubles digestifs. — Les troubles digestifs sont toujours précoces et persistent ou s'améliorent suivant les cas. Ils consistent en diminution de l'appétit, anorexie, vomissements glaireux plus rarement alimentaires, en diarrhée profuse qui affecte parfois la forme d'une dysenterie.

Le précocité de ces accidents fait que souvent les malades ont recours à l'assistance du médecin sans offrir d'autres symptômes de néphrite.

Toutefois les vomissements et la diarrhée appartiennent plutôt à la période d'état du mal de Bright, lorsque l'œdème et les hydropisies sont constitués. Il est difficile de rattacher ces troubles à l'urémie, car en leur présence on ne constate guère d'autres manifestations urémiques, telles que les convulsions, le délire, la dyspnée.

Troubles respiratoires. — La dyspnée de même ne relève que rarement ici de l'urémie; elle trouve presque toujours son explication dans l'existence d'un épanchement de la plèvre, d'un œdème pulmonaire qui complique très fréquemment le mal de Bright.

L'œdème glottique est une complication rare mais d'une haute gravité. Bright avait eu l'occasion de l'observer et de le décrire.

État général. — La néphrite parenchymateuse, après une certaine durée, aboutit à l'affaiblissement et à un état général assez spécial qui est la cachexie brightique. Les troubles digestifs, la diarrhée, les vomissements, la perte d'appétit, les pertes en albumine sont les causes directes de cet état marastique encore traduit surtout par l'anémie et la perte des forces. La pâleur et la bouffissure des traits sont les marques les plus caractéristiques de l'anémie brightique qui se reconnaît souvent à première vue.

Complications.

Les complications les plus fréquentes sont d'abord celles qui résultent des œdèmes. Nous avons déjà parlé des épanchements dans les cavités séreuses.

L'œdème pulmonaire est très fréquent dans le cours de la néphrite parenchymateuse ; presque toujours il survient progressivement et se traduit par une dyspnée croissante. Plus rarement, ainsi que Bouveret en a rapporté des exemples, l'œdème pulmonaire survient brusquement accompagné d'une dyspnée presque asphyxique et d'une expectoration albumineuse extrêmement abondante. Toutefois les exemples cités par cet auteur se rapportent à la néphrite interstitielle.

L'érysipèle et la *gangrène* sont des complications assez communes chez les brightiques ; elles sont dues aux gerçures déterminées par la tension de la peau sous l'influence de l'œdème. Les infections locales se propagent alors avec rapidité en raison de la dénutrition des tissus irrigués par un sang dont la composition morphologique et chimique est profondément altérée.

Les *accidents dysentériformes* sont la conséquence des ulcérations qui se produisent à la surface de la muqueuse gastro-intestinale infiltrée. Les hématémèses et les mélænas sont cependant plus rares. La gastrite interstitielle a été signalée par Halva et Thomayer.

L'urémie avec ses manifestations variées constitue une complication de la néphrite parenchymateuse chronique.

Les *inflammations* et toutes les infections locales ne sont pas rares, elles résultent de la pullulation facile des germes dans un tissu tout préparé à l'infection par une nutrition défectueuse. La broncho-pneumonie, les abcès, les phlegmons, le catarrhe purulent de la caisse ont été maintes fois observés.

La néphrite parenchymateuse chronique donne lieu à un certain degré de *dilatation des ventricules* avec *dégénérescence graisseuse du myocarde,* mais il est rare d'observer l'hypertrophie du ventricule gauche. Si cette dernière ne se produit pas en général, c'est qu'en raison de la durée relativement courte de l'affection, elle n'a pas le temps de se développer. En outre deux raisons peuvent s'opposer à son développement : d'abord les mauvaises conditions générales dans lesquelles se trouvent la plupart des individus atteints de néphrite parenchymateuse chronique, ensuite la dégénérescence graisseuse du myocarde qui peut être aussi bien considérée comme une conséquence de la condition précédente.

Marche, Durée, Terminaisons.

La néphrite parenchymateuse bien que chronique a une marche assez rapide, car dès le moment où apparaissent les symptômes qui la font reconnaître jusqu'à la terminaison fatale il ne s'écoule guère plus de deux années en général ; souvent la durée est beaucoup moindre.

La curabilité de l'affection ne ferait pas de doute pour quelques-uns; mais les partisans de l'unité de la maladie de Bright, admettent que la guérison n'est le plus souvent qu'apparente et que cette guérison correspond à une nouvelle phase d'atrophie du rein.

La mort a lieu par les complications de la maladie, par l'œdème pulmonaire, l'adynamie, le marasme, l'asphyxie engendrée par un épanchement dans la plèvre, plus rarement par une ascite très abondante, la paralysie du cœur due à un épanchement péricardique. La pneumonie secondaire, les complications inflammatoires, l'érysipèle, l'inflammation gangréneuse de la peau, l'œdème de la glotte sont des complications moins fréquemment observées. Enfin c'est tout à fait exceptionnellement qu'on voit survenir des complications urémiques graves.

Diagnostic.

Il est en général facile de reconnaître l'existence de la néphrite parenchymateuse chronique; cette maladie offre en effet un ensemble de symptômes caractéristiques : les hydropisies abondantes, l'albuminurie intense, la petite quantité des urines foncées en couleur et renfermant une grande quantité de cylindres hyalins et granuleux sont les principaux éléments du diagnostic. La dégénérescence amyloïde du rein qu'on pourrait rapprocher au point de vue clinique, diffère de la néphrite parenchymateuse d'abord parce qu'elle se développe au milieu d'un ensemble de conditions qui l'engendrent spécialement, ce sont les suppurations diverses, la scrofule, les cachexies. Les sujets atteints de dégénérescence amyloïde du rein présentent un œdème, qui tient bien plutôt à la cachexie qu'à l'affection rénale. En effet cet œdème siège de préférence aux membres inférieurs, autour des chevilles, et il est peu accusé. L'urine n'est pas diminuée, elle est plutôt abondante, l'albuminurie est faible ou moyenne et l'urine renferme très peu de cylindres dans les sédiments.

On serait tenté de confondre, dans certains cas, la néphrite parenchymateuse avec une hydropisie d'origine cardiaque. Celle-ci suit une marche progressive, ascendante, elle est accompagnée de cyanose, l'urine forte en couleur ne renferme que peu d'albumine et peu de cylindres. Enfin les signes stéthoscopiques lèveront tous les doutes.

Quant à la néphrite interstitielle, les caractères de l'urine, la rétinite albuminurique, l'hypertrophie cardiaque, les accidents urémiques, l'absence d'œdème forment un ensemble symptomatique qui ne peut tromper.

Il est très important de pouvoir faire ce diagnostic de bonne heure. Si les œdèmes sont précoces, on ne peut que soupçonner l'albuminurie et on examine les urines. Mais il n'en est pas toujours ainsi. Les malades atteints de néphrite parenchymateuse à forme insidieuse viennent consulter le médecin pour des troubles beaucoup moins précis qui ne commandent évidemment pas l'attention. On ne négligera donc pas l'examen des urines chez des individus qui se plaignent de troubles dyspeptiques persistants, de maux de tête continus; on s'enquerra de l'état des mictions, de la quantité des urines émises.

Pronostic.

La néphrite parenchymateuse est d'autant plus rare qu'elle se présente sous sa forme la plus typique. Le gros rein blanc évolue assez rapidement et la mort arrive en moins de deux ou de trois ans. Mais les lésions peuvent s'arrêter ou même rétrocéder, la néphrite parenchymateuse guérit, mais seulement pour poursuivre une évolution plus lente en produisant des lésions différentes. Pour beaucoup d'auteurs la néphrite parenchymateuse chronique pourrait s'arrêter dans son évolution et se transformer en néphrite interstitielle. C'est la néphrite mixte qui paraît être une forme très fréquente.

II

NÉPHRITE MIXTE

Dans un grand nombre de cas la néphrite a une durée plus longue que dans la forme parenchymateuse pure. La survie plus considérable permet une évolution anatomique et clinique à laquelle appartiennent des caractères propres ou plutôt au cours de laquelle on voit se dérouler de nouveaux symptômes. Cette forme intermédiaire à la néphrite parenchymateuse et à la néphrite interstitielle correspond à la description que Bright avait donnée de la maladie qui porte son nom.

Il avait parfaitement remarqué le début *a frigore* ou après une maladie aiguë, telle que la scarlatine, début signalé par l'hydropisie et les caractères particuliers de l'urine, les douleurs lombaires et des symptômes généraux. Après un traitement plus ou moins actif ou même sans traitement, les symptômes semblent s'amender, l'hydropisie disparaît, pour se montrer à nouveau, il est vrai, de temps en temps. Mais la rémission n'est pas de longue durée et les malades se plaignent de nouveau de symptômes plus ou moins pénibles. L'état général s'aggrave, la perte des forces, l'apathie intellectuelle se manifestent avec une intensité croissante. Les troubles digestifs, les vomissements, la céphalalgie apparaissent d'une façon persistante. L'albumine ne cesse pas de se montrer dans les urines qui finissent par diminuer notablement. Les œdèmes envahiront de nouveau le tissu sous-cutané ou même les organes. L'œdème pulmonaire s'installe d'une façon chronique et fait périr un certain nombre de malades d'asphyxie. D'autres succombent à des complications très diverses, et si le malade échappe à ces dangers, il finit par succomber aux accidents urémiques auxquels le conduit l'évolution naturelle de la maladie.

Dans cette forme, les urines se rapprochent, au point de vue des caractères, de l'urine de la néphrite parenchymateuse chronique. Elles sont presque toujours diminuées de quantité et on y trouve beaucoup d'albumine. Leur coloration est jaune clair; les sédiments qui sont peu abondants et constitués par des cellules atteintes de dégénérescence graisseuse, des débris épithéliaux et des cylindres donnent à l'urine un aspect trouble.

Les hydropisies existent constamment dans cette forme, mais elles sont beaucoup moins prononcées que dans le gros rein blanc, elles sont partielles et leur principal caractère consiste ici surtout dans leur fugacité. L'hydropisie peut en effet disparaître complètement, à un moment donné, pour se montrer de nouveau plus tard.

L'état du cœur est variable; mais très souvent cet organe est intéressé; en général il est dilaté et cette dilatation est associée à un degré plus ou moins prononcé d'hypertrophie. Le pouls présente également des caractères variables, qui sont en rapport avec l'état du cœur.

L'état général tend de plus en plus à la cachexie brightique. L'anémie se prononce de plus en plus et s'associe de temps à autre à la bouffissure des traits.

Complications.

La néphrite mixte au point de vue des complications participe à la fois des deux formes extrêmes.

C'est ainsi qu'on voit survenir, assez fréquemment au début, des complications inflammatoires diverses, tout comme dans la forme parenchymateuse.

La rétinite albuminurique est une complication fréquente qui se manifeste souvent dans les périodes de latence de la maladie. Sa fréquence est moindre que dans la néphrite interstitielle.

Les hémorrhagies sont plus rares que dans l'atrophie du rein, mais on les observe cependant assez fréquemment, surtout l'hémorrhagie cérébrale.

L'urémie se présente sous des formes très variées. Les troubles dyspeptiques, les vomissements sont précoces. Les troubles nerveux, la céphalalgie, l'insomnie, la somnolence précèdent les convulsions et le coma par lequel un certain nombre de malades terminent leur existence.

Marche.

C'est surtout la marche qui permettra de reconnaître la néphrite mixte. La maladie débute comme la néphrite parenchymateuse, par l'œdème, l'albuminurie abondante, les complications viscérales. Après un début signalé par un ensemble de symptômes assez bruyants, les phénomènes morbides semblent se calmer, mais le mauvais état général persiste, on constate toujours de l'albumine dans les urines, l'anémie augmente, les urines deviennent plus abondantes. L'hypertrophie du cœur se montre plus ou moins développée et les malades se plaignent de battements de cœur incommodes. L'hypertrophie se développant de plus en plus, la compensation s'établit, l'urine augmente de quantité, l'élimination des matières extractives devient normale. Il en résulte une rémission des plus nettes et plus ou moins longue qui peut faire croire à la guérison.

Mais au bout d'un certain temps d'autres accidents reparaissent; en premier lieu c'est l'amblyopie qui se manifeste et l'ophthalmoscope révèle les lésions de la rétinite albuminurique. L'albumine apparaît de nouveau ou augmente, tandis que les urines diminuent: en même temps les œdèmes se montrent, indices de la défaillance du cœur. La compensation faiblit; à l'hypertrophie cardiaque succède la dégénérescence graisseuse et la dilatation du cœur.

Les œdèmes viscéraux, l'œdème pulmonaire, l'hydrothorax, l'ascite sont des manifestations habituelles de cette période.

Les battements du cœur sont irréguliers; l'auscultation permet d'entendre un souffle systolique d'insuffisance tricuspidienne. A cette période, le tableau de la maladie ne diffère guère d'une affection cardiaque à la période asystolique; les antécédents seuls permettent de remonter à la véritable origine de la maladie. La mort peut ainsi survenir par asystolie, mais plus souvent elle est la conséquence d'une complication, de l'hémorrhagie cérébrale, ou des accidents urémiques.

On a dit que la néphrite mixte pouvait guérir complètement. Peut être a-t-on confondu avec une guérison, une rémission très longue maintenue par une compensation parfaite et prolongée. Dans certains cas d'autre part, les lésions atrophiques sont limitées, c'est à une néphrite partielle qu'on a affaire, et l'albuminurie persistante quoique faible, est compatible avec une santé en apparence parfaite.

Il est difficile d'assigner une durée précise à l'affection. En général, elle est de deux ou trois ans, mais l'évolution peut être beaucoup plus longue si la néphrite est limitée.

Anatomie pathologique.

Dans la néphrite mixte les reins sont généralement augmentés de volume, mais sont cependant moins volumineux que dans la néphrite parenchymateuse. Dans les cas qui se sont distingués par une lente évolution, c'est même l'atrophie rénale qu'on constate.

La surface est lisse ou granuleuse ; la capsule est généralement adhérente à la substance corticale. La couleur est blanchâtre ou jaunâtre, et se trouve distribuée plutôt par taches entourées d'un cercle rouge.

A la coupe, la substance corticale est œdématiée, présente des taches hémorrhagiques ou des stries jaunâtres. Les granulations de la surface pénètrent en forme de coin dans la substance corticale.

Si l'on soumet un tel rein à l'examen microscopique, on trouve deux sortes de lésions ; les unes sont récentes et répondent aux granulations, les autres sont anciennes, elles correspondent à des territoires de tissu rénal atrophié.

Dans les granulations où les lésions inflammatoires sont en voie d'évolution, on constate les caractères d'une inflammation diffuse portant principalement sur l'élément épithélial, accessoirement sur le tissu conjonctif ambiant. L'épithélium des *tubuli contorti* est atteint de ce qu'on a appelé la tuméfaction trouble, de fines granulations infiltrent son épaisseur. Les tubes sont remplis par des cylindres, çà et là par des globules rouges et blancs.

Les glomérules ont leur capsule épaissie et infiltrée par de petites cellules qui entourent également les capillaires.

L'épithélium capsulaire est dans certains points en voie de prolifération.

Les capillaires sont en général sains, sauf dans les glomérules. On constate un épaississement de la tunique interne des grosses artères et de la tunique moyenne des petites.

L'hyperplasie conjonctive consécutive ici à l'inflammation du début se concentre dans les régions où les lésions primitives sont le plus prononcées. On ne constate plus en effet dans la néphrite mixte la même distribution des granulations que dans la néphrite interstitielle. Enfin il

n'existe pas de petits kystes comme dans le vrai rein
contracté.

Il s'agit en somme, d'une néphrite diffuse, mixte, intermédiaire entre le gros rein blanc et le petit rein granuleux. Cette néphrite peut succéder à la forme parenchymateuse mais elle s'en distingue par la limitation et
l'évolution des lésions; elle se rapproche par contre de la
néphrite interstitielle à laquelle elle tend, mais dont elle
diffère foncièrement par le début.

Diagnostic.

De tout ce qui précède, il résulte que suivant les périodes
auxquelles on observera le malade, on pourra confondre
la maladie soit avec la néphrite parenchymateuse, ce qui
arrivera si l'on observe au début, soit avec la néphrite in-
terstielle, si, au contraire, on se trouve en présence d'une
néphrite mixte à la période d'état. Il faut donc, pour arriver
à un diagnostic exact, tenir compte de tous les symptômes,
des antécédents et de l'évolution.

Si l'on se trouve au début avec prédominance des
hydropisies une albuminurie très accusée, on recherchera
l'existence de la rétinite, les signes d'une hypertrophie du
cœur. Le jugement se formera d'une façon définitive si on
voit l'albuminurie diminuer sous l'influence du régime et
les urines augmenter.

Lorsqu'on observe la néphrite mixte pendant la période
de compensation, on sera mis sur la voie surtout par la
connaissance des antécédents. On apprendra l'existence
d'hydropisies au début et de phénomènes subaigus. Enfin
si l'on voit coïncider une albuminurie notable et des
hydropisies plus ou moins fugaces avec l'hypertrophie du
cœur, des accidents urémiques, on pourra affirmer l'existence de la néphrite mixte.

Le *pronostic* est moins grave que dans la néphrite
parenchymateuse pure. Le développement de l'hypertrophie
compensatrice du cœur permet une survie plus longue.
Enfin la néphrite mixte serait susceptible de guérison.

III

NÉPHRITE INTERSTITIELLE CHRONIQUE

Cette forme de néphrite ne paraît pas être toujours identique à elle-même, sinon au point de vue clinique, au moins au point de vue de son développement. Si, dans certains cas, elle paraît succéder à la néphrite mixte ou même à la néphrite parenchymateuse, dans beaucoup de cas, rien ne permet dans les antécédents de supposer une pareille évolution, et très souvent elle se produit d'emblée silencieusement. Dans quelques cas, elle reconnaît l'intervention de causes bien spéciales qui sont le saturnisme et la goutte. De là des formes cliniques à part.

On a beaucoup discuté sur l'origine et la nature des lésions constatées dans la néphrite interstitielle. L'aspect des lésions si différentes dans la néphrite parenchymateuse et la néphrite interstitielle avait fait établir d'abord une différence de nature dans les deux affections. On revint plus tard sur la théorie de l'unité du mal de Bright, et l'on considéra la néphrite interstitielle comme un stade avancé, ultime du mal de Bright. Actuellement, si quelques auteurs ont séparé de cette maladie certains cas de néphrite interstitielle comme représentant une maladie à part, on s'accorde généralement à reconnaître l'existence des lésions épithéliales du rein. Les différences commencent lorsqu'il s'agit du rôle à assigner aux lésions des vaisseaux et du tissu conjonctif. Or, dans quelques cas, il semble bien que ces dernières lésions sont aussi primitives que les lésions épithéliales ou du moins contemporaines, enfin que pour cette catégorie de cas, elles ne sont dans le rein que l'expression d'un état morbide général, qui a son expression anatomique dans l'hypertrophie généralisée de la gaine

adventive des artérioles de l'organisme. L'artério-sclérose
envahit le tissu conjonctif des couches périphériques du
rein, chemine le long des canaux contournés dont les éléments sont atteints de dégénérescence granulo-graisseuse
par suite de la compression qu'ils subissent.

La théorie de Gull et Sutton, les auteurs de l'artério-
sclérose, a été diversement accueillie, parfois combattue par
certains anatomo-pathologistes, mais elle tend à être définitivement acceptée, sauf les variantes. Bartels, Johnson, Leyden ont retrouvé la dégénérescence vasculaire du rein de
Gull et Sutton, mais on s'accorde à reconnaître que ce sont
surtout les lésions de l'endartère qui dominent et par lesquelles peut-être commence l'évolution. Tout le système
vasculaire est intéressé et il commence à l'être par la tunique interne, qui reçoit la première l'action des causes
irritatives. L'irrigation et la nutrition se font d'une manière
insuffisante par des vaisseaux épaissis, enflammés, im-
propres à remplir entièrement leurs fonctions nourricières.
De là l'atrophie des éléments parenchymateux et le développement du tissu conjonctif dans les organes où la nutrition est languissante et les lésions vasculaires le plus
prononcées.

D'autres, comme Debove et Letulle ont interprété d'une
autre manière les lésions de l'artério-sclérose généralisée
et de la néphrite interstitielle, et l'ont fait dépendre d'une
même cause générale, sorte de diathèse fibreuse frappant
à la fois le cœur et toutes les ramifications vasculaires. En
fait, ce n'est pas seulement la myocardite scléreuse qu'on
observe. La sclérose peut s'observer également et simultanément dans plusieurs organes. C'est ainsi que la néphrite interstitielle peut coïncider avec la sclérose médullaire, la gastrite interstitielle (Halva et Thomayer). Les
lésions valvulaires aortiques s'observent enfin avec la néphrite interstitielle. Celle-ci ne serait en résumé dans la plupart des cas qu'une manifestation de cette diathèse scléreuse
qui peut frapper tour à tour le système nerveux, le cœur, les
reins, le foie ou séparément seulement l'un de ces organes.

La néphrite saturnine, la néphrite goutteuse, le rein sénile constituent des variétés spéciales qui se rattachent néanmoins à la néphrite interstitielle.

Néphrite interstitielle commune.

Début et symptômes révélateurs. — Le début de la véritable néphrite interstitielle est presque toujours ignoré ; la maladie se développe sourdement, insidieusement sans entraîner de changements appréciables dans la santé des patients. Il y a sans doute longtemps que la lésion rénale a débuté, car les malades accusent un léger œdème d'ailleurs très fugace des paupières le matin, de la région des malléoles le soir. Encore n'est-il pas rare de rencontrer des sujets qui n'ont jamais constaté sur eux ce symptôme.

Ce qui attire peut-être davantage leur attention, c'est *l'augmentation de la quantité des urines* qui peut s'élever à plusieurs litres dans les vingt-quatre heures. Les urines sont pâles, limpides, leur densité est d'autant plus faible qu'elles sont rendues en plus grande quantité. Enfin elles ne renferment pas ou très peu d'albumine. Pendant plusieurs années, on peut ne constater d'autres symptômes que les œdèmes fugaces d'ailleurs très légers et inconstants et la polyurie qui est la règle. A part ces phénomènes qui n'indisposent pas le malade et ne le portent pas à recourir à l'assistance d'un médecin, la santé peut en apparence rester parfaite, à cela près qu'un beau jour se manifestent des accidents qu'on ne peut appeler précoces, mais qui ont la valeur cependant d'un signe révélateur. Il faut, dans ces circonstances, songer à examiner les urines. Ces accidents sont en général sous la dépendance des lésions vasculaires ou de l'hypertrophie du cœur ou bien sont l'expression de l'insuffisance du rein.

Les *vomissements* ne sont pas rares, ils surviennent plus ou moins répétés, presque incoercibles et sans qu'ils puissent s'expliquer par l'état du tube digestif.

Les malades ont de l'insomnie, des rêves pénibles, des vertiges, parfois un prurit insupportable.

Le caractère s'altère, devient mélancolique ou irritable. Dieulafoy a appelé l'attention sur les *troubles auditifs* qui ne seraient pas moins fréquents que les troubles de la vue. Ils consistent en sifflements, bourdonnements d'oreilles, diminution de l'acuité de l'ouïe. Les malades présentent souvent le phénomène du doigt mort « sensation analogue à celle qu'on éprouve quand on a plongé les doigts dans la neige ». Dieulafoy a encore décrit sous le nom de *cryesthésie brightique* une impressionnabilité particulière au froid qui se traduit par une sensation anormale comparable à des courants d'eau glacée, les malades ont froid à la peau et cela aussi bien en été qu'en hiver.

On interrogera les malades pour savoir s'ils ont des crampes des mollets pendant la nuit. La dyspnée, les palpitations très pénibles, les troubles de la vue, plus rarement l'impuissance génésique obligeront le patient à consulter le médecin. Les migraines, les névralgies rebelles comptent encore parmi les symptômes de la néphrite interstitielle. Enfin les malades peuvent être tourmentés par des envies d'uriner (*pollakiurie*) sans qu'ils soient atteints de *polyurie*. D'après Dieulafoy, la première précède la seconde et compte parmi les symptômes précoces.

Les *hémorrhagies* préparées par les lésions vasculaires et par l'énergie de l'impulsion cardiaque sont des plus fréquentes dans le cours de la néphrite interstitielle. L'urine doit être examinée à ce point de vue chez tout sujet qui manifeste quelque propension aux hémorrhagies par diverses voies. Celles-ci peuvent d'ailleurs être les premières manifestations apparentes de la lésion rénale, ainsi qu'on va le voir. Voici d'abord l'apoplexie cérébrale qui peut éclater sans prodromes, sans avertissement chez un sujet dont on ne soupçonnait pas l'état des reins. Bartels en cite un exemple probant : l'autopsie démontra à côté de l'épanchement sanguin dans un hémisphère, l'existence d'une hypertrophie du cœur et d'une néphrite interstitielle atrophique. Ajoutons que l'hémorrhagie cérébrale est un accident mortel assez fréquemment observé chez les ma-

lades atteints d'atrophie des reins. Les altérations athéro-
mateuses des artères expliquent ici la fréquence de l'apoplexie cérébrale.

Des hémorrhagies peuvent se faire par la muqueuse du
nez, de la bouche, de l'estomac, de l'intestin, des bronches ;
elles peuvent se faire dans l'épaisseur de la peau sous
forme de pétéchies, enfin par l'appareil génito-urinaire,
quoique plus rarement.

L'hémorrhagie pulmonaire ou bronchique est rare ; elle
serait liée d'après Dekher à l'œdème pulmonaire et au catarrhe bronchique. Elle peut cependant être beaucoup plus
précoce. Un certain nombre d'hémoptysies à répétition,
survenant sans cause appréciable, chez des sujets de constitution robuste ne présentant pas de lésions de l'appareil
cardio-pulmonaire, relève de l'artério-sclérose. Ces malades sont atteints au bout d'un certain temps d'une artério-sclérose qui se généralise peu à peu, tandis que quelques-
uns d'entre eux sont atteints après un temps variable de
néphrite interstitielle. Duclos (de Tours) qui a étudié les
cas de cette catégorie, cite deux observations dans lesquelles l'artério-sclérose avant de frapper le rein, envahit
d'abord les capillaires pulmonaires et provoqua, à chaque
poussée, des hémoptysies, accident précurseur de la néphrite interstitielle qui amena la mort des malades.

L'épistaxis constitue un signe précoce ; elle se distingue
par sa ténacité et sa facile apparition sous l'influence des
moindres causes. Lorsqu'elle se montre avec fréquence et
abondance chez des adultes et des vieillards, on doit d'après
Lécorché, soupçonner fortement la néphrite interstitielle.

On a signalé encore les hémorrhagies rétiniennes, plus
rarement les hémorrhagies de la caisse du tympan. Wagner
a observé l'hématome de la dure-mère cérébrale.

Tels sont les symptômes qui peuvent attirer l'attention
sur l'existence de la néphrite interstitielle. C'est surtout
leur groupement plus que leur existence isolée qui offre
une certaine valeur. Si un individu se plaint de vomissements, de troubles de la vue, de migraines, s'il accuse des

épistaxis, de la dyspnée, on aura beaucoup de chance de trouver la raison de tous ces troubles dans une albuminurie demeurée jusque là latente. Il restera à compléter l'examen clinique, à rechercher l'état du cœur et des gros vaisseaux. L'hypertrophie cardiaque accompagnée de certains signes que nous étudierons plus loin achèvera de révéler la nature du mal.

On pourrait établir plusieurs formes cliniques basées sur la prédominance de tel ou tel ensemble de symptômes. Mais une division de ce genre serait des plus illusoires, car si, à un moment donné, tel malade accuse, par exemple, des troubles dypsnéiques pendant un certain temps, il arrive toujours un moment où d'autres accidents prennent leur place. Souvent ce sont les troubles gastro-intestinaux qui dominent; la diarrhée, les vomissements, en s'opposant à l'alimentation conduisent le malade à la cachexie. Presque toujours les accidents dyspnéiques, les accès de faux asthme, les vomissements ne sont que l'expression d'un état urémique qui ne tardera guère à se manifester par les convulsions. L'éclampsie urémique même peut éclater à l'improviste au milieu d'une santé apparemment bonne. A peine un peu de céphalalgie, quelques mouvements spasmodiques dans les muscles du visage ou des lèvres sont les seuls signes précurseurs de l'orage qui va éclater brusquement, des convulsions urémiques qui vont se répéter coup sur coup et plonger le malade dans la prostration et le coma final. Un signe qui ne trompe jamais et qu'il faut toujours rechercher chez un albuminurique est la diminution brusque et rapide de la quantité des urines.

Ailleurs c'est le coma qui ouvre la série des accidents menaçants bientôt suivis par les convulsions urémiques.

Les *complications* graves qui se rattachent aux hydropisies ou aux inflammations viscérales sont beaucoup plus rares que dans la néphrite parenchymateuse; on peut cependant observer la péricardite, la pneumonie, l'endocardite, la pleurésie, la bronchite.

A supposer que le malade ait pu heureusement traverser

les nombreux accidents qui menacent constamment son existence, l'évolution naturelle de la maladie lui crée encore un autre péril. Le cœur, d'abord hypertrophié, se fatigue sous l'influence d'un surmenage continuel, la dégénérescence graisseuse l'atteint, il se laisse dilater, la compensation ne se fait plus, et le tableau clinique est celui d'une affection cardiaque arrivée à la période d'asystolie. Le malade meurt comme un cardiaque.

Il faut avouer cependant que ce n'est pas là une combinaison très fréquente. Avant que le cœur abandonne la lutte, le rein a généralement atteint un tel degré d'atrophie que la diurèse baisse aussitôt et que l'urémie est proche. Il est donc probable que, dans les cas de cette catégorie, l'asystolie précoce est favorisée par quelque lésion concomitante du cœur ou par quelque condition qui contribue à affaiblir le cœur.

Voilà donc, en quelques mots, comment se présentent, au point de vue clinique, les malades atteints de néphrite interstitielle.

Il nous reste à examiner plus en détail quelques-uns des phénomènes pathologiques ou des syndromes qui marquent l'évolution de la néphrite interstitielle,

Hypertrophie du cœur. — L'hypertrophie du cœur sans lésion valvulaire accompagne invariablement la néphrite interstitielle à une certaine période. L'existence de cette lésion en même temps que l'albuminurie a donc une grande valeur diagnostique. Sa constance est telle que Bartels et Grainger Stewart sont d'accord pour considérer l'hypertrophie comme ne faisant jamais défaut.

L'hypertrophie du cœur se traduit par un accroissement d'étendue de la matité précordiale, par l'énergie du choc de la pointe du cœur qui ébranle la paroi thoracique.

L'auscultation révèle un rythme particulier des bruits du cœur connu depuis les études du professeur Potain sous le nom de bruit de galop. Comme l'indique son nom, ce bruit rappelle celui que produit le galop lointain d'un cheval. Son maximum est entre le bord gauche du sternum, le second espace intercostal gauche et le mamelon. Ce bruit anormal fait son apparition surtout au stade préalbuminurique alors que la tension artérielle est très élevée. Lorsqu'il disparaît, c'est pour faire place à des battements irréguliers et à des bruits de souffle qui traduisent l'affaiblissement du cœur et l'imminence de l'asystolie. On a diversement interprété ce bruit de galop. Pibram l'a attribué à un dédoublement du premier bruit; le synchronisme des contractions ventriculaires serait détruit par suite de l'augmentation de la pression dans le système aortique, mais comme l'a fait observer Pitres, si l'explication était exacte, le deuxième bruit devrait être également dédoublé, ce qui n'est pas dans l'immense majorité des cas. Leyden, Fraentzel, Despine, Leyden admettent également, avec des variantes, un défaut de synchronisme dans la contraction des deux ventricules.

Johnson s'est rapproché de l'explication donnée par le professeur Potain en admettant que le bruit du galop est dû à la systole bruyante de l'oreillette. Pour le professeur Potain, il s'agit, en effet, d'un bruit présystolique surajouté. Ces deux derniers bruits ne sont autres que les bruits normaux du cœur; le premier précède le choc de la pointe et coïncide avec un léger soulèvement du ventricule précédant la systole et avec la contraction des oreillettes, le soulèvement de la veine jugulaire et les battements hépatiques. La brusque tension de la paroi ventriculaire sous l'influence de l'entrée de l'ondée sanguine serait la cause du bruit de galop. Pour le démontrer, le professeur Potain s'appuie sur les points suivants :

1º Le bruit de galop est toujours diastolique ;

2º Le choc coïncide toujours avec la pénétration de l'ondée sanguine ;

3º Il peut se produire indépendamment de la systole de l'oreillette dont il ne dépend pas ;

4º Il paraît survenir au moment de la diastole ventriculaire et il est d'autant plus accentué que cette paroi est plus rigide, condition qui augmente l'intensité du choc.

Ce défaut d'extensibilité peut se montrer dans deux conditions opposées : d'abord dans la sclérose du myocarde comme on peut l'observer dans la néphrite interstitielle; puis dans l'épuisement de la tonicité musculaire, comme dans la fièvre typhoïde, et dans les affections abdominales. Le bruit de galop « peut se produire dans tous les cas où la résistance élastique du ventricule l'emporte sur la tonicité musculaire, soit que la première augmente, soit que la seconde diminue et devienne insuffisante ». Le bruit de galop n'est d'ailleurs pas particulier à la néphrite interstitielle et on peut l'observer dans la fièvre typhoïde, le typhus, la pneumonie, le rhumatisme, la scarlatine, certaines cachexies, la dilatation du cœur, d'origine gastrique, hépatique ou intestinale. Néanmoins sa valeur séméiologique dans la néphrite interstitielle n'en serait pas diminuée par suite de la constance avec laquelle on l'observe au cours de cette affection. Ajoutons que Potain a proposé de donner à ce phénomène le nom de bruit de tension diastolique en raison de son origine.

L'hypertrophie cardiaque dans l'atrophie granuleuse des reins se traduit par des phénomènes subjectifs très variés et très pénibles. Les malades souffrent de violentes palpitations, plus rarement d'accès d'asthme cardiaque ou même d'accès d'angine de poitrine. Peu à peu la dyspnée s'accroît d'avantage, soit qu'elle traduise l'affaiblissement du cœur, soit qu'elle relève de la congestion passive et de l'œdème du poumon. A la fin de la maladie, la dyspnée est continue et offre les mêmes caractères que dans la période asystolique des affections du cœur.

Le pouls est plein, dur, vibrant, traduisant par ces caractères l'hypertrophie du cœur, et donne au doigt une sensation si spéciale, qu'au dire de Traube, on pourrait diagnostiquer la néphrite d'après l'examen seul du pouls.

Comment expliquer la relation si constante de l'hypertrophie du cœur avec la néphrite interstitielle ?

La plupart des auteurs ont vu une relation directe entre l'hypertrophie et la lésion rénale. La résistance au cours du sang créée par la diminution du champ artériel périphérique élèverait la tension et déterminerait une hypertrophie d'origine mécanique. Pour d'autres auteurs, comme Gordon, Johnson, il y aurait bien augmentation de la pression intra-vasculaire, mais celle-ci se produirait par un autre mécanisme. La dyscrasie amenée par la dépuration rénale insuffisante agirait soit sur les extrémités terminales des petites artères, soit sur les centres nerveux vaso-moteurs, ou bien encore, comme l'admet Lépine, elle déterminerait les lésions de l'endartérite, d'où l'hypertrophie cardiaque consécutive.

Une autre théorie fait dépendre les deux lésions d'une seule et même cause. La cause résiderait dans la sclérose qui atteint les vaisseaux périphériques. Cette artério-sclérose se traduirait dans les reins par l'atrophie granuleuse. Le cœur s'hypertrophierait ici comme dans l'athérome à la suite de la perte d'élasticité des vaisseaux. Debove et Letulle vont plus loin et admettent que, pour le cœur, il ne s'agit pas d'une véritable hypertrophie mais d'une hyperplasie conjonctive qui augmente sans profit le volume du cœur. Cependant on ne peut nier qu'il existe réellement, à un moment donné, une hypertrophie du cœur se traduisant par l'augmentation d'énergie des battements et par une tension sanguine plus élevée. Toutefois les auteurs cités admettent bien l'hypertrophie, mais elle serait déterminée par la lésion conjonctive du cœur créant elle-même un obstacle à la contraction cardiaque.

Les observations plus récentes d'Ewald, les expériences de Grawitz et Israel, de Strauss tendent enfin à montrer que l'hypertrophie est bien plutôt en rapport avec l'atrophie des reins qu'avec l'artério-sclérose qui n'est pas constante.

Troubles des organes des sens. — La vue est très fréquemment intéressée dans la néphrite interstitielle. L'amblyopie est un symptôme précoce, préalbuminurique ; il arrive parfois qu'on constate toutes les lésions de la rétinite albuminurique avant même l'apparition de l'albumine dans les urines. Rappelons succinctement les caractères de cette rétinite : la pupille est tuméfiée, rouge grisâtre, opaque ; les veines sont distendues, variqueuses. La rétine est parsemée de foyers hémorrhagiques, arrondis, à contours irréguliers et de taches blanchâtres. La tache jaune est traversée par des raies blanchâtres à la périphérie.

Toutes ces lésions s'exagèrent et s'aggravent avec les progrès de la maladie.

Dans quelques cas l'amblyopie se développe sans aucune lésion apparente du fond de l'œil. Cette amblyopie annonce l'imminence des accidents cérébraux urémiques ; elle est elle-même un symptôme urémique.

La diminution de l'acuité auditive, la surdité ont été notées dans le cours de la néphrite interstitielle. Leur production rapide ou subite est une menace d'urémie.

Urines. — Le phénomène le plus constant constaté du côté des urines est leur augmentation, c'est-à-dire la polyurie. Presque toujours la quantité des urines dépasse deux litres, mais elle peut être bien supérieure, et atteindre 10 à 15 litres. La polyurie est un symptôme précoce qui peut survenir avant l'apparition de l'albuminurie. Lorsque la force du cœur baisse, la polyurie diminue, en même temps l'albuminurie devient plus considérable.

L'albuminurie peut faire défaut, n'être que temporaire ou être persistante. L'absence d'albuminurie est le fait des néphrites latentes, mais cette absence n'est jamais de longue durée, et si l'on examine fréquemment les urines dans diverses conditions, si l'on soumet le patient à une alimentation richement azotée, on constate la présence de l'albumine dans les urines. L'albuminurie peut disparaître au repos et ne pas se montrer dans les urines du matin ; mais la marche prolongée, un exercice fatigant la font aussitôt reparaître.

La quantité d'albumine est toujours très faible ; elle peut exister à l'état de traces, souvent elle ne dépasse guère de 1 à 4 grammes pour 1000. Le maximum peut atteindre 10 et 15 grammes. Enfin, on constatera toujours une proportion beaucoup plus faible dans les urines émises le matin après le repos de la nuit.

Quelle est la valeur diagnostique de l'albuminurie en
l'absence de tout autre symptôme? Ce serait ici le lieu de
discuter l'existence de l'albuminurie dite physiologique.

Les auteurs sur ce point se sont séparés en deux camps.
Les uns avec Bartels, Lécorché et Talamon admettent sans
restriction que la présence de l'albumine dans l'urine est
un phénomène pathologique dans tous les cas. Elle peut
indiquer l'existence de lésions très légères du glomérule,
et disparaître complètement sans entraîner aucune conséquence sur la santé. D'autres auteurs, au contraire, au
nombre desquels on peut citer Senator, Johnson, Saundby,
ont regardé l'albuminurie transitoire, intermittente et légère
comme absolument physiologique et ne relevant d'aucune
lésion rénale. En fait, il existe des albuminuries très légères
avec une quantité d'albumine ne dépassant pas 0 gr. 50 ou
0 gr. 75 qui sont compatibles avec une santé en apparence
parfaite et qui peuvent disparaître complètement à un moment donné, tandis que d'autres persistent indéfiniment.

Existe-t-il un caractère qui permette de différencier ces
albuminuries de celles qui relèvent d'une néphrite avérée
et aboutissent en fin de compte au mal de Bright? Nous ne
le savons pas et nous ignorons les éléments d'appréciation
sur lesquels on pourrait se fonder pour poser un pareil diagnostic. La faible quantité d'albumine n'est pas un élément
suffisant puisqu'il existe des néphrites chroniques avancées
dans lesquelles l'albumine ne dépasse pas 25 centigrammes
par litre. D'après ce que nous avons vu plus haut, on ne
peut pas non plus s'en rapporter à l'intermittence, à la
disparition sous l'influence du repos, car ces mêmes conditions de variation se retrouvent dans la néphrite interstitielle dont on en a même fait des signes particuliers.

Quant aux autres caractères de l'urine qui a conservé sa
composition normale, on ne peut conclure à l'absence de
lésions, et la persistance des caractères normaux montre
seulement que le filtre rénal est peu intéressé et est resté
perméable.

Il ne reste plus que des signes de probabilité, et c'est

sur ces signes que **M. B. Davis** a tracé comme règle de conduite les conclusions suivantes reproduites par Lécorché et Talamon, au point de vue des rapports de l'albuminurie avec l'assurance sur la vie :

1° Le candidat doit avoir moins de 40 ans, être en bonne santé et ne présenter aucun antécédent de goutte, de rhumatisme, de syphilis, de saturnisme, de néphrite, d'intempérance, de dyspepsie chronique, d'hydropisie ;

2° On ne doit constater ni hypertrophie cardiaque, ni augmentation de la tension artérielle, ni accentuation du bruit aortique, ni palpitation ou dyspnée, ni altération de la rétine ;

3° La couleur, la densité, la quantité des urines de vingt-quatre heures seront normales. La densité moyenne sera de 1020 ; elle pourrait varier de 1015 à 1030 ;

4° Le précipité d'albumine ne doit pas excéder le huitième de l'urine ;

5° L'urine doit être indemne d'albumine pendant une période de vingt-quatre heures ;

6° L'urine ne doit pas contenir de cylindres ; toutefois, si la densité et la quantité sont normales, la présence de quelques cylindres hyalins n'a pas grande importance.

Nous avons cité ces conclusions parce qu'elles permettent de juger des conditions dans lesquelles on peut admettre une albuminurie entièrement ou à peu près compatible avec une santé parfaite. Il est bon de dire que Davis n'admet le candidat aux bénéfices de l'assurance que pour un temps très limité.

De tout cela on peut conclure que l'albuminurie ne peut nous renseigner sur l'évolution ultérieure d'une lésion rénale, et que pour se former une opinion sur les causes d'une albuminurie, il faut observer pendant un temps plus ou moins long l'évolution de tous les symptômes.

L'urée est un des éléments de l'urine qui a été particulièrement étudié au point de vue de son élimination. L'urémie étant fréquente, sinon la règle à la fin d'une néphrite interstitielle, on pensait *a priori* trouver toujours

une diminution de ce principe au cours de cette affection·
Mais il n'en est rien. Le taux de l'urée est toujours à peu
près normal surtout dans les premières périodes de la néphrite interstitielle, alors que dans la néphrite parenchymateuse, l'urée est toujours très diminuée. Cependant il
ne paraît pas en être toujours ainsi.

C. S. Bond a constaté une diminution de l'urée en rapport avec l'affaiblissement de la santé générale. Cette diminution peut exister pendant longtemps avec une santé parfaite en apparence. Puis peu à peu apparaissent des troubles
généraux vagues, des vertiges, des nausées, de la dyspepsie, sans que cependant l'albuminurie apparaisse non plus
que les cylindres. Ce n'est que quelques mois ou même
quelques années plus tard que l'albumine apparaîtra dans
les urines. Aussi l'auteur regarde-t-il la diminution constante de l'urée des vingt-quatre heures comme le signe
d'une lésion rénale au début. Un médecin russe, Lifchitz a
de son côté fait les mêmes constatations sans avoir eu connaissance du travail du médecin américain. Les malades
atteints de néphrite n'éliminaient que de 20 à 22 grammes
d'urée en vingt-quatre heures, alors que les sujets témoins
rendaient de 27 à 36 grammes. L'abaissement constant du
taux de l'urée associé à certains symptômes généraux vagues, vertiges, nausées, faiblesse, dyspnée, non expliqués,
offre donc une certaine valeur diagnostique, en l'absence
même de l'albuminurie et des cylindres urinaires.

Quant à l'acide urique, il est toujours diminué; quelquefois il manque totalement.

Les chlorures, les phosphates diminuent surtout à un
stade avancé de l'évolution. D'après les expériences de
Fleischer, il paraît y avoir rétention des phosphates dans
la néphrite chronique, car si l'on donne ces sels à des individus bien portants, l'élimination est complète au bout
de vingt-quatre ou de quarante-huit heures, tandis que les
phosphates n'augmentent guère chez les néphritiques qui
ont absorbé ces sels.

L'urine ne renferme pas ou peu de dépôt. On peut

trouver des cristaux d'urate et d'oxalate, quelques cylindres hyalins, très rarement des cylindres granuleux : comme on a observé dans quelques cas, une décharge de cylindres urinaires après une attaque d'éclampsie, on a pu se demander si l'urémie ne peut pas être amenée par l'accumulation d'un grand nombre de cylindres dans les canalicules (Charcot).

Robin a signalé dans les urines de la néphrite interstitielle l'existence de l'urohématine et l'amas pigmentaire d'hématoïdine. L'insuffisance de la dépuration urinaire est démontrée par la diminution de la toxicité des urines, qui résulte des expériences de Bouchard et de Dieulafoy. Dans les cas où l'albuminurie fait défaut, des expériences sur des animaux pourraient servir à étayer le diagnostic.

Troubles dyspeptiques. — Les individus atteints de néphrite interstitielle se plaignent d'une soif vive, exagérée, qui les pousse à boire une grande quantité de liquide. Ce phénomène est aussi précoce que la polyurie. L'appétit est conservé au début et même pendant une assez longue période, puis surviennent l'anorexie, la diarrhée ; des vomissements qui se présentent avec une certaine persistance sont déjà une manifestation de l'urémie. Dans ces cas les vomissements offrent presque toujours une réaction alcaline. La présence de l'urée a été constatée, mais elle est loin d'être constante. La diarrhée est un phénomène qui survient à peu près constamment à une certaine période de la maladie. Elle paraît avoir une relation d'une part avec l'excrétion de principes existants, et de l'autre avec des ulcérations qui se produisent à la surface de la muqueuse intestinale.

Troubles respiratoires. — Un caractère des localisations pulmonaire sur lequel Lasègue a attiré l'attention, est leur mobilité. Ces manifestations sont très variables en étendue, en intensité et disparaissent pour revenir facilement. En voici l'énumération.

L'œdème pulmonaire, qui peut être brusque, subit, accompagné d'une expectoration albumineuse abondante et qui disparaît de même très rapidement. Dans ces périodes avancées, l'œdème est plus durable et traduit la défaillance du cœur.

La bronchite, la broncho-pneumonie qui offrent une évolution spéciale par suite de l'intervention de causes modificatrices qui résident surtout dans l'état du cœur et l'urémie.

La plupart des néphritiques se plaignent de dyspnée. Celle-ci reconnaît pour cause soit une lésion de l'appareil cardio-pulmonaire, qui reste à déterminer par l'auscultation, soit une action sur les centres nerveux des produits de dénutrition retenus dans la circulation. Cette dernière forme, qui est la dyspnée urémique, est accompagnée souvent d'un rythme respiratoire spécial, le type de Cheyne-Stokes, qui consiste dans une succession d'inspirations rapides et bruyantes et d'intervalles d'apnée. La dyspnée urémique se présente souvent sous forme d'accès de pseudo-asthme nocturne, accompagnés d'une agitation extrême. Dans ces accès, l'examen de la poitrine est le plus souvent négatif.

La laryngite chronique, enfin, est une manifestation fréquente de la néphrite interstitielle.

Phénomènes névralgiques. — Les néphritiques souffrent très souvent de phénomènes douloureux assez variés. Les plus communs consistent dans l'hémicranie qui se présente par accès atteignant plusieurs jours de durée. Cette douleur d'hémicranie irradie parfois le long de la nuque et des nerfs du plexus brachial. Les douleurs font souvent place dans l'intervalle des accès à des fourmillements incommodes.

Les véritables névralgies sont plus rares ; elles affectent le plus souvent le plexus sciatique, mais peuvent siéger sur d'autres nerfs.

Affections cutanées. — Le prurigo est l'affection cutanée la plus commune et la plus désagréable qu'on observe chez les sujets atteints de néphrite interstitielle. Les démangeaisons peuvent troubler le sommeil pendant plusieurs mois.

Dans ces stades avancés, la peau se couvre d'une sueur visqueuse dont l'odeur urineuse est due à la présence du carbonate d'ammoniaque. Ce dernier provient de l'urée qui peut être secrétée en quantité considérable chez les individus parvenus à la dernière période de la néphrite interstitielle. Bartels cite deux faits de ce genre dans lesquels il vit la peau ou certaines régions cutanées se recouvrir d'une couche de cristaux composés d'urée.

La gangrène symétrique des extrémités a été observée par Roques dans la néphrite interstitielle.

URÉMIE

L'urémie est l'ensemble des accidents dus à la rétention dans l'organisme des produits normaux ou anormaux qui doivent s'éliminer par les urines.

Les phénomènes par lesquels elle se traduit, l'enchaînement avec lequel ces derniers apparaissent sont extrêmement variés. D'un autre côté, il n'est pas toujours facile de maintenir la distinction qu'on a voulu établir entre les phénomènes dits prodromiques et ceux qui dépendent de l'urémie confirmée. Beaucoup de ces accidents qu'on regarde comme les phénomènes de l'urémie n'en sont que des manifestations avérées précédant souvent les accidents graves. Néanmoins nous avons déjà distingué :

1º Les phénomènes dits prodromiques qui, lorsqu'ils existent, sont déjà des manifestations atténuées de l'intoxication;

2º L'urémie à marche aiguë avec ses différentes formes;

3º L'urémie à marche lente.

A côté de ces deux dernières, il y a place pour des formes intermédiaires qui se traduisent par des accidents respiratoires et gastro-intestinaux.

Phénomènes prodromiques. — Leur ensemble doit faire craindre des accidents graves. Tous ces symptômes n'ont pas toujours la même valeur :

1° Diminution et disparition des hydropisies. On a dit
que la résorption rapide des liquides épanchés en introduisant dans le sang une grande quantité d'urée et
d'autres principes pouvait déterminer l'encéphalopathie.
Or le fait est tout à fait exceptionnel.

2° La diminution des urines, l'abaissement de leur densité sont des signes qui ont une certaine valeur lorsqu'ils se
montrent avec persistance pendant quelque temps. Il peut
même survenir des accidents urémiques, sans que les urines
soient diminuées; mais la densité est généralement abaissée. Tous les éléments de l'urine sont diminués de quantité.

3° La céphalalgie est un symptôme urémique d'une assez
grande fréquence. Elle se présente sous la forme d'accès
d'hémicranie de longue durée avec exacerbations nocturnes
ou vespérales. En même temps existent des vertiges, des
éblouissements; le faciès du malade sous le coup de l'urémie prend un aspect caractéristique dans son immobilité.
Le regard est vague, les malades accusent de l'apathie
intellectuelle et de l'insomnie.

4° Troubles de la vision. — L'intoxication urémique se
traduit surtout par l'amblyopie et l'amaurose qui apparaissent parfois subitement et disparaissent de même. En
quelques minutes le malade est privé plus ou moins complètement de l'usage de ses yeux pendant un temps qui peut
varier de quelques minutes à plusieurs semaines. L'amblyopie annonce l'arrivée prochaine de l'urémie aiguë.

Des troubles divers de la vision ont encore été signa-
és, tels sont l'achromatopsie, l'hémiopie, la diplopie, l'hé-
méralopie, les mouches volantes. Le myosis a été signalé
par Bouchard comme annonçant l'éminence des attaques.

5° Troubles de l'ouïe. — Les bourdonnements continus
ou intermittents, la surdité complète ou incomplète avec
le même caractère d'intermittence ont été observés comme
expression clinique de l'urémie.

6° Hémorragies. — Les épistaxis occupent le premier
rang parmi les hémorrhagies symptômatiques de l'urémie; elles apparaissent dans la période prodromique de

l'urémie aiguë, parfois aussi dans la forme chronique.

7° La somnolence, l'embarras de la parole, des mouvements convulsifs ou des soubresauts dans les membres s'observent fréquemment comme phénomènes prodromiques.

Quant à la dyspnée et aux phénomènes gastro-intestinaux, vomissements et diarrhée, leur importance est telle qu'ils ont servi à édifier des formes.

8° Dieulafoy a insisté sur l'importance de pollakiurie, du doigt mort et des démangeaisons comme manifestations urémiques.

9° Les névralgies rebelles aux traitements ordinaires, surtout celles du trijumeau peuvent précéder de longtemps les phénomènes bruyants de l'urémie. Elles peuvent alterner avec d'autres manifestations.

10° Éruptions cutanées. — Thibierge, qui a étudié avec soin ces éruptions, a distingué l'urticaire, la roséole ou érythème papuleux. Le purpura, l'eczéma, l'acné, l'ecthyma feraient encore partie des manifestations de l'intoxication urémique.

Tous ces phénomènes qui peuvent faire défaut sont déjà l'indice de la dépuration insuffisante du sang. Mais leur peu de gravité en général et leur apparition à une date éloignée des manifestations fondamentales de l'urémie ont fait considérer ces symptômes plutôt comme précédant l'urémie et n'appartenant pas encore à l'urémie constituée.

Celle-ci se manifeste sous deux aspects, relativement à la marche des accidents : tantôt ceux-ci évoluent rapidement et menacent la vie à courte échéance, c'est l'urémie aiguë, tantôt les accidents affectent dans leur allure une extrême lenteur (urémie chronique); enfin il est des formes intermédiaires.

Urémie à marche rapide; urémie aiguë. — La prédominance des divers symptômes a fait admettre :

1° Une forme cérébrale ;
2° — — respiratoire ou dyspnéique ;
3° — — gastro-intestinale ;
4° — — articulaire.

I. Forme cérébrale. — Cette forme se traduit par des convulsions (forme convulsive); par du délire (forme délirante); du coma (forme comateuse); de la paralysie (forme paralytique). Toutes ces formes peuvent se présenter isolément ou diversement combinées.

1° *Forme convulsive*. — On savait que l'urémie convulsive peut être précédée de modifications importantes du pouls consistant dans le ralentissement et l'irrégularité. Debove, Gingeot, Comby et Martin Durr ont insisté sur la valeur séméiologique du pouls lent permanent. Cet état du pouls qui peut être associé à la dyspnée, aux vertiges, aux syncopes, coïncide dans certains cas avec une dépuration urinaire insuffisante. Le malade de Comby n'émettait que 250 à 500 grammes d'une urine renfermant 30 centigrammes d'albumine par litre, 4 à 5 grammes d'urée en vingt-quatre heures. Le régime lacté fait remonter la quantité des urines à 1000 ou 1500 grammes et tous les phénomènes pénibles, dyspnée, vertiges disparaissent; toutefois le pouls peut persister avec ces caractères de lenteur. Cependant les observations publiées par ces auteurs concernaient des malades qui ne paraissaient pas atteints de lésions rénales au moins très prononcées. L'insuffisance urinaire était bien plutôt un phénomène consécutif au pouls lent. Quelle que soit la cause du ralentissement des systoles, ce ralentissement entraîne une diminution de la tension sanguine, d'où l'abaissement de l'urine et de l'urée. Le pouls lent serait ainsi une cause d'urémie. Par contre, dans les cas où cette insuffisance rénale existe depuis longtemps par suite d'une atrophie avancée des reins, il nous semble logique de voir dans ce ralentissement du pouls une manifestation de l'urémie; peu importe que les agents toxiques fassent sentir leur action sur le bulbe ou sur le système nerveux du cœur ou le myocarde lui-même.

Les convulsions de l'urémie se présentent dans des formes très variées et à tous les degrés d'intensité et de localisation depuis les simples soubresauts dans certains groupes musculaires du bras et de la face notamment, jusqu'aux convulsions généralisées. L'urémie convulsive peut simuler l'attaque d'épilepsie, d'éclampsie, le tétanos, la tétanie, l'épilepsie jaksonienne, la contracture et les convulsions des hémiplégiques.

Le *type épileptique* se distingue de l'épilepsie véritable par plusieurs caractères notamment par l'absence d'*aura*, l'absence du cri initial, l'inconstance ou la rareté de la pronation forcée du pouce et de la morsure de la langue, l'absence de perte de connaissance au début de l'attaque, la prédominance des convulsions d'un côté du corps; la limitation des convulsions à un seul côté du corps est en effet d'observation assez fréquente dans l'urémie convulsive.

Le *type tétanique* est moins fréquent; le trismus, l'incurvation du tronc, la rétraction d'un membre, certaines contractures qui s'observent ou non avec des attaques convulsives peuvent simuler le tétanos, la tétanie, les convulsions et les contractures des hémiplégiques. On se guidera sur les antécédents, l'examen minutieux des symptômes, l'analyse des urines, la marche de la température.

La forme convulsive se trouve de préférence dans l'urémie puerpérale, dans l'urémie de la néphrite *a frigore* et de la néphrite de la scarlatine.

Les attaques sont courtes, de quelques minutes de durée et sont suivies d'un état de somnolence, quelquefois du coma lorsque les accès sont rapprochés.

Au point de vue de la gravité, on se rappellera que le type tétanique entraîne plus souvent la mort que le type épileptique. Les malades succombent dans le coma qui suit les accès.

3º *Forme délirante.* — L'urémie peut prendre la forme du délire. Mais ce dernier symptôme est toujours associé à d'autres manifestations et même aux autres formes comateuse et convulsive. Ce délire, qui peut être doux, tranquille, est parfois très violent et s'élève jusqu'à la manie la plus aiguë. La *folie brightique* a été décrite par Dieulafoy.

3º *Forme comateuse.* — Le coma urémique se présente de

différentes manières. Il peut être brusque et c'est tout à coup que le malade tombe frappé sans connaissance. La pupille est en dilatation moyenne, mais reste paresseuse à la lumière, quelquefois il y a du myosis. Puis, souvent le coma survient progressivement. Le coma peut persister sans rémission jusqu'à la mort. Mais souvent il y a des alternatives d'amélioration et d'aggravation et ce n'est qu'au bout de trois ou quatre jours que la mort arrive. Le pronostic de ces accidents, d'une façon générale, est grave, surtout s'il se prolonge même avec des périodes de rémission. Le pronostic est favorable si l'accès ne dure qu'un quart d'heure ou plusieurs heures. En général le coma est associé à d'autres accidents, notamment aux phénomènes convulsifs auxquels il succède. Dans ce dernier cas, ce pronostic est beaucoup plus grave.

Le coma urémique pourra être confondu avec l'ivresse alcoolique, l'intoxication opiacée, l'apoplexie cérébrale, le coma diabétique. On tiendra compte des phénomènes concomitants propres à chacun de ces états.

4° *Forme paralytique.* — La forme paralytique de l'urémie est de connaissance relativement récente. Elle est fréquente surtout chez les vieillards, c'est presque dire qu'elle suppose une atrophie assez avancée des reins. Elle débute habituellement comme une apoplexie qui, lorsque celle-ci n'entraîne pas la mort, laisse ensuite une hémiplégie flasque, complète ou partielle avec hémianesthésie et quelquefois avec contractures. Des autopsies faites dans ces conditions ne font constater ni hémorrhagie ni ramollissement.

L'hémiplégie peut persister jusqu'à la mort ou bien s'éteindre complètement pour reparaître ensuite.

On conçoit que le diagnostic de cette forme paralytique due, d'après des expériences de Raymond et Arthaud, à un œdème cérébral soit des plus difficiles, d'autant plus que les signes précurseurs ou les symptômes anémiques font habituellement défaut. Chantemesse et Tenneson ont indiqué les principaux éléments de diagnostic avec l'hémorrhagie cérébrale qui donne une hémiplégie plus complète avec abaissement de la température au début, en second lieu avec le ramollissement. En somme le diagnostic est surtout difficile chez les vieillards. On recherchera comme pouvant faire songer à des accidents urémiques le myosis, l'albuminurie, la faible quantité des urines.

Urémie chronique. — Elle se distingue par la marche très lente de la plupart des accidents déjà énumérés. On a distingué les formes suivantes :

1° La forme cérébrale qui comprend deux variétés, la forme céphalalgique et la forme délirante (folie brightique).

2° La forme pulmonaire.

3° La forme gastro-intestinale.

La marche de l'urémie est rapide et aiguë ou lente et chronique.

L'évolution de l'urémie aiguë est d'autant plus rapide que les lésions rénales ont évolué elles-mêmes plus rapidement. L'urémie puerpérale tue en quelques heures; l'urémie scarlatineuse est d'une durée un peu plus longue. Mais, dans les cas ordinaires, l'urémie se traduit par des manifestations très variées qui alternent entre elles et dont la marche n'est pas continue mais interrompue par des rémissions plus ou moins longues.

Le coma, l'apoplexie, les formes convulsives constituent les formes les plus rapidement dangereuses de l'urémie. Lorsque le malade doit guérir, la disparition des accidents est lente et progressive, les urines sont rendues en plus grande quantité. L'apathie intellectuelle, la céphalalgie sont lentes, à disparaître.

Les formes lentes de l'urémie ne présentent pas un danger immédiat par elles-mêmes; mais elles entraînent assez rapidement le marasme et le malade peut mourir épuisé dans une syncope ou bien succomber à une complication intercurrente, pneumonie, érysipèle, hémorrhagie cérébrale, quelquefois à une affection organique, par exemple aux conséquences d'une perforation intestinale.

II. Forme dyspnéique ou respiratoire. — La forme respiratoire ou dyspnéique se présente sous plusieurs aspects et appartient de **ce chef aussi bien** à l'urémie aiguë qu'à l'urémie **lente.**

Elle peut survenir sous forme d'accès simulant en tout l'asthme vulgaire, sous forme d'asthme laryngé avec respiration sifflante et comme si un obstacle siégeait dans le larynx.

Mais ces phénomènes respiratoires ne sont pas toujours paroxystiques. La dyspnée peut être continue et se montrer sans que l'auscultation permette de l'expliquer par quelque lésion sérieuse des poumons. Dans d'autres cas au contraire la dyspnée s'explique suffisamment par l'œdème pulmonaire, par la broncho-pneumonie, la bronchite. Lorsque la dyspnée est vraiment urémique, elle devient progressive, l'air respiré renferme du carbonate d'ammoniaque, ce que l'on met en évidence en tenant au devant de la bouche du malade une baguette de verre trempée dans l'acide chlorhydrique : la formation de vapeurs blanches indique la présence de l'ammoniaque. La dyspnée a souvent une marche rapide et les malades meurent de syncope ou d'asphyxie dans un accès de dyspnée.

Enfin la respiration des brightiques sous le coup d'accidents urémiques s'effectue avec un type particulier, dit type de Cheyne-Stokes, dont Cuffer a fait une étude spéciale.

III. Forme gastro-intestinale. — La forme gastro-intestinale de l'urémie se rencontre de même aussi bien à l'état **aigu** qu'à l'état chronique. Les troubles gastro-intestinaux peuvent dominer la situation, ce qui est fréquent dans la néphrite interstitielle. Les malades ont de l'inappétence, la langue est chargée, puis apparaît un symptôme urémique de premier ordre : le vomissement.

D'abord alimentaire, le vomissement devient liquide, muqueux, puis bilieux, enfin séreux. Il se produit en général sans effort, par une sorte de régurgitation. Les matières rendues sont alcalines et on y retrouve de l'urée et du carbonate d'ammoniaque. Parfois les vomissements témoignent d'une véritable gastrorrhée. Enfin ils sont fréquemment accompagnés de hoquets.

La diarrhée n'est pas moins fréquente ; les selles sont

muqueuses, dysentériformes, sanguinolentes, parfois absolument séreuses. La diarrhée est souvent associée à des lésions intestinales.

La stomatite, la pharyngite ont été signalées comme accidents urémiques. Un mucus grisâtre épais, demi-transparent et visqueux tapisse la muqueuse bucco-pharyngée. Les troubles gastro-intestinaux de l'urémie, au moins dans leur début, ne présentent rien de caractéristique, sinon leur persistance ; leur diagnostic alors n'est pas évident et, pour être établi, il exige l'examen systématique des urines dans tous les cas de dyspepsie persistante.

IV. FORME ARTICULAIRE. — La forme articulaire est rare. Elle est d'ailleurs presque toujours associée à d'autres manifestations urémiques. Les malades plongés dans le coma ou en proie à des attaques convulsives ressentent des douleurs très vives dans les jointures, douleurs exagérées à la pression. (Jaccoud.)

L'écueil consiste à prendre pour un rhumatisme cérébral des douleurs articulaires associées aux convulsions ou à d'autres accidents cérébraux. On se guidera sur la marche des accidents, sur l'examen des urines, enfin sur l'élévation considérable de la température dans le rhumatisme.

Le *pronostic* de l'urémie dépend de la nature d'un certain nombre d'éléments et d'abord de la forme de la complication.

Les formes cérébrales et la forme comateuse en particulier sont parmi les plus graves. Un coma devient dangereux par sa persistance. L'urémie aiguë offre beaucoup plus de gravité que les formes chroniques.

L'attaque éclamptique ne présente pas toujours un pronostic fatal et il arrive parfois qu'elle marque une nouvelle évolution favorable de la maladie.

La forme dyspnéique de l'urémie aiguë est extrêmement grave et peut tuer d'une façon foudroyante au milieu d'un accès.

Toutes les manifestations de l'urémie peuvent guérir d'une façon générale ou plutôt disparaître pendant un certain temps.

La gravité de l'urémie est subordonnée au degré de curabilité de la maladie rénale. S'il s'agit d'une néphrite aiguë survenant chez un enfant à la suite de la scarlatine par exemple, ou chez une femme à la suite d'une grossesse, l'urémie, malgré sa gravité immédiate, offre cependant un pronostic relativement favorable parce que les lésions rénales sont susceptibles d'une réparation assez rapide, et que la perméabilité de ces glandes peut être facilement rétablie. Si, au contraire, comme cela arrive chez les individus d'un certain âge, l'urémie survient par l'évolution naturelle de la maladie et comme expression de l'atrophie rénale, le pronostic est d'une extrême gravité, et si, momentanément et pendant un certain temps il est possible de dissiper les accidents menaçants, il arrive toujours un moment où ces accidents reparaissent avec la même gravité et où il est impossible de rétablir, même par une stimulation temporaire, la perméabilité des reins. L'urémie est fatale et représente le terme ultime de cette longue série de phénomènes pathologiques qui ont leur aboutissant anatomique dans l'atrophie rénale complète. A cette période, la répétition à courte échéance des manifestations urémiques donnera la mesure de la gravité de la situation.

Causes de l'urémie. — Si nous avons placé ici le court aperçu de l'urémie, c'est que ce syndrome fait habituellement partie du cortège des symptômes de la néphrite interstitielle. Il est cependant bon de rappeler que l'urémie a des causes assez nombreuses et variées qui peuvent être rangées en plusieurs catégories.

C'est d'abord l'obstacle à l'issue de l'urine au dehors par des tumeurs de diverses natures comprimant les voies d'excrétion sur leur trajet.

La grande cause de l'urémie réside dans les néphrites. En premier lieu on peut placer les néphrites aiguës infectieuses, celles de la scarlatine en particulier; les néphrites de la diphtérie, de la fièvre typhoïde, du choléra donnent plus rarement lieu à l'urémie.

Les néphrites chroniques semblent conduire à l'urémie

surtout lorsqu'il se produit une poussée aiguë qui supprime ou diminue rapidement la fonction de l'émonction rénale. En dehors de ces poussées aiguës, les néphrites chroniques où dominent les lésions scléreuses représentent une des causes fréquentes de l'urémie. Enfin, parmi les causes de l'urémie, on peut citer le rein amyloïde, le rein chirurgical, la dégénérescence kystique, les tumeurs.

Enfin la diminution de la tension vasculaire est une cause sur laquelle nous avons insisté depuis déjà longtemps.

La diminution des urines est le premier indice de cet abaissement de tension, qui se produit très souvent chez les brightiques toutes les fois que le cœur, hypertrophié et dilaté, se trouve forcé de renoncer à la lutte. La pression artérielle diminuant, la dépuration urinaire ne se fait que très incomplètement et l'urémie est imminente. Il faut donc éviter tous les traitements qui peuvent diminuer directement ou indirectement la tension intra-vasculaire tels que : les purgatifs, les bains de vapeur, le jaborandi et son alcaloïde.

Certaines sécrétions normales ou anormales peuvent suppléer jusqu'à un certain point à la fonction rénale. On peut citer dans cet ordre de faits l'influence néfaste qu'a pu avoir dans quelques cas la suppression des sueurs, de la diarrhée, des vomissements et même de certaines éruptions cutanées telles que l'eczéma.

Pathogénie des accidents urémiques. — Nous insisterons peu sur les interprétations qu'on a données sur la pathogénie de l'urémie. Le mécanisme de ce syndrome ne paraît pas d'ailleurs être toujours le même ; nous signalerons ces diverses théories.

Voici d'abord la théorie de l'œdème cérébral de Traube, qui a cherché à s'appuyer sur l'anatomie pathologique et sur l'expérimentation. De cette dernière, on ne peut rien conclure. Quant à la première, si elle nous montre dans quelques cas qu'il existe bien réellement un œdème cérébral, chez les malades qui ont succombé à l'urémie, elle ne nous dit rien sur l'enchaînement des lésions et des symptômes et elle nous montre aussi que l'explication n'est pas applicable à tous les cas, puisqu'on a constaté parfois l'absence de cet œdème.

Pour Frérichs, l'urémie était due à la rétention de l'urée et à sa transformation en carbonate d'ammoniaque, et en fait il démontrait que l'air expiré des malades renferme ce dernier produit. L'expérimentation a montré que la théorie de Frérichs, renfermait une part de la vérité en disant qu'il y avait rétention de l'urée, bien que ce produit n'ait qu'une très faible toxicité. Mais la transformation de l'urée en carbonate d'ammoniaque ne peut être démontrée dans tous les cas et d'ailleurs ce sel détermine des accidents qui ne ressemblent que vaguement à ceux de l'urémie. L'urée introduite artificiellement dans le sang produit des vomissements, des convulsions, si l'on retarde son élimination en refusant de l'eau à l'animal en expérience.

Schottin se rapprochait un peu plus de la vérité lorsqu'il attribuait l'urémie à un défaut d'excrétion des matières extractives.

Pour Bouchard, l'urémie est un empoisonnement fort complexe, qui est causé par la rétention complète ou relative dans l'économie de tous les poisons introduits normalement ou fabriqués par l'organisme. L'origine de ces poisons se trouve d'abord dans l'alimentation qui peut introduire des éléments toxiques tels que : la potasse, des substances organiques pouvant fermenter dans l'intestin.

La bile, par ses sels et surtout sa matière colorante, représente un corps très toxique qui peut contribuer aux phénomènes d'intoxication urémique, lorsqu'elle n'est pas éliminée. Celle-ci a encore pour cause la désassimilation qui est la source de déchets organiques et de sels toxiques circulant dans le sang. Enfin l'urémie a encore une de ses origines dans les putréfactions intestinales qui aboutissent à la formation d'un très grand nombre de produits toxiques.

Marche, durée, terminaison de la néphrite interstitielle.

Il est très difficile d'assigner une durée précise à cette maladie parce que son début est presque toujours ignoré. Lorsqu'un symptôme porte le médecin à découvrir l'albuminurie, celle-ci remonte déjà à une époque reculée et inconnue.

Par sa marche naturelle la néphrite interstitielle aboutit à l'atrophie rénale c'est-à-dire à la perte absolue de ses fonctions. Si le patient ne succombe pas à l'un des nombreux accidents graves qui signalent l'évolution de la maladie, le terme naturel est l'urémie. Dans certaines catégories de cas, si les lésions rénales ne sont pas poussées à leurs dernières limites, ce n'est pas par l'urémie que le malade termine son existence, mais bien par l'asystolie, lorsque le cœur a été atteint de bonne heure de dégénérescence ou de myocardite interstitielle.

Pronostic.

D'après ce qui vient d'être dit, le pronostic est grave. Dans l'appréciation du pronostic, on tiendra compte du degré plus ou moins avancé des lésions rénales, et de l'état du cœur et des vaisseaux. A degré égal, les lésions rénales seront évidemment plus graves, si le cœur fléchit ou est atteint par la dégénérescence.

La nature des complications servira de même de guide pour le pronostic. Les accidents urémiques tiennent, sous ce rapport, le premier rang par leur gravité.

Diagnostic.

Le diagnostic de la néphrite interstitielle présente certaines difficultés : il s'agit bien entendu d'un diagnostic précoce. Un seul moyen peut nous mettre à l'abri des surprises, surtout dans la pratique de la ville, c'est l'examen systématique de toutes les urines. Il n'est pas en effet de symptômes si légers en apparence tels qu'une migraine, des vomissements, des vertiges, des palpitations, etc., qui ne puissent être l'expression, dans certains cas, d'une néphrite interstitielle. Si l'attention est attirée du côté d'un cœur hypertrophié, à claquement aortique exagéré, métallique, avec bruit présystolique, l'examen des urines s'impose. Cet examen ne doit pas porter seulement sur la recherche de l'albumine, mais encore sur la quantité des urines émises dans les vingt-quatre heures.

Mais ce qui rend le diagnostic de la néphrite particulièrement difficile c'est l'absence de l'albumine pendant une période plus ou moins longue. Dieulafoy a communiqué des observations dans lesquelles les malades ont succombé à des accidents urémiques sans avoir eu de l'albumine dans les urines ou après en avoir eu peu de temps avant la mort. Un seul examen ne suffit donc pas en cas de doute pour repousser l'hypothèse d'une néphrite interstitielle; cet examen doit être répété à plusieurs reprises et à de longs intervalles et doit surtout porter sur les urines du jour, sur celles qui sont émises après un repas riche en aliments azotés.

Formes insidieuses des néphrites chroniques.

Certaines formes de néphrite chronique aboutissant à l'atrophie des reins méritent bien d'être qualifiées d'insidieuses puisqu'elles peuvent ne se traduire par aucun symptôme et rester méconnues jusqu'à l'autopsie; et de fait Bartels, Lécorché et d'autres citent des cas où des malades sont morts sans qu'on soupçonnât la lésion rénale. La néphrite chronique interstitielle peut évoluer ainsi au milieu de l'apparence d'une excellente santé, ce qui n'empêche pas que les accidents d'anuropoïèse peuvent éclater brusquement à un moment donné. Ce qui caractérise ces formes insidieuses c'est qu'elles conduisent silencieusement aux accidents les plus graves. Il est donc très important de savoir reconnaître l'altération rénale pendant cette période de latence et alors que le processus morbide n'a pas encore envahi [profondément le rein. Lépine envisageant les néphrites chroniques à un point de vue clinique a distingué les signes en directs ou urinaires et indirects ou secondaires.

Les signes directs sont :

1° L'albuminurie dans certaines conditions ;

2° L'existence de certains cylindres et de globules rouges dans le dépôt urinaire, en l'absence de cystite ;

3° La lenteur relative de l'élimination de certaines substances injectées sous la peau ;

4° Le défaut de toxicité des urines.

1° *L'albuminurie* témoigne de l'existence d'une néphrite chronique lorsqu'elle est caractérisée par :

a Une grande proportion centésimale ;

b Une grande quantité d'urine (albuminurie et polyurie) ;

c Une quantité centésimale constante même très faible persistant pendant des mois consécutifs ;

d Une quantité centésimale augmentant parallèlement avec la polyurie.

Dans ces conditions, l'albuminurie devient un signe évident de la maladie de Bright. Mais elle peut se présenter avec des caractères beaucoup moins décisifs dans la période latente des néphrites et être prise alors pour une albuminurie dite physiologique. En effet, elle est transitoire et peut disparaître totalement pendant un laps de temps plus ou moins long. Quelquefois l'albumine existe en quantité infinitésimale et il faut employer les réactifs les plus délicats.

2° *Les cylindres urinaires* ont une valeur diagnostique variable. Les cylindres hyalins et les cylindres granuleux sont les plus importants à reconnaître. Les cylindres hyalins constitués par un exsudat albumineux ont, en somme, la même valeur séméiologique que l'albuminurie.

Les cylindres granuleux indiquent que le revêtement épithélial des canalicules se désagrège et se détruit ; lorsqu'ils sont volumineux, ils proviennent des grands canalicules et indiquent l'existence d'une néphrite parenchymateuse. Ces cylindres sont très rares dans la néphrite

latente. Quant aux cylindres muqueux, épithéliaux, gra-
nulo-graisseux, ils n'ont pas de valeur diagnostique.

Dans les périodes latentes du mal de Bright, il peut survenir, quoique rarement, des poussées congestives du côté
des reins qui donnent lieu à des hématuries (Wagner).
Dans ces mêmes conditions, les malades peuvent, ainsi que
Lépine en a rapporté une observation, être atteints d'hé-
moglobinurie paroxystique.

3° *Lenteur de l'élimination de certaines substances injectées
sous la peau.* — Ce signe, d'une grande valeur, est difficile à
rechercher, surtout dans la pratique courante. Lorsqu'on injecte sous la peau un médicament, celui-ci s'élimine en
un temps donné, bien déterminé, toutes les fois que les reins
sont normaux. Si le rein est altéré, les conditions d'élimination ne sont plus les mêmes. Lépine a démontré ce qui suit :

L'élimination à la suite d'une injection de 0,02 d'iodure
de potassium dans le tissu cellulaire sous-cutané ne dure
que trente heures au maximum. La quantité de médicament éliminée est environ de 0,008.

L'iodure de potassium peut apparaître au bout de la
première heure dans les urines. Desprez a repris ses recherches chez les brightiques et a constaté que l'iodure
apparaît alors tardivement dans les urines. Tandis qu'à
l'état normal, on retrouve dans les urines au moins les
2/3 du sel injecté, on voit, dans l'état pathologique du
rein, cette élimination ramenée au 1/4, au 1/5, au 1/8.
L'élimination se trouve prolongée dans la néphrite.

4° *Défaut de toxicité des urines.* — La diminution de
toxicité des urines dans le mal de Bright est un signe intéressant au point de vue de la physiologie pathologique,
mais qui n'a pas encore reçu d'application en clinique.
Cette question de la toxicité des urines est d'ailleurs encore à l'étude, et le phénomène ne dépend pas seulement
de l'imperméabilité absolue ou relative du rein, ainsi que
le montre l'innocuité relative de l'anurie calculeuse.

D'un autre côté, l'albuminurie n'est pas invariablement
le signe d'une lésion rénale. Ce n'est que lorsque l'albu-

minurie atteint un certain chiffre qu'elle est la conséquence de lésions rénales. Même dans ces cas, elle n'indique pas toujours l'existence d'une affection grave des reins et peut persister pendant toute la vie à l'état de symptôme isolé. Cuffer a appelé l'attention sur cette albuminurie qui, tout en étant pathologique, offre cependant un caractère de bénignité très important à connaître au point de vue du pronostic et du traitement. Dans ces cas, le taux de l'albumine reste toujours fixe, quels que soient le traitement et le régime. On suppose que, dans ces cas, la lésion rénale, d'abord diffuse, se localise dans la suite, la néphrite devient ainsi partielle et ne présente plus de gravité, elle constitue seulement une sorte d'infirmité. C'est ainsi que Lecorché et Talamon ont interprété l'albuminurie dite physiologique qui ne serait que l'expression d'une lésion cantonnée à quelques glomérules, sorte de néphrite parcellaire.

En présence de symptômes avérés de néphrite, le diagnostic ne présente plus de difficulté. Il n'y a pas à insister sur ce point. Il est cependant des cas qui peuvent prêter à une confusion. On pourra se demander, ainsi lorsqu'on se trouve en présence de symptômes asystoliques avec oligurie et albuminurie, si c'est le cœur ou les reins qui ont commencé par être malades. La question sera jugée par l'analyse des symptômes, les commémoratifs de la sériation des accidents. Il en est encore de même lorsqu'on se trouve en présence d'un accident grave qui semble constituer en quelque sorte toute la maladie. Il faut savoir, par l'analyse, remonter à la véritable cause. On ne risquera pas ainsi de prendre une urémie cérébrale pour une simple attaque d'apoplexie. On pourra confondre une néphrite amyloïde avec une néphrite interstitielle, lorsque les conditions étiologiques des lésions amyloïdes font défaut; toutefois on ne retrouvera pas dans la néphrite amyloïde l'hypertrophie du cœur et la rétinite.

La polyurie simple se distinguera par l'absence constante d'albumine dans les urines.

CHAPITRE IV

TRAITEMENT DES NÉPHRITES ET DU MAL DE BRIGHT

Indications générales.

Le problème de la thérapeutique des néphrites et de
l'albuminurie s'est beaucoup compliqué dans ces dernières années. Naguère encore on parlait de ce fait, supposé à peu près exact, à savoir que l'albumine donne la
mesure de l'importance des lésions rénales. On en concluait que pour guérir une néphrite, tous les efforts thérapeutiques devaient être dirigés de manière à diminuer ou
à faire disparaître l'albumine des urines. Ce rapport de
l'intensité des lésions rénales avec l'importance de l'albuminurie n'était d'ailleurs pas accepté d'une façon absolue,
mais il n'en recevait pas moins une application générale
dans chaque cas particulier. En d'autres termes, un ma-

lade étant donné atteint d'une albuminurie, on jugeait de l'amélioration ou de l'apparation de son état par les fluctuations du chiffre de l'albumine urinaire.

Depuis on a reconnu que la relation, pour être assez générale, n'est pas constante et ne peut donner la mesure de la gravité d'une affection rénale. L'albuminurie, en tant que symptôme, a quelque peu perdu de sa valeur séméiologique en ce qui concerne les applications que l'on en peut faire au traitement. Elle a cédé le pas à d'autres signes plus importants qui donnent mieux une idée de l'étendue et de la gravité des lésions du rein. En premier lieu, il s'agit de la quantité des matières fixes de l'urine éliminées dans les vingt-quatre heures, le régime restant normal. Un autre signe non moins important, qui est en corrélation avec le précédent, est le degré de la toxicité urinaire. Mais il faut reconnaître qu'il est difficile de tenir compte de l'appréciation de ce signe dans la pratique courante. En fin de compte on a cherché à caractériser le degré de gravité d'une affection rénale par la fonction même du rein, par l'élimination des déchets de la nutrition ; ou bien, en d'autres termes, à savoir si le rein est suffisant ou insuffisant. Dans la pratique, on peut apprécier le bon état des fonctions rénales en dosant les matières fixes que contient l'urine de vingt-quatre heures. Il serait mieux de connaître quelle est la proportion de chacun des matériaux de l'urine. Mais les méthodes longues et dispendieuses ne sont pas d'une application très courante, et d'un autre côté on arrive à une conception suffisamment exacte de l'état fonctionnel des reins, en dosant les matières par la recherche de la densité et de la quantité des urines. On sait qu'en multipliant les deux derniers chiffres de la densité par le coefficient 2.33, le produit exprime approximativement le chiffre des matières solides contenues dans un litre d'urine ; on saura quelle est la quantité de ces matériaux éliminés dans les vingt-quatre heures en multipliant les deux derniers chiffres de la densité par 2.33 et en multipliant de nouveau le produit obtenu par le volume d'urine rendue en vingt-quatre heures et diviser par 1 000. Ce qui revient à se servir de la formule suivante :

$$P = \frac{D \times 2.33 \times V}{1\,000},$$

dans laquelle P représente le poids des matériaux solides, D les deux derniers chiffres de la densité des urines, V leur volume. Ces matériaux fixes atteignent environ 54 grammes pour vingt-quatre heures; sur ce chiffre 34 grammes sont fournis par les matières organiques dont l'urée constitue la plus grande partie, il reste 20 grammes environ pour les matières minérales : chlorure de sodium, sulfates, phosphates. Mais ces chiffres, même à l'état normal, sont susceptibles de varier dans des limites considérables suivant l'alimentation, le genre de vie, les conditions d'exercice. On aura donc égard à ces divers facteurs, sans quoi on commettrait de grossières erreurs d'interprétation.

A cette première donnée, fournie par la densité des urines et la quantité des urines, dont on déduit la quantité des principes fixes, on peut ajouter le dosage de l'urée qui donne une idée approximative et suffisante de l'élimination des matières organiques.

L'analyse ou le dosage des matières fixes de l'urine fournit donc le principal élément d'appréciation de l'état fonctionnel des reins. Quant à la recherche des variations quantitatives d'albumine, elle ne doit pas être négligée; car dans un même cas elle permettra de juger, jusqu'à un certain point, de l'état des reins. Si, en effet, l'albumine a été reléguée au second plan comme élément d'appréciation dans la marche de la maladie, sa constatation régulière et suivie n'en reste pas moins une indication de premier ordre, à la condition de tenir compte de tous les autres symptômes. C'est que, comme nous l'avons vu, l'albuminurie par elle-même n'a rien de caractéristique, à moins qu'elle ne soit très intense. Dans les cas où elle est légère, la question du diagnostic d'une lésion rénale ou d'une néphrite offre des difficultés très grandes, qui ne peuvent être résolues qu'en suivant le malade très longtemps, en étudiant les effets du régime et les diverses conditions qui peuvent influencer l'albuminurie. Nous supposons ici, bien entendu, que les symptômes très variés d'une néphrite font défaut. L'albuminurie est, en effet, assez fréquente chez les femmes qui ont apparemment une bonne santé. Dans ces conditions, elle se montre plus facilement chez les sujets qui se livrent à des exercices physiques ou à des efforts violents, après un repas riche en aliments azotés, après des travaux intellectuels soutenus. Et cependant il n'est pas probable que cette albuminurie soit liée à des conditions normales; en d'autres termes, elle n'est pas physiologique. Nous n'en voulons pour preuve que l'augmentation de sa fréquence avec l'âge, c'est-à-dire à mesure que les tissus et le rein en particulier présentent des lésions séniles. Ces albuminuries légères, qu'elles soient persistantes ou intermittentes, qu'elles se montrent après certaines conditions d'exercice, d'alimentation, commandent une extrême réserve au point de vue du diagnostic et du pronostic, et il n'est pas absolument illogique de prétendre que les sujets qui en sont atteints sont des candidats à la maladie brightique. Ces réserves sont d'autant plus autorisées depuis que l'on connaît des cas de néphrite interstitielle dans lesquels le rein est profondément lésé, sans que l'albuminurie soit un phénomène marqué ni constant.

Tels sont les deux signes qui ont la valeur la plus générale, par lesquels il est possible de juger les effets d'un traitement.

A côté d'eux, on peut placer les autres symptômes dont la valeur est beaucoup moindre et qui, hiérarchiquement, sont subordonnés aux premiers. Tandis qu'en diminuant l'albuminurie et en augmentant l'excrétion des matériaux solides de l'urine, on est autorisé à penser que le traitement a eu des effets curatifs sur la lésion rénale, l'amélioration des autres symptômes ne se montre définitive et durable que si elle est en corrélation avec les premiers résultats. Cependant il ne faudrait pas négliger par ce fait le traitement des symptômes dont quelques-uns sont assez graves pour menacer rapidement l'existence. Il suffirait de citer l'urémie dont le traitement constitue l'un des chapitres les plus intéressants de la thérapeutique du mal de Bright.

La notion étiologique fournit enfin des indications importantes non seulement en ce qui concerne la prophylaxie, mais encore au point de vue du traitement curatif des néphrites.

Enfin la forme de la maladie, qu'il s'agisse d'une néphrite aiguë, ou d'une néphrite chronique ne comporte pas les mêmes indications ni par conséquent le même traitement.

D'une façon générale, le traitement sera toujours plutôt symptômatique et prophylactique. Il est très difficile, en effet, de savoir si l'on peut avoir une action sur les lésions rénales, et même, si l'on en juge par la diminution de l'albuminurie, on peut interpréter la guérison comme ayant un caractère spontané. La néphrite aiguë, par exemple, si elle ne tue pas, se termine spontanément par la guérison et il est bien permis de croire que les lésions rénales sont curables. Dans ce cas, le traitement se borne à supprimer tout ce qui peut agir, aliments ou conditions hygiéniques, d'une façon défavorable sur les reins, et empêcher la réparation des lésions. Dans les néphrites chroniques, le traitement bien dirigé parvient à en prolonger la durée ou à en retarder l'évolution, moins en agissant sur le rein qu'en supprimant de même les conditions pathogéniques supposées de la maladie.

La thérapeutique des néphrites et du mal de Bright prête encore à cette considération intéressante, d'une très grande valeur pratique :

C'est par le rein que s'éliminent la plupart des substances formées ou introduites dans l'économie. Cette élimination est ralentie à des degrés divers dans toutes les néphrites. Dans ces circonstances, il peut arriver que des substances qui n'ont aucune action nocive sur le rein normal exercent une influence des plus fâcheuses sur l'épi-thélium déjà affaibli dans sa vitalité. Il faut donc connaître, afin de les éviter, les substances qui peuvent entrer dans cette catégorie, afin de n'employer que les médicaments n'exerçant dans leur passage à travers le parenchyme aucune irritation sur les éléments.

Le second inconvénient qui résulte des lésions rénales est la lenteur de l'élimination qui se produit aussi bien pour les médicaments que pour les substances formées dans l'organisme. On a, par ce fait, à redouter dans les néphrites les dangers d'accumulation à la suite de l'emploi de tous les médicaments qui s'éliminent par les urines. Le traitement médicamenteux doit donc être institué avec certaines réserves et, en tous cas, sous l'observation minutieuse des effets qui peuvent en résulter.

Dans ce chapitre de thérapeutique générale des néphrites et du mal de Bright, nous aurons donc à étudier :

1° Les médications qui présentent un danger pour les reins ou par suite de l'imperméabilité relative du filtre urinaire.

2° Les indications que peuvent nous fournir les notions étiologiques sur lesquelles s'appuie le traitement prophylactique.

3° Les médicaments qui peuvent agir en diminuant l'albuminurie et en augmentant la sécrétion urinaire, et qui, en répondant à des indications symptomatiques, permettent de détruire les effets de la lésion rénale; les indications fournies par les symptômes, ce qui constitue le traitement symptomatique proprement dit.

Ensuite nous étudierons en particulier les indications que nous fournit chacune des formes de néphrites : néphrites aiguës et chroniques.

Médications dangereuses.

La plupart des révulsifs que l'on peut employer pour répondre à l'indication de combattre l'inflammation présentent un danger qui résulte de leur propriété même d'agir en irritant le parenchyme rénal. En premier lieu, il faut placer la cantharide qui entre dans la confection des vésicatoires. On connaît les effets de cette substance qui a servi à étudier expérimentalement un type de néphrite aiguë. Sur ce point les avis sont unanimes, et tous les médecins s'accordent à considérer comme dangereux l'emploi des vésicatoires dans le traitement des néphrites aiguës. Beaucoup de médecins prudents vont même au devant des effets toxiques du vésicatoire, surtout chez les enfants, en prescrivant une durée d'application minime empêchant toute absorption consécutive du poison. Quelques-uns sont moins rigoureux pour l'application du vésicatoire dans la néphrite chronique. Dujardin-Beaumetz croit ainsi que la cantharide présente moins de danger quand on a affaire à des lésions rénales anciennes. Il rappelle qu'on a proposé l'emploi de la cantharide à l'intérieur pour la cure des néphrites chroniques, en espérant stimuler ainsi les fonctions du rein et lui donner une activité passagère. Lancereaux la recommande pour agir sur les lésions épithéliales. A plusieurs reprises, il a vu une diurèse abondante suivre son administration, et des anasarques considérables qui avaient résisté aux drastiques ordinaires, disparaître rapidement. Il emploie dans ces cas la teinture de cantharides à la dose de dix à vingt gouttes par jour.

Malgré cette opinion trop optimiste, Dujardin-Beaumetz croit cette médication toujours dangereuse et souvent inefficace, et pense cependant qu'on pourrait, dans les périodes avancées du mal de Bright, user sans trop d'inconvénient des vésicatoires sur la région des reins. On peut poser en règle qui ne comporte aucune exception, l'abstention complète et absolue des vésicatoires à la cantharide chez les brightiques. Voici, en effet, ce que l'on peut observer par exemple au cours d'une néphrite interstitielle. Cette néphrite, qui évolue silencieusement pendant des années et ne se traduit pendant assez longtemps que par des accidents assez bénins, peut, à un moment donné, amener des accidents dont une détermination locale semble indiquer l'usage des vésicatoires. Dans ces circonstances l'emploi de ce moyen aura pour effet de faire cesser brusquement la polyurie qui était la sauvegarde du malade. Les urines deviennent rares, foncées en couleur, troubles, sédimenteuses, parfois sanguinolentes. Tous les symptômes s'aggravent, notamment la dyspnée, l'agitation. Ce n'est qu'au bout de plusieurs fois vingt-quatre heures que les accidents cessent et que l'urine reprend ses caractères ordinaires et son volume. Le bénéfice de cette médication est absolument illusoire, tandis que l'aggravation est certaine.

Les sinapismes, quoique moins dangereux, présentent encore l'inconvénient d'introduire dans la circulation une faible quantité d'essence de moutarde qui est très irritante pour les reins. Mieux vaut s'abstenir.

La teinture d'iode, habituellement inoffensive, l'est beaucoup moins chez les albuminuriques. Jules Simon a, en effet, montré que chez les enfants, l'application répétée de ce moyen peut déterminer l'albuminurie. Le fait est très frappant chez les enfants atteints d'accidents de tuberculose articulaire ou osseuse qui sont prédisposés à la dégénérescence amyloïde.

L'iodure de potassium peut-il être prescrit dans les néphrites diffuses plus ou moins aiguës? Primavera a répondu à cette question par la négative. A l'appui de cette opinion, l'auteur cite plusieurs cas; entre autres, une observation qui est probante à cet égard. Il s'agissait d'un jeune homme de quatorze ans, atteint, pendant la convalescence d'une scarlatine, d'une néphrite diffuse aiguë. L'urine était rare, pesait 1,023 et renfermait 12 grammes d'albumine par litre. Le régime lacté fit diminuer rapidement l'albumine qui n'atteignait plus que 3 grammes par litre au bout de huit jours. Un médecin traitant crut devoir prescrire de l'iodure de potassium. Après trois jours de ce traitement, le malade présenta une aggravation subite de tous les symptômes, l'urine renfermait alors 15 grammes d'albumine par litre. Le médicament fut supprimé, et, six

jours après, il n'y avait plus que 2 grammes d'albumine
par litre, les cylindres avaient disparu. Après cette amélioration, le médecin crut devoir revenir à l'administration
de l'iodure de sodium qui produisit une nouvelle aggravation. Aussi Primavera regarde-t-il les iodures alcalins
comme les diurétiques les plus nuisibles qui puissent être
prescrits dans les néphrites aiguës diffuses. L'emploi de
ces médicaments doit donc être surveillé même dans les
cas de néphrite chronique. Tel n'est pas, à beaucoup près
l'avis de beaucoup d'auteurs qui considèrent l'iodure de
potassium comme étant un bon médicament dans les néphrites chroniques. Senator le regarde même comme le
seul agent pouvant posséder une action curative dans
certaines formes de néphrite chronique. Bartels croyait
de même à son efficacité.

D'autres médicaments ont une influence nuisible qui
est plus discutable.

Le danger qui résulte de l'imperméabilité rénale pour
les déchets de la nutrition qui s'accumulent sans cesse
dans l'organisme, existe également pour les substances qui
sont introduites dans la circulation. L'élimination des
médicaments, comme nous l'avons vu à propos de la description des néphrites, est considérablement ralentie.
Mais, par suite de cette rétention, les mêmes médicaments
continuent d'exercer leur action pendant toute la durée de
leur séjour dans l'organisme. Le fait a été remarqué il y a
longtemps. Guilbert, cité par Hahn, a rapporté l'histoire
d'un goutteux qui prenait depuis longtemps de la térébenthine, sans que ses urines eussent l'odeur de la violette.
Rayer, Corlieu, de Beauvais ont rapporté des cas analogues,
et ce dernier concluait de ce fait que le défaut d'élimination des substances odorantes est un signe pathogno-
monique de la maladie de Bright.

Todd, en 1857, observait un cas d'empoisonnement sur-
venu chez un goutteux après l'emploi d'une faible dose de
poudre de Dover et attribuait le défaut de tolérance à
l'existence d'une lésion rénale. Cornil, Charcot, Dickinson,

ont constaté l'intolérance des brightiques pour l'opium.

Certaines substances qui, à l'état normal, traversent l'organisme sans laisser de traces apparentes de leur passage ne sont plus inoffensives quand le rein a perdu en partie sa perméabilité. Il en est ainsi des préparations mercurielles, du chlorate de potasse dont il faut éviter l'emploi chez les albuminuriques. A ces effets nocifs sur le rein s'ajoutent les phénomènes de l'intoxication. Robert, en 1868, a vu l'intoxication mercurielle se produire chez un brightique à la suite de très faibles doses de mercure. Bouchard, plus tard, appelait l'attention sur l'emploi dangereux de certains médicaments dans les cas de lésions rénales. Le même auteur a fait ressortir les particularités que présente l'élimination des alcaloïdes dans les maladies des reins.

Le sulfate de quinine, le bromure et l'iodure de potassium, l'acide salicylique, le mercure, l'opium, l'atropine doivent être prescrits avec beaucoup de prudence chez les brightiques en raison des effets d'intoxication qui peuvent facilement se produire. Chauvet (de Lyon) a fait une étude des intoxications dues à cette origine. L'élimination de tous les médicaments est beaucoup plus longue qu'à l'état normal; en outre, pour certains d'entre eux, comme pour le sulfate de quinine, on ne retrouve pas toujours intégralement dans les urines la quantité introduite dans l'organisme. C'est à l'imperméabilité rénale et au retard apporté dans l'élimination, qu'il faut attribuer en grande partie la diminution de la toxicité des urines. Les leucomaïnes, ptomaïnes et matières extractives retenues dans l'organisme contribuent à la symptomatologie, en déterminant une auto-intoxication.

Traitement prophylactique.

En l'absence d'un traitement vraiment curatif du mal de Bright, on pourrait demander à la prophylaxie des moyens capables de prévenir le développement de la néphrite. Théoriquement, il faudrait supprimer les causes ou annihiler leurs effets. Si, dans quelques cas, on connaît bien la cause du développement de la maladie de Bright ou des lésions rénales qui ont les mêmes effets que cette maladie, il n'en est pas toujours ainsi. On sait que certaines néphrites sont causées par l'abus de l'alcool, par l'action du plomb ; on pourrait donc éviter l'action de ces agents par une hygiène convenable. L'intoxication saturnine, qui est presque professionnelle, est plus difficile à éviter. Toutefois les individus exposés par leur profession à être intoxiqués doivent s'astreindre aux mesures les plus rigoureuses pour éviter l'intoxication. La propreté constante, le lavage des mains et de la figure avant les repas, l'alimentation en dehors des lieux imprégnés par le toxique, l'usage fréquent des bains sulfureux, de l'iodure de potassium, des substances soufrées sont les principaux moyens prophylactiques qu'on opposera efficacement à l'intoxication saturnine.

Quant à l'abus de l'alcool, il sera à peu près impossible à supprimer et l'on se heurtera à des habitudes difficiles à déraciner ou l'on ne recueillera que des promesses non suivies d'exécution. Ici la prophylaxie sera surtout sanctionnée par les progrès de l'hygiène sociale.

Certaines conditions paraissent prédisposer aux néphrites sans les créer par elles-mêmes. Il en est ainsi du froid humide, des mauvaises conditions hygiéniques, de l'alimentation insuffisante. On pourra donc, si l'occasion se présente, proscrire l'habitation dans des lieux humides.

On devra surveiller de même l'emploi des médicaments qui peuvent avoir une action nocive sur le rein : les vésicatoires cantharidés en particulier.

Les néphrites se développent pour la plupart à la suite des maladies infectieuses, par exemple à la suite de la scarlatine. On s'est demandé si l'on pourrait, par un moyen quelconque, empêcher la complication rénale de se produire. L'apparente spontanéité de cette complication chez quelques scarlatineux, qui sont restés confinés à la chambre et soustraits aux causes présumés de la néphrite, rend cette supposition assez improbable. Évidemment, on devra toujours soustraire les malades disposés à ces néphrites infectieuses à toutes les causes adjuvantes qui consistent surtout dans l'action du froid et dans une hygiène défectueuse. Peut-être y a-t-il plus encore à faire et peut-on agir au point de vue prophylactique dans le cours même de la maladie infectieuse par un traitement approprié. En voici un exemple : le Dr Ziegler, médecin de l'Orphelinat militaire de Postdam, s'est demandé si, chez les scarlatineux, on ne pouvait pas aller au devant de la complication et s'il n'y avait pas intérêt à soumettre immédiatement au régime lacté absolu tous les cas de scarlatine dès leur début, afin d'empêcher ainsi les complications rénales si fréquentes dans cette maladie. L'expérience faite par ce médecin date de six ans, tous les malades atteints de scarlatine qu'il a observés ont été soumis à ce régime, et jusqu'à présent il déclare que les succès ont été complets ; car il n'a pas observé un seul cas dans lequel la néphrite se soit montrée. Il a traité ainsi tous les scarlatineux de sa clientèle et une centaine d'enfants qui étaient entrés à l'infirmerie de l'orphelinat pour cause de scarlatine. Nous verrons plus tard comment ce médecin institue le traitement. Jaccoud avait d'ailleurs recommandé depuis assez longtemps l'emploi prophylactique du lait chez les scarlatineux.

De même dans les maladies infectieuses, diphtérie, rougeole, fièvre typhoïde, peut-on prévenir jusqu'à un certain point le développement de la néphrite. Dans ces maladies, le rein doit subir l'action nocive non seulement des produits de désintégration qui augmentent sous l'influence du processus morbide ou de la fièvre, mais encore l'action irritante des toxines produites par l'infection microbienne. Un traitement éliminateur, qui consiste surtout dans l'ingestion abondante des boissons et dans l'emploi des diurétiques, diminue certainement, à notre avis, l'action irritante de ces produits toxiques sur le rein en les diluant. Nous aurons l'occasion de revenir sur ce point lorsque nous parlerons de la médication diurétique.

Certaines néphrites, la dégénérescence amyloïde du

rein se développent sous l'action des suppurations prolongées, principalement des suppurations osseuses avec communication entre le foyer purulent et l'air extérieur. Il est donc tout indiqué ici de chercher à tarir le plus tôt possible la source du pus afin d'empêcher la complication rénale de se produire.

Les néphrites qui se développent à la suite de la goutte, de la syphilis, ne peuvent être prévenues que par le traitement bien approprié et efficace de ces diathèses.

En résumé, le traitement prophylactique du mal de Bright consiste à prévoir les cas dans lesquels la maladie peut se développer et à aller au devant de l'affection en lui opposant un traitement et une hygiène convenables.

Les mesures prophylactiques contre certaines contagions sont de rigueur depuis que l'on sait que le mal de Bright peut, dans certains cas, évoluer à la façon d'une maladie infectieuse ou contagieuse. Il y a tout lieu de croire que la maladie est transmissible surtout au début, pendant la période angineuse. Ici les mesures ne diffèrent pas de celles qu'on doit observer dans une angine contagieuse et doivent consister dans l'isolement et les mesures antiseptiques. On connaît les observations intéressantes rapportées par Lecorché et Talamon, observations relatives à plusieurs membres d'une même famille habitant ensemble et qui furent atteints en même temps. La prophylaxie peut même étendre ses bienfaits plus loin, bien que les notions pathogéniques, encore très obscures, ne nous donnent guère d'indications sur la manière de la diriger. Dans certains cas, en effet, le mal de Bright paraît héréditaire. L'histoire rapportée par Dickinson d'une famille qui compte quatre générations de brightiques n'est pas due à une simple coïncidence. Malheureusement la question du mode de transmission de la maladie et de l'agent infectieux n'est pas encore connue. Ce qui est certain, c'est que, dans quelques cas, la maladie se communique de la mère au fœtus.

Les néphrites consécutives aux affections des voies urinaires peuvent être prévenues ou, en tout cas, retardées par un traitement convenable destiné à combattre les inflammations suppuratives et toutes les infections locales des voies d'excrétion de l'urine. Supprimer ces suppurations, principalement celles qui tiennent à l'infection blennorrhagique c'est en même temps supprimer les causes des pyélites et de néphrites ascendantes. Les lavages antiseptiques de la vessie préviendront la décomposition du pus et de l'urine et empêcheront l'infection de remonter jusqu'aux reins. On assurera d'un autre côté l'écoulement libre de l'urine, toutes les fois que l'excrétion de ce liquide sera entravée.

Traitement curatif.

Le traitement curatif du mal de Bright est encore à trouver ; il n'existe pas de médication spécifique de cette maladie, en l'ignorance où nous sommes de sa pathogénie et de ses causes intimes. Toutefois, avant de parler du traitement symptomatique, nous dirons quelques mots de la médication antiphlogistique qui répond le mieux à l'idée qu'on peut se faire du traitement curatif.

Médication antiphlogistique. — Les *émissions sanguines* et surtout la *saignée générale* étaient en grande faveur à l'époque où Bright étudiait la maladie à laquelle il a laissé son nom. Il n'est pas étonnant que cette manière de faire ait été adoptée comme la plus propre à combattre le mal, surtout parce qu'on voyait dans l'albumine des urines la preuve de l'inflammation. L'utilité d'un traitement antiphlogistique et de la saignée ne paraissait pas douteuse.

Depuis, on est revenu de cette méthode ; la saignée surtout est délaissée depuis longtemps dans toutes les maladies où elle avait été appliquée avec obstination ; elle a été conservée cependant dans quelques circonstances exceptionnelles, et il se trouve précisément que l'urémie convulsive est le processus morbide dans lequel on en fait peut-être le plus fréquent usage.

On reconnaît cependant assez généralement, l'indication des saignées dans le mal de Bright aigu primitif ; quant à leur application dans les poussées aiguës secondaires ou dans d'autres circonstances de l'évolution de la maladie, leur opportunité est très discutée. Wagner repousse formellement les émissions sanguines pour cause de poussées inflammatoires dans les néphrites chroniques.

Toutefois, parmi les auteurs qui se sont occupés du mal de Bright, nous trouvons Lecorché et Talamon, qui se sont élevés contre cet abandon et se sont efforcés de montrer les avantages des émissions sanguines et d'en préciser nettement les indications.

Si l'on rejette généralement les saignées dans les néphrites chroniques, c'est que l'on redoute d'augmenter l'affaiblissement et l'anémie qui sont les conséquences naturelles de l'évolution de la maladie. On est cependant bien obligé de reconnaître que si les saignées modifient heureusement les lésions rénales, elles seront utiles en combattant la cause même de l'affaiblissement et de l'anémie. Il s'agit seulement d'établir si la saignée est vraiment utile et donne ce qu'on lui demande. L'action favorable des émissions sanguines ne paraît pas douteuse à Lecorché et Talamon, par ce fait qu'elles remplissent une triple indication. D'abord on décongestionne le rein qui, gorgé de sang, ne peut plus remplir les fonctions dépuratives ; ensuite on diminue la pression sanguine et on facilite ainsi le travail du cœur qui menace de se dilater sous l'excès de pression ; enfin la saignée enlève au sang une certaine quantité de principes excrémentitiels et diminue l'auto-intoxication.

Si l'on juge la saignée utile dans la néphrite aiguë primitive, on peut espérer les mêmes résultats dans ces poussées aiguës secondaires des néphrites chroniques. A la vérité, les effets curatifs sont beaucoup plus évidents dans le premier cas que dans le second, mais s'il en est ainsi c'est que les lésions de la néphrite aiguë, malgré des effets très sérieux ne sont pas avancées, elles sont superficielles et les symptômes graves qu'elles entraînent tiennent à ce que les synergies fonctionnelles ont été violemment troublées, et que l'organisme n'a pas eu le temps de s'accommoder à ce nouvel état. Dans ce cas une saignée doit entraîner une réparation beaucoup plus rapide. Dans tous les cas, elle doit être faite avec ménagement et l'on ne doit pas dépasser 2 à 300 grammes de sang. Mais il est bien entendu qu'elle doit être faite dès le début du mal et alors que les phénomènes d'invasion sont les plus intenses. Elle peut encore rendre des services après la poussée initiale et alors même que le malade présente déjà la pâleur caractéristique de l'anémie brightique. « On ne doit pas se laisser arrêter par la crainte d'augmenter cette anémie, il faut tenter au moins une fois l'épreuve d'une saignée. Même dans ce cas, nous en avons obtenu de bons effets; et, en supposant que les résultats ne se produisent pas, les 300 grammes de sang retirés au malade n'aggraveront guère son hydrémie ; s'ils l'appauvrissent d'une certaine quantité de globules rouges, ils le débarrassent en même temps d'une proportion notable de sels de potasse et de matières extractives qui encombrent les tissus » (LECORCHÉ et TALAMON).

L'utilité des saignées varie suivant l'âge de la maladie et le degré des lésions. On doit les repousser dans les périodes avancées du gros rein blanc; ici les pertes de sang ne pourraient qu'aggraver l'anémie déjà profonde du malade, sans aucun bénéfice pour des lésions irréparables du rein. Dans les formes mixtes, la saignée rendra surtout des services lorsque surviennent des phases de recrudescence caractérisées par une fièvre parfois légère, des douleurs lombaires souvent assez vives, des urines rares, albumineuses, quelquefois hémorrhagiques. Dans la néphrite interstitielle, la saignée peut être également employée dans les poussées inflammatoires et surtout dans la dyspnée paroxystique associée ou non à l'œdème pulmonaire. Elle peut procurer dans ces cas un soulagement très momentané au malade qui ne tardera pas, en cas de dyspnée persistante, à présenter des phénomènes d'asystolie. Dans l'urémie, elle rendra de très grands services, mais seulement dans certaines conditions, c'est-à-dire dans l'urémie convulsive qui apparaît brusquement chez un sujet offrant cependant une santé satisfaisante. Dans ces circonstances, l'urémie constitue une véritable complication qui ne suppose pas encore des lésions trop étendues.

Les *ventouses scarifiées* chez les enfants et les sujets débilités doivent remplacer la saignée générale; elles sont appliquées en nombre plus ou moins considérable sur la région lombaire, suivant la force et l'âge du sujet. Les *ventouses sèches* ont leur utilité à condition d'en répéter fréquemment l'application; on les emploie soit pour décongestionner les reins, soit pour combattre la dyspnée en cas d'œdème pulmonaire.

Dans les périodes aiguës, on peut encore avoir recours à divers *révulsifs* parmi lesquels nous citerons surtout les pointes de feu et l'application de cautères dans les régions lombaires. Elles peuvent être appliquées même en dehors des périodes aiguës et contribuer à décongestionner les reins.

On s'accorde généralement à proscrire l'emploi des vésicatoires dans les néphrites aiguës et chroniques. On s'autorise de l'action irritante que la cantharide exerce sur les voies urinaires et notamment sur les reins. Cependant les vésicatoires ne sont pas absolument dépourvus d'utilité et ils peuvent encore être employés avec avantage lorsque les autres moyens de révulsion n'ont pas donné de résultat. On peut donc y avoir recours à la condition expresse d'empêcher l'absorption de la cantharide, en ne laissant le vésicatoire appliqué que pendant quatre à cinq heures. A ce moment on le remplace par un cataplasme. Il n'est pas impossible, comme l'ont fait remarquer Lecorché et Talamon, que l'absorption d'une très légère dose de cantharide agisse favorablement en provoquant une inflammation substitutive exerçant une action sur l'inflammation antérieure. Nous avons vu plus haut que Lancereaux préconise la teinture de cantharides. Mais il est toujours très difficile de mesurer l'absorption de ce médicament, et si l'on se décide à recourir aux vésicatoires il faut toujours en surveiller de près les effets.

On pourrait encore provoquer une utile révulsion par

des frictions faites sur la région lombaire avec de l'huile de croton. Hayem, Ollivier ont proposé le vésicatoire phéniqué qui consiste en un badigeonnage d'une solution phéniquée forte. Nous donnerions la préférence au vésicatoire ammoniacal préconisé par notre illustre maître Trousseau.

Traitement des symptômes.

Il faut placer au premier rang dans la thérapeutique des symptômes, les médications qui sont destinées à restreindre l'albuminurie, et à maintenir au taux normal l'élimination des matériaux solides de l'urine! Nous savons que cette dernière condition prime la première en importance. Néanmoins, comme le symptôme albuminurie est le plus apparent et qu'on s'est depuis longtemps habitué à regarder sa diminution ou sa disparition comme un signe de l'amélioration des lésions rénales, nous allons d'abord passer en revue les médications destinées à diminuer l'albuminurie.

Albuminurie. — L'albuminurie a été l'objet d'une attention spéciale au point de vue thérapeutique pour deux motifs, d'abord parce qu'on a voulu établir entre ce symptôme et l'état des reins une corrélation qui, nous le savons, n'est pas absolument exacte; en second lieu, on a pensé que les pertes que les malades éprouvaient quotidiennement en albumine constituaient un danger sérieux pour la nutrition. Ce dernier point n'est pas non plus entièrement exact; s'il est vrai que chez certains brightiques, dans la néphrite parenchymateuse, dans certaines néphrites aiguës, les pertes en albumine sont quelquefois assez considérables pour compromettre l'état général; ce n'est pas là le cas le plus habituel, et le danger ne vient pas des pertes albumineuses mais de l'imperméabilité des reins. Néanmoins il y a lieu d'en tenir compte chez les individus atteints de la forme parenchymateuse. Au maximum, ces pertes peuvent s'élever à 15 grammes par jour, et comme chez le brightique, la nutrition est troublée au point que le malade ne peut compenser les pertes albumineuses par

ce régime, il arrive un moment où la densité du sang
s'abaisse dans une forte proportion. Dans l'impossibilité
où se trouve le brightique d'assimiler les matières albuminoïdes, il devient hydrémique, et cette hydrémie contribue
jusqu'à un certain point à produire des hydropisies. On
pourrait compenser les pertes en albumine par un régime
riche ou albuminoïde, mais comme ce régime n'aurait
d'autre effet que d'augmenter l'albuminurie et d'irriter
davantage les reins, on en arrive à restreindre les pertes
soit par un régime moins riche et en introduisant dans la
circulation des albumines mieux assimilables, soit par
l'emploi de médicaments capables de diminuer l'albuminurie, *tannin et tannates*. Parmi les médicaments les plus
anciennement [employés pour diminuer l'albuminurie,
citons d'abord le tannin qui a joui pendant longtemps
d'une grande faveur. Et pourtant cette réputation, fondée
sur la propriété qu'on lui a attribuée de combattre l'albuminurie et les œdèmes, en modifiant la paroi vasculaire de
manière à en diminuer la perméabilité, est loin d'être
justifiée. C'est à Bright qu'on en doit d'abord l'usage qui
a ensuite été mis en honneur par Frerichs. Ce dernier
auteur avait obtenu de bons effets en employant simultanément le tannin et l'aloès. A côté de cette opinion favorable, il suffira de citer l'opinion de Bartels qui déclare
que son emploi prolongé ne lui a jamais donné aucun
résultat dans les formes les plus variées de la maladie de
Bright. Hill, de son côté, est allé jusqu'à 3 et 5 grammes
de tannin par jour sans observer la moindre diminution
dans l'albuminurie.

Henry B. Millard déclare s'être servi avec avantage de
tannate de soude qui diminuerait à la fois l'hydropisie,
l'anasarque et l'albuminurie, ce qu'il attribue aux propriétés diurétiques de la soude, le tannin ayant pour lui
une action favorable comparable à celle de l'acide gallique.
Cet auteur a prescrit ce sel à la dose de 0^{gr},50 à 1 gramme,
trois fois par jour. On le donne soit dissous dans l'eau,
soit en pilules. Pribram regardait le tannate de soude

comme un bon diurétique capable de diminuer les hydropisies dans les néphrites. Quant à Grainger Stewart il
déclare que le tannin a trompé sa confiance.

L'*acide gallique* a été recommandé par Gubler aux doses
de 0ᵍʳ,50 cent. à 2 grammes dans les vingt-quatre heures.
Rosenstein l'a employé sans constater aucun résultat. Millard
accorde cependant qu'il peut rendre des services dans les
cas d'albuminurie chronique qui succèdent aux néphrites
aiguës. Ne s'agit-il pas ici d'un mal de Bright terminé par
la guérison spontanée, d'autant plus qu'il a observé avec
son emploi la guérison d'une néphrite grave avec anurie,
hydropisie et urémie, consécutive à la diphtérie. Quoi
qu'il en soit on peut considérer l'acide gallique comme
équivalant au tannin.

Le *quinquina* est préférable à ces derniers moyens en ce
qu'il offre l'avantage de posséder une action vraiment tonique et reconstituante.

Les sels de *plomb*, notamment l'*acétate*, recommandés
par Rosenstein, pour diminuer l'albuminurie, nous paraissent devoir être rejetés en raison de leurs inconvénients; leurs avantages ne paraissent pas suffisamment
établis pour autoriser leur emploi, bien qu'ils soient astringents et contribuent à augmenter la quantité des urines.

L'*iodure de potassium* est un des médicaments sur lesquels
on a le plus compté dans le traitement des néphrites chroniques. Senator pense même que seul, il pouvait posséder
à cet endroit quelque efficacité. Bartels pensait de même,
que l'iodure de potassium pouvait arrêter le processus
morbide dans les cas de cirrhose rénale. Semmola l'a
préconisé pour combattre la dégénérescence épithéliale
des reins. Mais l'expérience a prouvé qu'on a trop compté
sur ces effets résolutifs généraux dans les cas d'inflammation. D'un autre côté, l'iodure de potassium n'est pas
sans inconvénient dans les formes chroniques, et il contribue à entretenir la dépression générale.

Les auteurs sont peut-être un peu moins sévères en ce
qui touche l'emploi des iodures dans les néphrites aiguës.

Ici, ce médicament pourrait posséder une action résolutive et faire diminuer l'albumine.

Pour nous, l'iodure de potassium pourrait avoir son utilité dans trois circonstances en ce qui concerne les néphrites chroniques. Il peut être utile dans la néphrite saturnine à titre de médicament éliminateur, lorsque le malade porte encore les marques d'une intoxication saturnine. En second lieu, l'iodure peut rendre des services dans les cas de néphrite sans doute rares, dans lesquels la syphilis peut être incriminée. Si l'albuminurie se montre dans la période secondaire de la syphilis, il est certain que l'iodure peut être prescrit avec avantage. L'iodure pourra procurer un grand soulagement dans les néphrites interstitielles chroniques, accompagnées de symptômes névralgiques et de troubles urémiques.

L'iodure de potassium enfin, par son action sur le cœur, en augmentant la force d'élasticité de contraction, comme l'a montré le professeur G. Sée, peut avoir, à un moment donné, son utilité dans les néphrites chroniques, lorsqu'il existe des signes d'insuffisance cardiaque. Dans ces cas, il pourrait agir à la fois comme tonique cardiaque et comme diurétique.

A côté de ces avantages, il faut être prévenu des inconvénients et savoir que dans quelques cas, l'iodure de potassium peut avoir une action fâcheuse sur le rein. Nous en avons montré un exemple plus haut.

L'*ergot de seigle* a été employé dans le traitement de l'albuminurie. On a pensé qu'en raison de son action vasoconstrictive, il pouvait combattre efficacement la congestion rénale et diminuer l'albuminurie. Mais ce résultat n'a jamais été nettement constaté. G. Stewart déclare seulement que dans un cas, l'albumine a diminué, mais que la quantité d'urine et d'urée est restée la même. L'utilité de l'ergot de seigle est donc douteuse, et, d'un autre côté, ce médicament très actif ne pourrait pas être employé longtemps sans inconvénient chez les brightiques [1].

La *nitro-glycérine* ou *trinitrine* paraît avoir été employée

1. Voir pour la teinture de cantharides à l'*Addenda*, p. 244.

d'abord par les médecins américains, il y a quelques douze ans. Sa principale action consiste dans la vaso-dilatation et la diminution de la pression intra-vasculaire qui en résulte.

Rossbach a expérimenté ce remède chez les sujets atteints de néphrite et a fait cette constatation assez curieuse qui demanderait cependant un contrôle : sous l'influence de la nitro-glycérine, la tension vasculaire diminue et revient à la normale dans les cas de néphrite interstitielle avec hypertrophie cardiaque. Malgré cet abaissement de tension, la quantité d'urine, loin de baisser, augmente au contraire ; il en résulte une amélioration dans l'état général, et surtout des symptômes pénibles causés par l'hypertrophie du cœur, tandis que les accidents dus à l'insuffisance semblent s'amender sous l'influence de la diurèse plus considérable.

Rossbach pense ainsi que l'augmentation de la diurèse est moins l'effet, dans la néphrite interstitielle, de l'hypertrophie du cœur et de la tension artérielle, que de la perméabilité plus grande des parois des capillaires. La nitro-glycérine pour lui serait surtout utile en écartant les dangers inhérents à l'hypertrophie du cœur, sans pour cela empêcher les bienfaits qui résultent de la polyurie. Quoi qu'il en soit, la nitro-glycérine exerce une action nettement dépressive sur la circulation périphérique, et il resterait à établir si cette action favorable au point de vue de l'état de la circulation n'est pas compensée par une diminution de la sécrétion urinaire. Les observations qui ont été faites avec ce médicament ne sont d'ailleurs pas nombreuses, et les résultats ne paraissent pas avoir été toujours satisfaisants.

De Renzi, en employant une solution parfaitement titrée, n'a constaté aucune augmentation de la diurèse, ni de l'albumine, aucune diminution des œdèmes, ni de la réti- nite albuminurique. Chez un malade, il a pu cependant observer, après 14 jours de ce traitement, une augmenta- tion de la sécrétion urinaire, mais aucune diminution de l'albuminurie qui, au contraire, avait augmenté. A ces résultats défavorables, il faut ajouter la difficulté de manier la préparation, ce qui explique l'inégalité constatée dans les résultats. Enfin, la décomposition de la nitro-glycérine et la réduction de l'acide azotique en acide azoteux ne s'opèrent pas avec la même facilité chez tous les individus.

On a employé la nitro-glycérine mélangée à de la poudre de chocolat et de gomme arabique. Huchard, qui a surtout recommandé son usage, prescrit le médicament de la manière suivante :

30 gouttes d'une solution au centième de nitro-glycérine dans 300 grammes d'eau distillée. On commence par trois cuillerées à dessert par jour, et l'on augmente progressivement jusqu'à trois cuillerées à soupe par jour.

La nitro-glycérine a une action analogue aux nitrites. Toutefois ces derniers, après essais plus ou moins infructueux, ont cessé d'être employés.

Les *nitrites* de soude et de potasse offrent de nombreux inconvénients et provoquent de véritables phénomènes d'intoxication consistant dans la céphalalgie, les vertiges, les vomissements, enfin dans une action destructive sur les globules rouges du sang.

Quant au nitrite d'amyle, c'est un médicament dont le maniement n'est pas facile et qui est très irrégulier dans son action.

Mercure. — On a compté beaucoup autrefois sur l'action antiphlogistique des mercuriaux pour combattre les inflammations chroniques des reins.

Les applications locales sous forme de frictions ou d'emplâtre de Vigo, sur la région lombaire, ont amené une amélioration passagère entre les mains de Rendu dans un cas de néphrite interstitielle. Peut-être pourrait-on espérer une action favorable dans les cas aigus, mais à la condition d'employer ces médicaments avec beaucoup de prudence, afin d'éviter toute irritation cutanée funeste chez les brightiques, dont la peau est œdématiée.

Si quelques auteurs ont eu à se louer de l'emploi du *sublimé* à l'intérieur, dans les néphrites, il ne s'agit ici que d'une amélioration qui devait se produire en dehors de l'action de ce médicament, car les cas dans lesquels son inutilité a été constatée sont peut-être encore plus nombreux. D'ailleurs, le sublimé, à certaine dose, est loin d'être inoffensif pour les reins. Son emploi, poussé un peu trop loin, provoque des phénomènes d'intoxication, parmi lesquels on a pu noter la diminution des urines, voire l'anurie, enfin l'albuminurie. C'est une véritable néphrite toxique qui se développe sous son influence. Dans tous les cas, lorsqu'on emploiera le sublimé, ce sera toujours à très faibles doses assez espacées pour pouvoir permettre au médicament de s'éliminer.

Le *calomel* a été accueilli avec plus de faveur dans le traitement des néphrites et n'est pas passible des reproches que l'on a adressés au sublimé. Son action favorable dans la plupart des inflammations des membranes muqueuses extérieures dans l'entérite, la péritonite, dans les inflammations hépatiques, avec ou sans exsudat plastique, lui a fait attribuer, avec quelque raison, une action résolutive analogue dans les inflammations rénales. L'expérience a justifié en partie ces vues théoriques. Toutefois, il nous semble que les auteurs anglais et américains sont un peu trop optimistes à l'égard du calomel lorsqu'ils déclarent, comme Millard (de New-York), que les mercuriaux ont fait disparaître à plusieurs reprises tous les accidents des néphrites aiguës.

Dans les néphrites chroniques, le calomel peut rendre des services à titre de diurétique. De Renzi est celui qui a exprimé l'opinion la plus favorable à son égard et déclare que dans une série d'observations concernant douze malades, il a obtenu des succès constants et très remarquables. C'est surtout son action diurétique qu'il a remarquée comme se produisant dans la plupart des cas. Cet auteur a obtenu dans quelques cas seulement une diminution ou la disparition totale de l'albumine, ce qui l'a porté à croire que le calomel exerce une influence directe sur le processus morbide.

De Renzi a employé le calomel à la dose de 0^{gr},60 à 0^{gr},80 pendant 3 à 5 jours consécutifs ; jamais la stomatite ne s'est produite avec ce mode d'administration, mais l'auteur n'a pas poussé le traitement au delà de 5 jours. Dès qu'il se produit des selles diarrhéiques, il est prudent de cesser aussitôt la médication. Enfin, cet auteur a rapporté deux observations desquelles il résulte que le calomel a fait disparaître une hydropisie considérable, dans ces deux cas, alors que les autres médicaments, le régime lacté notamment, n'avaient produit aucun résultat.

Quelques auteurs ont vanté les bons effets des *acides minéraux*, notamment des acides nitrique, phosphorique et chlorhydrique. Les auteurs américains, Millard, Joseph Kidd, peut-être un peu trop confiants en ce qui touche les actions favorables des médicaments dans le mal de Bright, déclarent que l'acide nitrique leur a donné des résultats favorables, en diminuant l'albumine, l'anasarque, les hydropisies. L'action de cet acide est fortement astringente et stimulante. Kidd lui reconnaîtrait une action particulièrement favorable dans le rein goutteux. On peut cependant dire que l'acide nitrique a rarement été employé et qu'il est difficile de savoir quel est son mode d'action et s'il n'appartient pas lui-même aux médications dangereuses.

On a attribué le même rôle à l'acide phosphorique, mais sans plus de raison.

Quant à l'acide chlorhydrique, il peut sans doute rendre des services à l'endroit des troubles digestifs, lorsqu'on suppose ou qu'on constate l'anachlorhydrie, mais malgré certaines opinions optimistes, on ne peut lui concéder une grande vertu contre les affections rénales.

L'arsenic a été peu employé dans les néphrites. Son action sur les reins aux doses toxiques n'est cependant pas douteuse, elle est surtout stéatogène. Les épithéliums sont rapidement compromis, atteints par la dégénérescence : l'urine renferme une grande quantité de tubes granuleux, devient fortement albumineuse. Mais les œdèmes ne surviennent que dans les cas d'intoxication chronique et se rattachent certainement à la cachexie entraînée par l'action prolongée du poison.

Henry Millard vante les bons effets de la liqueur de Fowler dans un cas de néphrite parenchymateuse chronique accompagnée de nausées et d'anasarque. Il employait 5 gouttes trois fois par jour après la période aiguë. Mais rien ne prouve ici que les effets ne doivent pas être attribués au régime, ou bien que la maladie n'avait pas une tendance spontanée à la guérison.

Le *chlorhydrate d'ammoniaque* est préconisé par le même auteur dans les albuminuries d'origine hépatique. Comme ce médicament agit surtout dans les troubles de la circulation du foie, Millard suppose qu'il peut rendre des services toutes les fois que l'albuminurie relève des troubles des fonctions hépatiques, principalement de ce que les médecins anglais ont appelé la torpeur du foie.

Parmi les médicaments auxquels on a reconnu parfois quelque valeur, nous citerons encore les matières colorantes dérivées de la houille. La fuchsine avait été sous ce rapport signalée depuis longtemps à l'attention des médecins. Depuis, dans la même série, on a expérimenté le bleu de méthylène.

Fuchsine. — Cette substance fut d'abord recommandée en 1876 par Feltz, puis expérimentée ensuite par Bouchut et par Divet, qui reconnurent son action sur la diminution de l'albuminurie. En 1880, Berthet soutint une thèse sur les effets de la fuchsine et sa valeur dans le traitement de l'albuminurie. Parmi ses conclusions, nous relevons que la fuchsine pure est un produit inoffensif, que les accidents toxiques observés pendant l'administration de cette substance doivent être attribués à l'impureté de ce produit, qui renferme de l'aniline ou de l'arsenic, soit à son mode d'introduction dans l'économie, surtout aux injections intraveineuses.

Introduite dans le tube digestif, la fuchsine n'a jamais occasionné d'albuminurie chez les animaux sur lesquels Berthet a expérimenté et aux doses auxquelles la fuchsine a été employée. Mais cependant l'auteur n'a jamais obtenu, au point de vue de l'albuminurie, que des résultats défavorables ou contradictoires de l'emploi du médicament. La fuchsine paraît augmenter l'élimination des phosphates, mais ses propriétés diurétiques ne sont pas suffisamment établies. En outre, ce produit exerce une action fâcheuse sur le tube digestif, provoque de l'embarras gastrique et de la diarrhée. D'autres auteurs, tels que Dieulafoy, Eichhorst déclarent que l'action de la fuchsine est très incertaine, irrégulière et souvent négative. De Renzi prétend qu'elle diminue l'albuminurie, mais que cette diminution n'est pas constante. Quelques jours après l'emploi du médicament, l'urine se colore en rouge et conserve sa coloration encore 3 ou 5 jours après la suppression du traitement. En général, l'urine est peu teintée lorsque l'affection rénale n'est pas très avancée et qu'on peut espérer une amélioration ou même la guérison.

On emploie la fuchsine sous forme de pilules ou de cachets à la dose de 25 à 40 centigrammes chez les adultes. On évite ainsi la coloration des lèvres et de la langue qui se produirait avec les potions que l'on aromatise avec l'essence de menthe ou d'anis.

On peut dire qu'on a à peu près renoncé à l'emploi de la fuchsine dans les néphrites.

Bleu de méthylène. — Faut-il croire qu'on sera plus heureux avec le bleu de méthylène ? Il y a environ deux ans, Stilling (de Strasbourg) eut l'idée d'utiliser dans un but thérapeutique un phénomène qui constitue la base des examens microbiologiques. On sait que les bactéries, sous le microscope, plongées dans un milieu renfermant des couleurs d'aniline en dissolution, absorbent la matière colorante qui les tue si la solution est suffisamment concentrée. Il y a un rapport étroit entre l'action microbicide des couleurs d'aniline et la facilité avec laquelle les microbes se laissent colorer. Partant de ce fait, Stilling rechercha les matières colorantes qui présentaient le pouvoir bactéricide le plus puissant et s'arrêta dans son choix au violet de méthyle qu'il baptisa du nom de pyoctanine. Ces couleurs ne doivent renfermer ni phénol, ni arsenic pour être employées dans un but antiseptique. Le bleu de méthylène fut ensuite employé par Ehrlich et Lippmann à titre d'analgésique dans les névralgies. Ehrlich explique l'action du remède par une combinaison de la matière colorante avec l'élément essentiel du nerf qui éprouverait une diminution momentanée de sa fonction. Il est vrai que Combemale explique plutôt cette action par la transformation de l'hémoglobine du sang en méthémoglobine.

Cette action élective du bleu de méthylène se porte également sur les épithéliums du rein. Un médecin russe, le docteur Netchaïef (de Moscou), a utilisé cette substance dans les affections rénales en partant de cette hypothèse que beaucoup de néphrites sont de nature microbienne et que le bleu de méthylène est un agent microbicide d'une toxicité très faible pour l'organisme humain. Les malades prenaient par jour trois cachets contenant chacun 0gr,03 de cette substance. Chez tous, on put constater dès le lendemain du traitement la coloration bleue de l'urine et l'augmentation notable de la diurèse. Les urines qui s'élevaient d'abord à peine à 900 centimètres cubes, augmentèrent jusqu'à 3200 ou 3600, en même temps qu'il se produisit un amendement très notable dans les autres symptômes, notamment en ce qui concerne l'albuminurie, les cylindres urinaires, l'ascite, les œdèmes, les symptômes du côté du cœur et des poumons. Dans les trois cas soumis à son observation, la guérison fut complète au bout de dix-sept, douze et neuf jours de traitement par le bleu de méthylène.

Voici maintenant sur quelles considérations se fonde Netchaïef, pour rapporter les bons effets du médicament à son action microbicide et non à une action diurétique, qui cependant avait été très remarquable chez les malades en observation et avait coïncidé avec l'amélioration et la marche vers la guérison. Le médicament administré à des malades atteints d'hydropisies consécutives à des affections cardiaques ou hépatiques, ne détermine nullement l'augmentation des urines qui restent au même taux. L'auteur conclut de ce fait que le bleu de méthylène agit sur les reins uniquement par ses propriétés microbicides et que l'augmentation de la diurèse est consécutive à la destruction des microbes qui ne peuvent plus dès lors agir sur le rein pour diminuer sa fonction.

Pour conclure, nous attendons que d'autres observations viennent confirmer les premiers résultats ; l'expérience du passé impose cette réserve, et d'ailleurs nous ignorons encore les effets du médicament sur l'épithélium rénal.

Sels de strontiane. — Les sels de strontiane paraissent avoir été employés pour la première fois par Vulpian dans le rhumatisme articulaire chronique. Ce physiologiste avait même inspiré la thèse d'Ismaël Hassan qui avait tiré les observations et les éléments de son travail dans le service du maître. Ces premiers essais concluaient dans un sens très favorable relativement à l'usage thérapeutique de ces sels dans le rhumatisme chronique, ou même dans la goutte articulaire. On trouve en effet dans ces observations que le remède amène le dégonflement rapide des articulations, l'abaissement de la température locale, la diminution ou même la disparition des dépôts d'urates.

Les phénomènes articulaires reparaissaient, il est vrai, sitôt qu'on avait cessé l'usage du médicament. On avait remarqué en outre une augmentation notable de l'urée et de l'urine des malades qui en faisaient usage. Enfin l'expérience avait montré que ces sels n'étaient pas toxiques et ne produisaient même aucun trouble digestif, malgré les doses considérables de 14 à 20 grammes par jour de sels employés. Ces premières observations paraissaient oubliées, lorsque Laborde entreprit à nouveau l'étude physiologique de ces agents et démontra qu'à l'état de pureté et dépouillés de la baryte qui peut les souiller, ils sont absolument inoffensifs, même lorsqu'on les emploie à des doses considérables.

Le strontium est un métal retiré d'une terre très abondante à Strontian, mine située en Écosse dans Argylshire ; il a été isolé par Davy qui le plaça à côté du baryum, du lithium, du magnésium et du calcium.

Il existe de nombreux sels de strontiane parmi lesquels nous citerons le sulfate, l'azotate, le lactate, le phosphate ; le strontium forme des combinaisons binaires avec l'iode, le chlore, le brome, le sulfure pour constituer l'iodure, le bromure, les chlorure et sulfure de strontium.

Leurs réactions sont très voisines de celles des sels de baryum, mais présentent cependant des particularités qui font facilement reconnaître ces sels. Enfin une de leurs propriétés physiques caractéristiques est la coloration rouge qu'ils donnent aux flammes dans lesquelles on les jette. La propriété a été utilisée depuis longtemps en pyrotechnie. Enfin le spectre du strontium se caractérise par une raie rouge très vive coïncidant avec la raie C et par une raie blanche placée entre F et G.

Nous passons sous silence le mode de préparation des sels de strontiane et toutes les manipulations auxquelles on les soumet pour les débarrasser du baryum auquel les sels de strontiane impurs doivent leur toxicité.

Laborde a fait de nombreuses expériences pour établir les propriétés physiologiques et la toxicité de ces produits. Nous ne pouvons faire mieux que de citer les conclusions de son travail :

« Contrairement à l'opinion généralement répandue, suggérée *à priori* par les analogies chimiques de la baryte, et la strontiane, les sels de strontiane sont *dépourvus de toute toxicité*, à la condition qu'ils soient d'une pureté absolue, car c'est en majeure partie à l'impureté des préparations que l'on doit attribuer les contradictions et les erreurs qui se sont produites au sujet de leur action physiologique et de leur toxicité. Ces sels purs peuvent être introduits dans l'organisme à des doses relativement considérables, non seulement sans provoquer le moindre accident, mais en produisant au contraire des effets favorables à la nutrition générale.

« Ces effets se produisent chez les animaux par une excitation de l'appétence, presque toujours une augmentation de poids, la facilitation et l'augmentation des phénomènes d'assimilation et de nutrition. Ces mêmes effets s'observent chez l'homme.

« Dans des conditions identiques, les composés similaires de potasse provoquent une intolérance de l'organisme qui contraste avec l'innocuité et surtout l'action bienfaisante des sels de strontium, et les fait d'autant mieux ressortir que la potasse semble ne pouvoir être tolérée qu'à faibles doses.

« Les sels de strontiane paraissent exercer une action conservatrice et antiputride sur les tissus, les liquides et les excréta organiques ; leur élimination par les matières fécales et leur présence dans l'intestin sont incompatibles avec le développement et l'existence du tœnia parasite familier du chien ; ce qui indique un pouvoir parasiticide en rapport avec leur action antiputride.

« En conséquence de son action sur l'organisme, la strontiane paraît se comporter comme les médicaments nutritifs et reconstituants ; le phosphaté semble surtout indiqué pour les applications que suggère cette déduction expérimentale.

« Le lactate de strontiane, en particulier, favorise notablement l'excrétion urinaire, en conservant à l'urine la clarté, la limpidité que lui enlèvent les sels de potasse. »

Depuis que Laborde a démontré la parfaite innocuité des sels de strontiane, de nombreux essais thérapeutiques ont été faits notamment par le professeur G: Sée et par Dujardin-Beaumetz. D'après G. Sée, les sels de strontium ne déterminent pas comme chez l'homme d'action diurétique, mais sous l'influence de ces substances les fonctions digestives, si troublées chez les cardiaques et chez les brightiques, se relèvent très notablement. Cette propriété des sels de strontiane de relever les fonctions digestives avait été signalée par Laborde, et G. Sée l'a mise à profit dans le traitement des maladies de l'estomac. Le bromure surtout lui a servi à faire ses expériences; car ce sel est soluble dans l'eau en toutes proportions et l'estomac le supporte très bien.

Le fait le plus remarquable des sels de strontium est de diminuer la quantité d'albumine rendue dans la maladie de Bright, sans cependant augmenter notablement la diurèse. Cet effet ne peut être attribué qu'à l'emploi de ces sels, car sitôt qu'on en cesse l'usage, l'albumine reparait dans les urines en même proportion qu'auparavant. L'utilité de ce médicament est plus nette lorsqu'il n'existe pas de phénomène qu'on puisse rattacher à l'urémie, car il semble qu'il devient inefficace lorsque le rein est insuffisant. Constantin Paul a reconnu l'utilité des sels de strontiane dans certaines variétés de néphrite, dans la néphrite parenchymateuse, rhumatismale, scrofuleuse, goutteuse, et dans la néphrite des femmes enceintes. Cependant, dans quelques cas encore peu déterminés, les sels de strontiane exerceraient une action curative sur l'albuminurie. Dans une observation, M. Sée a vu l'albumine descendre de 23 grammes à 12 grammes dès le lendemain du traitement, puis, disparaître ensuite définitivement.

En revanche, ils échouent complètement dans la néphrite interstitielle, dans les lésions rénales de la tuberculose et de la syphilis. Dès que le rein devient imperméable à un certain degré, leur emploi devient inutile.

Voici d'un autre côté les résultats obtenus dans l'albuminurie par Dujardin-Beaumetz. Cinq malades qui ont été soumis au traitement par la strontiane ont tous présenté une réduction de l'albumine à la moitié de son taux primitif, au bout de un à quatre jours. Jamais l'albumine n'a disparu complètement et elle est remontée à son chiffre ordinaire lorsqu'on a cessé le traitement. Quant aux autres symptômes de l'affection rénale, ils paraissent peu modifiés; il semble ainsi que la strontiane, [c'est le lactate qui a été employé], n'a d'action que sur le symptôme albuminurie sans modifier en quoi que ce soit la marche de la maladie ou l'intensité des autres symptômes. Aussi Dujardin-Beaumetz est-il porté à croire que la strontiane n'agit pas directement sur le rein, mais diminue l'albuminurie d'une façon indirecte, par son action eupeptique, en favorisant une élaboration complète et normale des aliments. Il en résulte que les toxines qui jouent un rôle dans la production de l'albuminurie sont réduites à un minimum.

En résumé le bromure, l'azotate ou le lactate de strontium n'agissent que sur un symptôme de la maladie de Bright, l'albuminurie, sans rien changer au fond même de la maladie. C'est du moins ce qui résulte des premières observations déjà assez nombreuses qui ont été faites sur la valeur thérapeutique de ces médicaments. Ce résultat paraît assez conforme au raisonnement parce qu'il est bien difficile d'admettre la réparation de lésions anciennes, irrémédiables, atrophiques, au milieu desquelles il n'est pas possible de refaire des parties saines. Il restera donc surtout à juger de la valeur de la strontiane dans tous les cas récents d'albuminurie qui, comme l'ont admis Lecorché et Talamon peuvent aboutir à la maladie de Bright.

Pour finir cet intéressant chapitre, nous rappellerons que les sels de strontiane doivent être absolument purs et dépouillés de la baryte qu'ils peuvent contenir; que le lactate s'emploie à la dose de 6 à 8 grammes par jour et sous la formule suivante :

> Lactate de strontiane . . . . . . 50 grammes.
> Eau distillée 250   —
>
> **M.**

une cuillerée à soupe matin et soir. Cette solution doit cependant être plus diluée pendant les temps froids, car la solution qui se fait très bien à chaud laisse déposer des cristaux à froid.

On peut encore associer le médicament au sirop d'écorces d'oranges amères. Enfin les doses de 6 à 8 grammes pa jour ne sont pas un maximum, car l'on peut pousser à 15 ou 20 grammes par jour sans inconvénient. Le lactate recommandé a l'avantage de joindre une action antiseptique et antiputride sur l'intestin. Par suite, il semble particulièrement indiqué dans les albuminuries liées à un trouble de la fonction hépatique. Le professeur G. Sée qui regarde le strontium et le calcium comme les médicaments par excellence de l'albuminurie, donne alternativement 4 gr. par jour de lactate, de bromure de strontium, de bromure et de chloro-bromure de calcium.

Si les sels de strontium ne paraissent pas avoir une notable influence sur d'anciennes lésions rénales, l'action de ces sels sur l'albuminurie n'en est pas moins très remarquable, et il est probable que nous ne tarderons pas à être renseignés sur les indications de leur emploi et sur le mécanisme de leur action.

Alcalins. — Le bicarbonate de soude qui est le type de ces médicaments diminue très notablement l'albumine urinaire lorsqu'il est donné seul ou associé au lait, dans les cas de poussées aiguës ou sur le déclin de ces recrudescences. Ici l'action de ce médicament est analogue à celle des sels de strontiane en ce que, si on l'administre dans l'albuminurie chronique intense, telle que celle qui appartient à la néphrite parenchymateuse avancée, l'albuminurie diminue bien pendant tout le temps de la médication, mais remonte à son chiffre antérieur dès qu'on la cesse. Pendant que l'albumine est diminuée, les autres symptômes ne sont pas modifiés, il semble donc que les alcalins agissent non sur les lésions rénales qui ne peuvent être modifiées à cette période, mais probablement sur d'autres conditions générales qui contribuent avec les lésions rénales à la genèse du symptôme, par exemple, sur les fonctions digestives et surtout sur l'état et la composition des albuminoïdes du sang.

Lecorché et Talamon ont précisément envisagé les alcalins dans le mal de Bright au point de vue de leurs effets sur la nutrition. A ce point de vue, les sels doivent être distingués en deux catégories, ceux qui comme les carbonates et les bicarbonates ralentissent les échanges et ceux qui comme les chlorures, les bromures et les iodures les activent. L'administration des carbonates alcalins aux brightiques semble surtout basée sur ce fait qu'il y a toujours chez ces malades une diminution de l'alcalinité du sérum et une augmentation corrélative de son acidité. Seulement il faut distinguer pour le choix des alcalins à faire, les malades qui sont dans une période de poussée inflammatoire et ceux dont la nutrition est languissante.

Le bicarbonate de soude surtout, les sulfates de soude et de magnésie, le benzoate de soude et de lithine répondent à la première indication de combattre la poussée inflammatoire. Le bicarbonate de soude sous ce rapport est le sel le plus actif et doit être réservé pour les individus qui ont la poussée la plus intense.

Les sels de chaux se recommandent au contraire chez les sujets affaiblis dont l'inflammation rénale est moins violente. On aura avantage à prescrire ces sels sous forme d'eau minérale ou en tout cas dissous dans une grande quantité d'eau, afin d'obtenir une action diurétique puissante alors que les diurétiques directs présenteraient un danger certain pour le rein.

Les sels qui, comme les chlorures, les iodures activent la nutrition, seront indiqués surtout lorsque l'état général et les forces faiblissent, ce qui s'annonce par l'abaissement de la tension vasculaire, de la force du cœur et du taux de l'urée. On les prescrira soit en solutions simples ou mélangées avec du lait, soit sous forme d'eaux minérales de Salies, de Salins, d'Uriage.

L'iodure de potassium et de sodium est utile aux brightiques à plusieurs titres. Il répond à une indication très nette, comme nous l'avons déjà vu, dans tous les cas où la syphilis doit être incriminée, et dans ce cas l'iodure est un spécifique. D'un autre côté l'iodure doit être employé lorsque les processus néo-formateurs dominent dans le rein. C'est le médicament des cirrhoses, et l'on ne connaît pas de meilleur moyen pour arrêter l'organisation conjonctive qui conduit un organe à une rétraction atrophique

que l'emploi des iodures. Seulement il est bon d'attendre dans ce cas que la poussée aiguë ait pris fin. L'iodure de potassium convient aux formes moyennes lorsque le rein est encore suffisamment perméable ; il faut, dans le cas contraire, employer l'iodure de sodium à cause de l'action toxique de la potasse. Enfin Lecorché et Talamon recommandent l'iodure de calcium dans le gros rein blanc associé à la phtisie pulmonaire.

Nous n'avons pas à revenir sur ce que nous avons dit plus haut à propos de l'action de l'iodure sur l'albuminurie et sur le cœur. Enfin c'est encore l'iodure de potassium qui donnera les effets les plus favorables dans l'artério-sclérose.

Parmi les sels alcalins qui diminuent l'albuminurie nous citerons encore le benzoate de soude, le bitartrate de potasse, les sels de lithine. Une légère diminution peut être obtenue avec un mélange d'acide tannique et de bicarbonate de soude. Les eaux minérales alcalines ou autres méritent une étude à part.

Le lait est le médicament-aliment qui peut-être fait le plus baisser le chiffre de l'albumine. Son étude sera faite avec le régime.

Enfin les toniques cardiaques, la digitale, le strophantus, la caféine ont encore une action directe sur l'albuminurie ; nous étudierons plus loin leur action.

Insuffisance rénale. — A côté de l'albuminurie dont la diminution ou la disparition est jusqu'à un certain point un signe d'amélioration ou de guérison des lésions rénales, il faut placer l'état de la fonction rénale. L'insuffisance de la fonction rénale est un facteur symptômatique dont on a reconnu aujourd'hui l'importance. Cette insuffisance rénale, comme on dit par abréviation, ne signifie pas que le malade est atteint d'oligurie. La quantité des urines peut en effet être de beaucoup supérieure à la normale, s'élever à 2 et 3 litres et plus par jour sans que la situation en soit beaucoup meilleure. C'est que, dans ces cas, les malades ne rendent que de l'eau. Les principes extractifs, les sels et tout ce que les urines renferment normalement ne sont que très imparfaitement éliminés. L'insuffisance rénale existe malgré la polyurie, maintenue par l'hypertrophie du cœur. Dans ces conditions, la toxicité urinaire est notamment abaissée et très inférieure à la normale, même si l'on tient compte de l'augmentation de la partie aqueuse de l'urine. Nous avons vu précédemment par quelles propriétés physiques l'urine traduit cette insuffisance du rein et nous savons que nous pouvons nous en faire une idée par le chiffre de la densité et par le dosage de l'urée. Nous connaissons les symptômes par lesquels se traduit cette insuffisance urinaire. Ce sont des accidents urémiques, non pas les grands accidents qui surviennent dans la dernière période de l'atrophie rénale, mais ceux qui trahissent la néphrite, si non à ses débuts réels, du moins dans ses débuts apparents. Le prurit généralisé, les affections cutanées, les troubles gastro-intestinaux, les troubles nerveux, la dyspnée sont les principaux symptômes par lesquels se manifeste l'insuffisance urinaire.

Pour combattre cet état, deux indications doivent être remplies : il faut d'abord s'efforcer d'entrainer au dehors les produits toxiques retenus dans l'économie, soit en provoquant une suractivité fonctionnelle des reins, soit en déterminant la sortie de ces produits toxiques par les organes capables de suppléer jusqu'à un certain point le rein. Les sécrétions sudorales et intestinales peuvent, surtout chez les brightiques, remplir cette fonction vicariante et entraîner au dehors une certaine partie des déchets organiques.

La seconde indication est de diminuer la formation de ces produits toxiques. Les produits qui dérivent de l'alimentation varient beaucoup, suivant la nature du régime ; en outre, il en est qui résultent du travail de la désassimilation et qu'il faut entraîner au dehors par leurs émonctoires naturels ou accessoires, ou détruire par une augmentation des combustions si c'est possible.

Pour arriver à l'élimination plus complète des produits qui encombrent l'organisme, plusieurs moyens peuvent être employés. Il faut, ou bien augmenter l'activité sécrétoire du rein, ou bien déterminer la sortie des déchets organiques par les organes vicariants du rein qui sont surtout la peau et l'intestin. De là trois ordres de médications correspondantes qui sont la médication diurétique, la médication diaphrétique, la médication purgative.

MÉDICATION DIURÉTIQUE. — On a beaucoup discuté la question de savoir s'il était prudent d'exciter la diurèse chez les individus atteints de néphrite. Frerichs était opposé à l'emploi des diurétiques, craignant de voir sous leur influence les reins se congestionner et l'inflammation se réveiller. D'autres auteurs ont formulé les mêmes réserves.

Ces craintes reposaient simplement sur cette opinion qu'en augmentant la diurèse on augmentait le travail du rein. Mais la filtration aqueuse qui s'opère à travers cet organe ne constitue nullement un surmenage. Il est un fait bien constaté, c'est que la diurèse constitue le plus grand bienfait pour le brightique; de même dans les néphrites aiguës, la crise qui marque l'évolution vers la guérison se juge par la diurèse notablement accrue : d'un autre côté, l'observation a montré que les diurétiques ont une influence favorable sur l'état général et la maladie rénale, tant que les médicaments employés n'ont pas d'action irritante sur le rein.

Christison, Zimmermann, Leyden se sont montrés partisans des diurétiques, même dans les cas de néphrite aiguë. Le premier de ces auteurs recommandait en première ligne la crème de tartre et la digitale, l'infusion des sommités de genêt, le nitrate, l'acétate de potasse. Bartels ne voyait aucun inconvénient à l'emploi des diurétiques salins. Quant à Lecorché ou à Talamon, ces auteurs déclarent qu'il n'y a pas de maladie où les diurétiques trouvent leur indication plus évidente que dans le mal de Bright. Le tout est, comme ils le disent judicieusement, de faire un choix — car certains diurétiques efficaces dans certaines conditions sont nuisibles dans d'autres, — et de chercher à prévoir l'opportunité de leur emploi. Les diurétiques sont surtout indiqués pour favoriser l'élimination des produits retenus dans l'organisme et pour entraîner au dehors la sérosité épanchée dans les hydropisies.

Faut-il exciter la diurèse dans les néphrites aiguës? La réponse n'est pas douteuse, car il faut, dans ces cas où l'anurie est toujours menaçante avec ses dangereuses conséquences, tenter de rétablir la quantité normale des urines et même l'augmenter, afin de diminuer l'action nocive du poison sur les reins. Beaucoup d'auteurs ont exprimé des craintes touchant la médication diurétique dans la néphrite aiguë, pensant que cette suractivité ne pouvait qu'irriter le rein. Rien n'est plus chimérique que cette hypothèse, seulement ici le choix des diurétiques s'impose beaucoup plus que dans le mal de Bright chronique. Dans les cas de ce genre qui ne sont jamais de longue durée, le seul diurétique dont l'usage est inoffensif et toujours efficace est le lait. Nous renvoyons son étude avec celle du régime.

En dehors du mal de Bright aigu, quels sont les diurétiques qu'il faudra employer lorsque se présentera l'indication de la diurèse? Ici il faut distinguer d'abord les diurétiques suivant leur mode d'action, puis tenir compte de la nature de la lésion et des accidents en présence desquels on se trouve. Le professeur Sée a divisé très naturellement ces médicaments en diurétiques qui agissent par dialyse sur le rein et en diurétiques indirects qui agissent mécaniquement en élevant la tension vasculaire, soit en agissant sur le myocarde, soit en élevant la quantité de liquide contenue dans le système circulatoire. Quels que soient les diurétiques que l'on emploie, on peut toujours arriver à augmenter la sécrétion urinaire et en même temps à éliminer les principes toxiques accumulés dans le sang, enfin à amener la résorption des hydropisies. Toutefois ses effets seront plus ou moins bien obtenus suivant l'espèce du diurétique employé. Une substance qui irritera le rein ne produira aucun effet, si la stimulation n'est produite qu'aux dépens de l'aggravation des lésions. Au contraire, dans certains cas où le rein est torpide, dans les périodes intermédiaires, à la suite de poussées aiguës, des diurétiques qui exciteront légèrement le rein auront pour effet d'activer la diurèse sans nuire au tissu rénal. Ce sont les mêmes diurétiques qui sont indiqués lorsque les hydropisies sont contemporaines des phénomènes du début et ne dépendent pas de l'affaiblissement du cœur. Lorsque, au contraire, les œdèmes tiennent à une rupture de la compensation, c'est aux toniques vasculaires qu'il faut demander le rétablissement de la diurèse.

Les diurétiques sont très nombreux : Bright, repoussant les diurétiques trop excitants, employait des diurétiques doux, tels que la tisane d'uva ursi. Il préconisait cependant l'emploi de la scille dont l'opportunité a été très discutée. Hirtz voyait comme Bright un grand avantage à prescrire la scille. Ce médicament pour lui prépare la guérison radicale, non seulement en permettant au malade de vivre assez longtemps pour attendre l'intervention d'un traitement curatif, mais aussi en dégageant le rein par diurèse et peut-être aussi en facilitant l'absorption des médicaments entravée par l'ascite. Il déclare que la scille est le plus puissant des diurétiques et que son action lui a rarement fait défaut. Cependant le témoignage de Hirtz est certainement exagéré, car il est peu de diurétiques qui aient une action aussi irritante sur le rein, que la scille. Gubler a observé sous son influence la suppression complète des urines chez un brightique, et la diurèse ne se rétablit qu'après la suppression du médicament. Le fait se renouvela chaque fois qu'il voulut recommencer le traitement.

On sait encore que la scille détermine assez facilement la congestion rénale et les hématuries chez les animaux dans les expériences. Enfin Laure a déclaré que, pour sa part, il a renoncé à employer ce médicament à cause des nausées, des vomissements et de la diarrhée qu'il détermine chez les brightiques. On n'aura donc recours aux

préparations à base de scille que lorsque les autres traitements auront échoué ou lorsqu'on se trouvera en présence
d'un état absolument torpide du rein.

On a de même beaucoup discuté l'emploi des sels de
potasse, nitrate, acétate de potasse recommandés cependant
dant par Roberts et par Grainger Stewart. Christison employait le bitartrate de potasse aux doses de 12 à 18 grammes par jour; Zimmermann donnait l'acétate de potasse
à raison de 15 à 20 grammes par jour. Tous ces sels sont
irritants pour le rein et l'on doit renoncer absolument à
leur emploi au moins dans les périodes aiguës. Les sels de
potasse ont en outre deux autres inconvénients. Ils sont
toxiques par eux-mêmes et contribuent à augmenter les
effets de l'auto-intoxication, et ils exercent sur le myocarde une action dépressive que l'on doit toujours éviter
lorsque la diminution de la diurèse est déjà un signe de
la faiblesse du cœur.

Dans ces cas, il sera préférable d'employer le bicarbonate
de soude moins diurétique peut-être, mais duquel on n'aura
aucun inconvénient à redouter.

Les diurétiques balsamiques, tels que l'essence de térébenthine, l'essence de santal, le copahu ne peuvent qu'irriter le rein. Le jaborandi possède suivant quelques auteurs
une action diurétique qui n'est jamais que l'exception,
bien que Gubler ait signalé une sorte de compensation
entre les effets de ce médicament et prétendu que la diaphorèse puisse être remplacée par la diarrhée ou une élimination plus abondante d'urine.

La cantharide en teinture a pu réussir entre les mains
de Wells et de Rayer; mais il est de toute évidence que
son emploi ne peut être que dangereux en réveillant subitement une inflammation depuis longtemps éteinte.

Parmi ces médicaments qui dans l'état normal du rein
détermine la diurèse, il faut citer surtout la lactose et la
glycose. Richet et Moutard Martin avaient fait en 1881 des
expériences pour démontrer l'action diurétique de ces
substances. Le professeur Sée a repris ses expériences et

leur a donné une application thérapeutique. Les premiers auteurs opéraient sur un animal chloroformé.

Chez l'homme une dose de 100 grammes de lactose dilués dans deux litres d'eau détermine une polyurie même en supprimant tous les liquides qui peuvent être employés comme boissons ou contenus dans les aliments chez tous les cardiaques dont la quantité d'urine est notoirement insuffisante, on voit la quantité d'urine se relever à un chiffre considérable sauf dans un cas, c'est lorsque l'albumine contenue dans les urines dépasse 80 centigrammes et dépend d'une dégénérescence rénale. Lorsque l'albuminurie est peu intense et ne dépend que de la stase veineuse, l'effet diurétique est certain. G. Sée, comme il a été dit plus haut, avait distingué parmi les diurétiques ceux qui agissent par dialyse en favorisant la diffusion du sérum du sang à travers les canalicules du rein et ceux qui agissent indirectement en élevant la pression sanguine en général. A ces deux ordres de diurétiques, il a ajouté ceux qui agissent sur l'épithélium des canalicules. En ce qui concerne la lactose, on est obligé d'admettre l'influence vitale des épithéliums qui exercent une sélection sur les liquides de l'organisme et les corps en dissolution dans ces liquides. La lactose produit la diurèse même lorsque la pression sanguine est très basse. « La lactose, dit le professeur Sée, ne franchit pas les cellules sécrétoires, mais elle les excite au travail; si le sucre de lait transsudait par exosmose, on devrait le retrouver dans l'urine, et il n'y est pas, bien qu'il provoque la diurèse. Que devient-il dans l'économie? Il ne peut qu'être brûlé en servant d'aliment ternaire, et alors il forme naturellement de l'acide carbonique. Il résulte de tout ceci qu'il s'agit d'un diurétique vrai, d'un diurétique qu'on peut appeler fonctionnel. »

La preuve de l'action élective de la lactose est fournie par l'impuissance du médicament à provoquer la diurèse lorsqu'il existe de graves altérations rénales.

L'inégalité d'action du médicament ne provient pas d'une

autre condition. Tant que les reins, d'après G. Sée, laissent passer les urines normales, la diurèse ne fait pas défaut, il en est de même quand l'albumine ne dépasse pas 20 à 30 centigrammes par litre d'urine. Mais dès que l'albuminurie s'accentue et atteint un gramme, la lactose n'agit plus, ce qui tient à l'imperméabilité du rein par suite d'altérations plus graves que les stases veineux simples.

Aussi il est rare que dans la maladie de Bright, la lactose détermine une diurèse suffisante pour dissiper les hydropisies. Le rein dont les cellules épithéliales sont détruites ne répond évidemment plus à l'excitation et ne peut plus produire l'hypersécrétion. La lactose dans le cas d'albuminurie servira donc bien plutôt à se rendre compte du degré et de l'étendue des lésions rénales, qu'à déterminer une action thérapeutique vraiment utile. L'action diurétique donnera la mesure de l'intégrité anatomique. La lactose sera cependant utile dans le cas d'insuffisance rénale où la structure du rein n'est pas gravement intéressée. Le professeur Sée la regarde comme le seul diurétique inoffensif, pour les brightiques et repousse tous les autres diurétiques surtout les alcalins sodiques.

Le médicament doit être prescrit pour une durée de six à huit jours, période suffisante pour amener la déshydratation des tissus. On en interrompt ensuite l'usage pour le reprendre de nouveau. La fadeur de la solution lactosique sera corrigée par l'addition d'eau de menthe.

Est-ce la lactose en nature qui agit dans ce cas ou un produit transformé? On peut, en effet, discuter cette question pour deux raisons : d'abord les expériences de Dastre, Bourquelot et Troisier ont démontré que la lactose introduite par la bouche est transformée en glycose et qu'elle est éliminée sous cette dernière forme. Ensuite parce que les mêmes effets peuvent être obtenus avec la glycose à la dose de 100 grammes de sirop (de glycose) dans deux litres d'eau. On peut préparer ce sirop en faisant dissoudre 750 grammes de glycose purifiée dans 250 grammes d'eau.

Lorsque l'administration par la bouche détermine des vomissements ou des troubles gastriques, on peut se servir d'injections rectales, les sucres sont en effet reçus par la muqueuse du rectum et très bien absorbés par elle.

Deux autres médicaments présentent une action élective sur le rein, ce sont la caféine et la théobromine qui appartiennent à la série xanthique. Ces deux corps dont la caféine est le plus méthylé sont des diurétiques rénaux comme la lactose et leur action est indépendante de la pression vasculaire. La caféine a l'avantage de pouvoir être administrée en injections sous-cutanées.

L'action diurétique interne de la théobromine a été démontrée par Gram qui a employé le salicylate de ce corps.

Récemment on a introduit dans la thérapeutique un mélange de théobromine et de lessive de soude auquel on a donné le nom de diurétine. Celle-ci entraînerait certains inconvénients dans son emploi, parmi lesquels il faut citer des troubles digestifs et des accidents du côté des reins. Quant à la théobromine, quelqu'intéressant que soit ce corps, il se vulgarisera difficilement dans la pratique en raison de son prix excessivement élevé.

La théobromine est sans contredit un des diurétiques vrais les plus puissants. Woskressenki l'a retirée pour la première fois des semences de cacao en 1842; depuis elle était restée sans application thérapeutique. On lui attribuait une action tonique, et on en faisait surtout un aliment d'épargne. Plus tard, A. Gautier faisait connaître les analogies de constitution qui existent entre la caféine et la théobromine, la première étant une triméthylxanthine, la seconde une diméthylxanthine. Cette constatation porta les physiologistes à rechercher si la théobromine ne possédait pas des propriétés diurétiques. Ces propriétés furent en effet constatées par Schrœder, puis, vérifiées il y a plusieurs années par le professeur Sée qui avait déjà indiqué la combinaison de ce corps avec l'acide salicylique. Les recherches de Gram (de Copenhague) ont eu

ensuite pour objet d'étudier les propriétés diurétiques
d'un mélange, d'autres disent d'une combinaison de théobromine, de soude et d'acide salicylique connue aujour-
d'hui sous le nom de diurétine.

Voyons d'abord ce qu'est la théobromine. C'est un alcaloïde, base faible qui cristallise, très peu soluble dans
l'eau, l'alcool et l'éther. La saveur en est légèrement amère ;
elle ne s'altère pas à l'air, et il faut la chauffer bien au-
dessus de 100 degrés pour la modifier. Son coefficient de
solubilité à la température ordinaire est très faible ; à
17 degrés l'eau n'en dissout que la 1600ᵉ partie de son
poids. Le salicylate de théobromine est au contraire assez
soluble et se comporte d'une façon analogue à la caféine
salicylée.

La diurétine n'est que de la théobromine qu'on a cherché à solubiliser et à faire accepter comme une combinaison définie de salicylate double de soude et de théobromine. D'après Marette, c'est de la théobromine dissoute
au moyen de la soude caustique. La constitution de la
théobromine n'est pas modifiée ; d'ailleurs les diurétines
varient en alcaloïdes. Diurétine et théobromine sont donc
à peu près équivalentes au point de vue thérapeutique, à
cette différence près qu'il faut cependant tenir compte de
la présence du salicylate de soude dans la diurétine.

Au point de vue physiologique, Schrœder a tiré de ses
expériences les conclusions suivantes :

1º La théobromine n'excite pas le système nerveux
central et agit comme un bon diurétique sans qu'il soit
nécessaire de l'associer à un narcotique ;

2º Elle ne produit aucun empoisonnement, même quand
on en prend à doses diurétiques maxima ;

3º Les effets diurétiques produits par la théobromine
sont plus considérables que ceux produits par la caféine ;

4º La diurèse se prolonge plus longtemps avec la théobromine qu'avec la caféine.

Ajoutons que la toxicité de la théobromine est très
faible chez l'homme. En outre, comme cette substance à

peu près insoluble se résorbe lentement, ses effets diurétiques durent beaucoup plus longtemps que ceux de la caféine. Les expériences cliniques qui ont été faites soit avec la théobromine, soit avec la diurétine sont assez nombreuses aujourd'hui pour pouvoir apprécier la valeur thérapeutique de ces médicaments.

D'après les expériences de Koritschoner, les effets sont surtout marqués dans les hydropisies cardiaques, dans les troubles de la circulation du système porte, mais ils le sont beaucoup moins dans les néphrites. Pour cet auteur, la théobromine salicylée n'exerce son action que sur les reins, l'épithélium ne serait aucunement irrité, même lorsqu'il est malade.

L'albuminurie n'est pas modifiée, elle peut même augmenter si les transsudats riches en albumine sont résorbés, enfin la densité est toujours plus élevée qu'avec les autre diurétiques.

Th. Geissler a constaté les mêmes effets diurétiques. Dans un cas de néphrite aiguë la diurétine a amené une diurèse abondante et la pression sanguine fut très relevée, mais la quantité quotidienne d'albumine ne fut pas modifiée.

Dans un cas de néphrite chronique, l'action diurétique fut peu marquée; mais comme la pression sanguine fut relevée, on se demande s'il n'est pas dangereux de soumettre à l'action de ce médicament les malades atteints de néphrite interstitielle, chez lesquels il faut éviter tout ce qui peut augmenter la pression artérielle pendant le stade d'hypercompensation.

Schmieden qui a observé un certain nombre de malades traités par la diurétine à la clinique de Fraenkel, remarque que son action est nulle dans la moitié des cas environ des néphrites chroniques; dans les autres cas, la quantité d'urine est augmentée du tiers ou de la moitié de la quantité primitive. Dans la plupart des cas, on a pu enregistrer une augmentation relative des matériaux fixes de l'urine; la densité est souvent accrue malgré l'augmenta-

tion de la quantité des urines. L'albumine n'est diminuée
qu'en raison de l'augmentation du liquide urinaire, mais
l'emploi du médicament n'a pas empêché l'albumine de
disparaître définitivement dans quelques cas de néphrite
scarlatineuse récente.

Il n'est pas sans intérêt de rappeler que Schmieden a
observé deux fois de violentes et longues hématuries à la
suite de l'emploi de la diurétine chez les malades atteints
de néphrite aiguë ou chronique. L'hématurie ne cessa
qu'au bout de quatre semaines chez un malade qui avait
été soumis pendant treize jours au traitement. Dans un
autre cas, une malade atteinte de néphrite gravide accuse
au bout de huit jours, sans que l'urine fût beaucoup modifiée, des douleurs de tête, de l'anorexie, de la soif, de la
dyspnée, une diarrhée profuse, de l'irrégularité du pouls.
L'albumine ne diminua pas, et la quantité des urines
baissa : la plupart des accidents disparurent après la suspension du traitement.

Cependant, il n'en est pas toujours ainsi ; dans un cas
de néphrite scarlatineuse dû à Koritschoner, les accès
urémiques qui s'étaient produits après la digitale ne se
montrèrent plus après l'emploi de la diurétine. La néphrite guérit complètement.

Enfin, l'action diurétique de la théobromine et de la
diurétine a été étudiée par Mme Kouindjy-Pomerantz qui
considère que ces médicaments viennent compléter les la-
cunes de l'action de la caféine qu'elles peuvent remplacer au
moins dans un certain nombre de cas. En voici les raisons :

« 1° La diurétine, à la dose de 3 à 5 grammes, donnée
par gramme toutes les deux ou trois heures, est un fort
bon diurétique dont l'action est plus forte que celle de la
caféine ;

« 2° La diurétine agit sur l'épithélium rénal ; mais il
faudrait hésiter à l'employer chez les malades atteints de
dégénérescence organique du cœur ;

« 3° Sous l'influence de la diurétine les contractions du
cœur ne changent pas ou presque pas ;

« 4° La diurétine augmente rapidement la quantité d'urine et la diurèse se prolonge deux ou trois fois plus longtemps qu'avec la caféine;

« 5° Le malade ne s'habitue pas promptement au médicament;

« 6° La diurétine ne donne pas de difficultés d'uriner; la miction n'est pas accompagnée de cuisson dans le canal de l'urètre, même à la dose de 5 grammes par jour;

« 7° Elle n'a pas d'action sur le système nerveux central. Il faut l'administrer dans le lait ou le chocolat, en dehors des repas. La théobromine et la diurétine produisent de bons effets dans les cas d'hydropisies, quand la diurèse est encore possible. Quand les reins sont atteints, elle n'a aucune action. »

Il n'est pas étonnant qu'un agent qui porte son action sur l'épithélium sécrétoire du rein qu'il stimule ne produise plus ses effets lorsque cet épithélium est gravement intéressé. Quoi qu'il en soit les effets de ces médicaments doivent être d'autant plus surveillés dans les affections rénales, que le rein ayant sa perméabilité diminuée, des phénomènes d'intoxication peuvent plus rapidement se produire. On tiendra compte surtout des phénomènes qui peuvent survenir du côté de l'appareil cardio-vasculaire : arythmie, élévation de pression, ralentissement du pouls.

La *noix de Kola*, qui a été avantageusement employée dans les affections cardiaques et les diarrhées chroniques doit ses propriétés diurétiques à la caféine et à la théobromine qu'elle renferme. La noix de Kola a été employée sous forme d'infusion faite avec la poudre torréfiée; on emploie encore la teinture à la dose quotidienne de 4 grammes.

Les diurétiques indirects ou cardio-vasculaires sont la digitale et ses glucosides, le sulfate de spartéine, le strophantus auxquels on pourrait joindre la caféine si celle-ci n'agissait pas comme diurétique en dehors de l'action qu'elle peut exercer sur la pression vasculaire.

La *digitale*, bien que recommandée par Christison, est

contre-indiquée dans le traitement de la néphrite aiguë,
parce qu'il peut se produire des effets d'accumulation
d'autant plus dangereux que l'obstacle à l'écoulement de
l'urine réside dans le rein lui-même et non dans l'activité
cardiaque. La véritable indication de la digitale dans les
néphrites est celle que donne l'insuffisance du cœur.
Lorsque, dans les périodes déjà avancées de la néphrite
interstitielle, on constate les signes de l'affaiblissement
du cœur, que l'urine baisse, bien que le rein ne s'oppose
pas absolument à la sécrétion de l'urine, le malade peut
retirer certains bénéfices de l'emploi de la digitale. Dans
tous les cas, on doit être très prudent en prescrivant ce
médicament chez les albuminuriques, parce que de faibles
doses peuvent rapidement s'accompagner de phénomènes
d'intolérance. Son usage ne peut être continué pendant
longtemps précisément parce que le médicament exaspère
les troubles gastriques qui tourmentent déjà les brightiques.

Dans la néphrite parenchymateuse, la digitale ne doit
de même être employée que si on en surveille de très près
les effets. Les mêmes recommandations s'appliquent à
l'emploi de la digitaline cristallisée qui se donnera par
quart de milligramme jusqu'à la dose de 1 milligramme
en vingt-quatre heures.

Le *strophantus* présente peut-être sur la digitale l'avantage d'une action beaucoup plus rapide. Tandis que la
digitale ne produit ses effets diurétiques qu'au bout de
deux ou trois jours, l'action du strophantus est presque
immédiate. On n'a pas à craindre des effets irritants sur
le rein et ce médicament détermine l'augmentation des
urines pourvu que la sclérose rénale ne soit pas trop
avancée.

La *spartéine* peut rendre des services dans le cas de défaillance du cœur, surtout lorsqu'il existe de l'arythmie.

Le *convallaria majalis*, l'*adonis* peuvent réussir et doivent
être essayés lorsque les autres moyens ont échoué. Leur
importance en tant que toniques du cœur est d'ailleurs
quelque peu secondaire.

Relativement à leurs indications, Lecorché et Talamon font remarquer que ces médicaments, principalement la digitale, doivent être employés non pas seulement dans les phases avancées de la maladie de Bright, lorsque le cœur s'affaiblit, mais dans les poussées aiguës secondaires ou même dans le mal de Bright aigu lorsque le cœur fléchit devant l'obstacle développé dans les reins. Dans le mal de Bright aigu, un traitement antiphlogistique énergique doit en même temps être institué. « La combinaison des deux médications, antiphlogistique et diurétique, disent ces auteurs, est pour nous le meilleur moyen, dans les cas de ce genre, de lutter à la fois contre la congestion inflammatoire rénale et la dilatation asthénique du cœur, et d'en prévenir les conséquences nécessaires, l'infiltration générale et la toxémie urémique. »

Les *eaux minérales* jouent encore un rôle important à titre de diurétique dans le mal de Bright. Nous aurons l'occasion de revenir sur ce traitement hydrominéral. Il faut encore faire remarquer ici que chaque maladie réclame des diurétiques spéciaux. Si l'anurie a été déterminée par l'emploi répété de vésicatoires, on devra employer des tisanes d'orge perlé, de chiendent, le lait, enfin la série des diurétiques émollients.

MÉDICATION PURGATIVE. — On peut faire intervenir les purgatifs dans le traitement de l'insuffisance rénale pour plusieurs raisons. La première est que la muqueuse intestinale peut, jusqu'à un certain point, suppléer en tant qu'émonctoire au rein, qui représente une voie supplémentaire pour l'élimination des matières solides de l'urine : urée, matières extractives, etc. Par conséquent, on peut, par l'emploi des purgatifs, retarder l'apparition de symptômes urémiques imminents. En second lieu, les purgatifs produisent à la surface de l'intestin une transsudation abondante de liquide par une hyperhémie des glandes de l'intestin, action qui est très efficace pour combattre les hydropisies accompagnant les néphrites.

Enfin, la révulsion qu'ils produisent sur une grande

surface ne doit pas être négligée au point de vue de ses
effets sur diverses complications inflammatoires du mal
de Bright, et surtout sur l'état congestif du rein. Toutefois, l'irritation ne doit pas être portée trop loin sous
peine de voir s'augmenter l'albuminurie. En outre, la
présence à la surface de l'intestin des matières extractives,
et notamment de l'urée, pourrait irriter la muqueuse et
déterminer une entérite plus ou moins grave si l'action
purgative était trop souvent répétée. Il est donc bon d'être
prévenu des avantages et des inconvénients des purgatifs
afin d'en surveiller l'action et de rester dans une bonne
mesure. Dès qu'il existe un affaiblissement général, un
état cachectique, comme cela arrive dans la néphrite parenchymateuse, dès que la diarrhée s'établit spontanément, indice de lésions intestinales ou d'une entérite
urémique, il faut s'abstenir des purgations qui n'auraient
d'autre effet que celui d'aggraver la situation.

Les purgatifs énergiques seront surtout indiqués dans
les cas de danger pressant, lorsque surviennent les signes
d'une urémie grave ou encore lorsqu'il y a intérêt à faire
disparaître rapidement des épanchements qui constituent
deux dangers par leur localisation et leur abondance,
dans le cas d'hydrothorax, par exemple.

Les purgatifs doux doivent le plus souvent être employés,
surtout dans les cas où se montrent les signes d'un embarras gastrique menaçant l'état général par sa persistance.

A ces deux ordres d'indications, correspondent deux
ordres de purgatifs ; les uns salins, les autres drastiques.
On a beaucoup discuté sur les avantages et les inconvénients des uns et des autres, les uns préférant les purgatifs drastiques parce que les sels irritaient les reins, les
autres rejetant les purgations drastiques parce qu'elles
pouvaient entraîner des désordres graves du côté de l'intestin. On est arrivé à peu près à s'entendre aujourd'hui,
et d'une manière générale on emploie les purgatifs doux
ou les sels purgatifs dans le plus grand nombre de circons-

tances. Leur avantage consiste en ce qu'ils ne déterminent pas de superpurgations, qu'ils n'irritent pas l'intestin, ne retentissent pas sur les reins, comme Frerichs l'a prétendu, et n'empêchent pas la diurèse.

Leur emploi est indiqué toutes les fois qu'il se produit une poussée inflammatoire du côté des reins, accompagnée d'oligurie, lorsqu'il y a des symptômes d'urémie légère, tels que la torpeur intellectuelle, la céphalalgie, lorsqu'enfin, comme il a été dit plus haut, il existe des troubles gastro-intestinaux peu graves. Dans tous ces cas, on emploiera les eaux minérales purgatives, renfermant du sulfate de soude, de magnésie; on peut employer la crème de tartre, le calomel à la dose de 0,60 centigrammes qui présente l'avantage de joindre une action antiseptique à une action purgative.

Les purgatifs drastiques sont indiqués seulement dans quelques cas qui ne sont pas exceptionnels, mais qui sont assez graves pour compromettre rapidement l'état général ou même constituer un danger immédiat.

En premier lieu, les phénomènes urémiques survenant brusquement à la suite d'une poussée aiguë, constituent une indication urgente; telles sont la céphalalgie, la torpeur, les menaces de convulsions urémiques ou de coma.

Les drastiques trouveront en second lieu leur emploi dans les hydropisies abondantes, tenaces ou qui menacent l'existence par leur siège, alors que la polyurie persistante ne suffit pas à écarter les complications.

Les inflammations pulmonaires, l'œdème étendu du poumon constituent encore une source d'indications pour provoquer une dérivation intestinale.

Ces purgatifs sont très nombreux : nous citerons l'huile d'épurge employée par Martin-Solon, la coloquinte et la gomme-gutte recommandée par Rosenstein. Celle-ci aurait des propriétés diurétiques qui la font préférer. L'élatérine, purgatif drastique très violent, est très en faveur auprès des médecins anglais, surtout en cas d'hydropisie. Elle s'emploie à la dose de un centigramme en pilule toutes les trois ou quatre heures, jusqu'à effet purgatif. La teinture de jalap composée ou eau-de-vie allemande associée ou non au sirop de nerprun s'emploie à la dose de 20 à 40 grammes; elle réussit généralement bien contre les hydropisies. Enfin Garcia y Alvarès employait surtout l'émétique en lavage, c'est-à-dire à la dose de cinq centigrammes par jour pendant six à huit jours.

MÉDICATION DIAPHORÉTIQUE. — L'emploi de cette médication date déjà d'une certaine époque, car on a connu de bonne heure les relations qui existent entre les fonctions des reins et celles de la peau. Bright lui-même attachait une grande importance à l'entretien des fonctions cutanées, et l'intérêt qui s'est attaché à la conservation de ces fonctions n'a fait que grandir jusqu'à nos jours. Semmola s'est attaché d'autre part à en faire remarquer l'importance. Tant et si bien que lorsqu'on emploie la médication diaphorétique dans la maladie de Bright, ce n'est pas seulement dans le but de combattre les hydropisies, mais encore dans celui de mettre à profit les propriétés vicariantes de la peau à l'égard du rein. C'est surtout Osborne qui se fit, en 1835, le défenseur de cette médication et lui même rapporte avoir guéri par cette méthode un grand nombre de malades.

Wagner regarde cette médication comme indiquée toutes les fois qu'il y a des hydropisies et quand il survient des symptômes urémiques. Cette médication relèverait la quantité des urines ainsi que le taux de l'urée.

D'après le même auteur, les contre-indications de cette méthode sont : la dyspnée intense, la faiblesse générale extrême; la même médication ne devrait pas non plus être employée chez les individus encore très vigoureux et pléthoriques, parce que, chez ces derniers, le cœur serait soumis à une excitation trop forte et travaillerait outre mesure.

La diaphorèse peut s'obtenir de plusieurs manières. D'abord par l'emploi de boissons chaudes, du thé, des eaux de Seltz ou de Vichy chaudes, par l'emploi de la poudre de Dower, de l'acétate d'ammoniaque, des préparations sulfureuses. Mais aucun de ces moyens internes d'une action d'ailleurs incertaine, n'égale la pilocarpine, ou le jaborandi. Deux centigrammes de pilocarpine en injections sous-cutanées suffisent pour déterminer une sudation extraordinaire qui peut amener l'élimination de deux litres de liquide. Il est certain que l'emploi répété, plusieurs jours de suite, d'une faible dose de pilocarpine peut amener une amélioration des plus manifestes dans l'état du brightique : les œdèmes se résorbent, la sécrétion urinaire se rétablit, les accidents urémiques se dissipent, et comme il se produit en même temps que la sialorrhée une hypersécrétion des glandes buccales et pharyngiennes, il en résulte que les malades éprouvent un soulagement marqué du côté de leur pharyngite chronique. Ils ne se plaignent plus d'ardeur et de sécheresse de la bouche, les mucosités pharyngiennes se détachent plus facilement.

Toutefois les auteurs ne sont pas unanimes sur les bons effets de la pilocarpine. Gubler, qui fut un des premiers à employer le jaborandi dans l'albuminurie chronique avait bien obtenu une diminution de l'albuminurie et de l'œdème, mais il avait constaté en même temps l'aggravation des troubles gastriques et une grande faiblesse générale.

Wagner considère que l'action de la pilocarpine dans les hydropisies brightiques est assez incertaine et ne produit pas toujours la diaphorèse. Pour lui, l'emploi de ce médicament serait contreindiqué dans les cas de défaillance du cœur, de bronchite intense, de dyspnée de cause inconnue ; les nausées, les vomissements sont très fréquents. L'œdème pulmonaire a pu se produire avec la pilocarpine au dire d'Œrtel ; Wagner ajoute que cette substance peut produire des malaises et le collapsus contre lequel on peut employer les injections d'éther et le cognac. D'un autre côté la sudation par la pilocarpine échoue parfois chez les brightiques. Règle générale, on n'emploiera la pilocarpine que chez les malades encore vigoureux,

s'il n'existe aucune lésion du myocarde, ni aucune complication pulmonaire. C'est dire qu'on doit la proscrire
chez les brightiques à une période avancée, lorsqu'ils
portent l'empreinte de la cachexie. En conséquence c'est
surtout dans le mal de Bright aigu qu'il faut attendre les
meilleurs services de la pilocarpine.

Les procédés externes qui peuvent déterminer une sudation abondante sont assez variés. Ils ont été vivement
recommandés en Allemagne, notamment par Bartels, qui
se proposait pour le traitement diaphorétique d'agir favorablement sur les reins en supprimant une partie du travail des reins. Pour lui l'augmentation de la diurèse sous
l'influence de ce traitement était une preuve de l'amélioration de l'inflammation rénale. Cet auteur employait les
bains d'eau chaude maintenus à la température de 40°.
Le malade qui en sortait au bout d'une heure ou plus était
enveloppé dans la cabine chauffée de couvertures de laine
afin de soutenir la transpiration pendant plusieurs
heures. Bartels proscrivait les bains russes comme offrant
un certain danger, mais il recommandait les bains d'air
chaud qui entraînent des sudations très abondantes sans
danger pour les malades.

Plusieurs méthodes ont encore été employées.

D'abord celle de Liebermeister qui consiste à plonger le
malade dans un bain à 38° et à élever la température peu
à peu jusqu'à 40 ou 42°. On laisse le malade aussi longtemps que possible dans ce bain, pendant une demi-heure
ou une heure. On l'enveloppe ensuite dans un drap chaud
et des couvertures chaudes, après quoi il est porté dans
son lit où il reste environ trois heures. Cette méthode
produit une diminution de poids de 1 à 2 kilogrammes chez
l'adulte après chaque bain. Pendant le bain, le malade
peut boire à volonté.

Dans la méthode de Ziemssen, on se contente d'envelopper le malade dans des couvertures très chaudes et de
le laisser suer ainsi pendant deux ou trois heures. Le drap
mouillé appliqué sur le corps du malade est trempé dans

l'eau chaude. Cet enveloppement chaud conviendrait surtout aux malades dyspnéiques, à ceux qui présentent de la défaillance du cœur ou une hydropisie très considérable.

La méthode de Leube s'emploie également chez les malades cardiaques ou très hydropiques. Elle consiste à plonger les jambes dans un bain à 38° qu'on élève graduellement à 42°, à les y laisser quarante-cinq minutes, puis à les envelopper d'une bande de flanelle et d'une toile cirée et à les laisser enveloppées pendant six ou douze heures.

Quelle est la valeur de cette médication? Comme les autres, elle est purement symptomatique et convient surtout pour combattre les hydropisies, mais elle est sans effet sur la lésion rénale. Elle agit peut être moins que la médication purgative pour amener une dépuration vicariante du rein, et si l'on veut rester sur ce terrain, il est très probable que les soins continuels, quotidiens de la peau, tels que les frictions stimulantes, les frictions sèches, le massage, ont une action au moins aussi favorable et certainement moins dangereuse.

Le danger des sudations exagérées par les bains chauds est d'affaiblir encore le cœur, de prédisposer aux syncopes, de déterminer quelquefois la congestion des poumons. Si l'hydropisie disparaît rapidement, ce qui est assez fréquent, le malade se trouve exposé à des accidents urémiques par suite de la rentrée dans la circulation d'une grande quantité de matières extractives immobilisées dans les liquides des œdèmes. De là des attaques éclamptiques et comateuses dont Bartels, si partisan de ce traitement, a observé lui-même un exemple. Enfin la perte considérable de principes aqueux peu riches en urée et autres produits, contribue à augmenter la concentration de ces substances dans le sang, ce qui constitue un danger auquel on peut parer en faisant ingérer au malade de grandes quantités de liquide.

On se gardera de cette médication surtout dans la néphrite interstitielle avancée avec hypertrophie cardiaque, les lésions du cœur pouvant être aggravées par la congestion pulmonaire.

D'une manière générale la méthode peut être employée chez les sujets robustes dans les néphrites récentes pour faire disparaître des hydropisies; dans les cas plus anciens, il faut ne garder de cette méthode que les procédés de douceur qui ne peuvent augmenter la faiblesse tout en procurant un fonctionnement convenable de la peau.

Traitement des hydropisies. — Les œdèmes, dans le mal de Bright, se développent soit dans les formes aiguës au début de l'affection, soit dans les formes chroniques à la fin de l'évolution ou pendant les poussées aiguës. Dans le premier cas, l'œdème qui peut apparaître dès le début de la maladie avec l'albuminurie et les symptômes généraux, ne reconnaît pas les mêmes causes que l'œdème du mal de Bright chronique. Tout tend à prouver qu'il est sous la dépendance de lésions ou de modifications sans doute passagères des petits vaisseaux de la périphérie. Cet œdème initial a une tendance à disparaître spontanément et disparaît très rapidement sous l'influence du régime lacté qui agit ici comme diurétique; son traitement ne paraît pas offrir de difficultés au point de vue thérapeutique. Il n'en est plus de même des œdèmes de formes chroniques. Les hydropisies sont d'ailleurs beaucoup plus fréquentes et précoces dans la néphrite parenchymateuse où elles dépendent à la fois de l'état cachectique, de l'anémie et de la compensation insuffisante du cœur.

Dans le gros rein blanc, le traitement des hydropisies doit être celui même de l'état général qui est la principale cause des œdèmes. Au premier rang, vient le traitement tonique; on doit éviter, au contraire, les traitements qui, malgré leur efficacité contre les hydropisies, pourraient aggraver l'état général; on doit ainsi proscrire les drastiques qui détermineraient facilement de l'entérite. Les bains chauds ne doivent être employés que si l'état général est encore assez bien conservé. Si l'état cachectique est prononcé, il faut renoncer à ces grands bains, et employer de préférence les enveloppements des membres inférieurs; les bains de pieds chauds suivant la méthode de Leube, auxquels on peut joindre le massage et les frictions.

Les diaphorétiques, principalement les injections de pilocarpine, peuvent rendre ici quelque service.

Dans les périodes avancées de la néphrite interstitielle, il ne faut pas perdre de vue que l'œdème toujours tardif est la conséquence de la rupture de la compensation du cœur. C'est cette idée qui doit servir de guide au traitement. On devra donc éviter tous les moyens qui peuvent affaiblir le cœur et exposer les malades à un collapsus dangereux. Les bains chauds, les bains de vapeur, et même l'emploi de la pilocarpine doivent être évités pour cette raison et comme dans toute affection cardiaque.

Le traitement consistera surtout dans l'emploi des toniques cardiaques et des diurétiques, auxquels on pourra joindre l'emploi ménagé des dérivatifs intestinaux.

La digitale est le premier tonique du cœur à employer, comme nous l'avons dit, on surveillera son emploi afin d'éviter des effets cumulatifs et des accidents d'intoxication. On pourra recourir encore au strophantus ou mieux au sulfate de spartéine, dont l'action est assez rapide. A tous ces moyens, on pourra associer les diurétiques principalement la caféine, le calomel, plus rarement la scille qui a la réputation peut-être surfaite d'irriter le rein. Les purgatifs seront employés une ou deux fois par semaine. On peut employer ici les drastiques, surtout l'eau-de-vie allemande, le bitartrate de potasse associé au jalap. Jendrassik a encore proposé d'associer le calomel au jalap afin d'obtenir des effets diurétiques. Les malades prennent par jour 20 centigrammes environ de calomel et de jalap qui provoqueraient une diurèse abondante. On cesse le médicament quand cet effet se produit. Mais ces moyens détermineront plus souvent de la diarrhée et des effets purgatifs dans le petit rein granuleux, car dans cette affection il ne faut pas oublier que lorsque l'atrophie est arrivée à sa der-

nière période et que la force du cœur baisse, les effets
diurétiques sont très difficiles à obtenir, surtout parce
que la stimulation du rein ne produit plus d'effet et n'a
plus d'éléments sains sur lesquels elle puisse s'exercer.

Pour ce qui est de l'emploi et de l'action des diurétiques
et de la balnéothérapie, nous renvoyons au paragraphe
relatif aux médications diurétique et diaphorétique.

Lorsque les œdèmes sont très prononcés, que les membres
inférieurs sont devenus énormes, que l'hydropisie
gagne le scrotum et la paroi abdominale, on est quelquefois
obligé de recourir à l'évacuation mécanique du liquide
de l'hydropisie. Quand tous les moyens médicaux ont
échoué. Deux méthodes se présentent ici : La première
consiste à faire de simples mouchetures avec une aiguille
ou avec une lancette et à laisser écouler le liquide. Ce
moyen est dangereux, car il n'est pas rare de voir survenir,
à la suite de son emploi, des inflammations cutanées
de mauvaise nature, de l'érythème, des lymphangites, des
plaques gangréneuses, qui se produisent facilement sur
une peau déjà altérée et mal nourrie. On doit donc rejeter
ce procédé par trop primitif.

Et cependant on ne peut renoncer à cette méthode
d'évacuation dans les cas extrêmes, car la sortie d'une
grande quantité de liquide produit toujours du soulagement
et facilite même le travail du cœur, car lorsque le
tissu sous-cutané est débarrassé du liquide qui l'infiltre,
il n'est pas rare de voir la pression artérielle se relever et
l'urémie augmenter sous l'influence des diurétiques. Il
faut donc choisir une autre méthode, celle qui n'a pas ou
presque pas d'inconvénient pour le malade. Si l'on fait de
simples mouchetures, on nettoie préalablement la peau
et on l'aseptise, et sur les piqûres on applique des bandes
de flanelle chaude. L'instrument doit être flambé avant
l'usage. Chaque fois qu'on change ces bandes de flanelle,
on lave les piqûres avec de l'eau boriquée tiède.

Enfin on emploiera de préférence à cette méthode le
drainage capillaire de Southey. Dans cette méthode qui

est la plus convenable pour éviter les complications cutanées que peuvent entraîner les plus légères lésions de la peau chez les brightiques, on se sert de tubes d'argent qui sont adaptés à un petit trocart. On introduit de deux à quatre canules à chaque jambe, surtout à la partie externe. Pour faire écouler le liquide sans mouiller la peau, ni le lit, on adapte à l'extrémité libre du trocart un tube de caoutchouc qui plonge dans un vase sur le parquet. On peut évacuer ainsi plusieurs litres de liquides en quelques heures; lorsqu'on juge que l'écoulement a été suffisant, on enlève le tube et la petite ouverture qui résulte de la piqûre se ferme rapidement.

Anémie, cachexie. — MÉDICATION TONIQUE ET RECONSTITUANTE. — Cette médication répond à une indication symptomatique qui est de relever l'état général, de soutenir les forces des malades et de combattre l'anémie de plus en plus profonde à mesure que la maladie évolue. On peut trouver dans le traitement médicamenteux les moyens propres à relever la nutrition chancelante, mais les médicaments en ce qui concerne l'indication présente sont sans doute très inférieurs aux mesures hygiéniques que l'on opposera à l'anémie brightique. Cependant ils doivent être pris en considération et ne doivent pas être négligés à l'occasion. Ce n'est évidemment pas une tâche facile que l'on se propose dans la circonstance, car la cause de la déchéance nutritive réside dans la maladie elle-même, qu'il s'agit de combattre. Or toutes les fois qu'il s'agit d'anémies secondaires, les ferrugineux et les reconstituants en général ne sont que des palliatifs d'une faible valeur. Pour le choix de la préparation, on se guidera sur les données générales qui doivent régler l'emploi des préparations ferrugineuses. Chez les sujets qui présentent des troubles dypseptiques on se trouvera bien de l'emploi des peptonates et des albuminates de fer. Le citrate de fer ammoniacal, le tartrate ferrico-potassique sont d'excellents ferrugineux en général bien supportés. L'iodure de fer pourrait être employé de préférence dans

les périodes avancées de la néphrite interstiticlle. Le per-
chlorure de fer sera indiqué surtout lorsqu'il se produit
facilement des phénomènes hémorrhagiques.

Les ferrugineux sont indiqués dans toutes les périodes
du mal de Bright, qui sont accompagnées d'anémie. Sous leur
influence, la nutrition se relève, la coloration du visage
reparaît, l'état général est meilleur. On retirera de bons
effets des ferrugineux surtout lorsqu'un traitement un peu
prolongé par régime lacté exclusif aura affaibli le malade.
On peut dans ces cas obtenir une amélioration remarquable, non seulement dans l'état général, mais même du
côté des reins, car la diminution ou la disparition de l'albuminurie témoigne de l'amélioration des lésions rénales.

L'arsenic qui a été recommandé par Lauder Brunton
comme modificateur de la nutrition est loin de valoir les
ferrugineux pour combattre l'anémie du mal de Bright.

On doit surveiller avec soin les effets des ferrugineux
chez les brightiques ; il arrive parfois, en effet, surtout chez
les malades qui présentent une hypertrophie du cœur,
que ces préparations déterminent facilement des phénomènes congestifs du côté des reins ou du côté des poumons. Dans ces cas, la médication doit être immédiatement
suspendue. Les phénomènes d'excitation vasculo-cardiaque
se rencontrent principalement dans la néphrite interstitielle et peuvent facilement conduire aux hémorrhagies.

Les toniques amers et astringents, tels que les préparations de colombo, de rhubarbe, de noix vomique et surtout
de quinquina seront prescrits avec avantage chez la plupart des brightiques, car ils contribueront à relever la nutrition et à améliorer les fonctions digestives.

Traitement de l'urémie. — Nous avons vu que l'urémie
se manifeste par des phénomènes excessivement variés.
Les uns sont tellement bénins en apparence qu'on ne connaît leur véritable nature qu'après avoir soumis le malade
à une analyse clinique minutieuse, qui finit par révéler
une lésion rénale. On peut dire que le plus grand nombre
des symptômes du mal de Bright sont des manifestations

urémiques, et cependant lorsqu'on parle du traitement de l'urémie ce n'est pas de ces accidents légers qu'il s'agit, mais de symptômes beaucoup plus graves qui mettent l'existence même du malade en péril. Entre ces phénomènes légers, mais d'origine nettement urémique et les accidents graves dont nous venons de parler, la série est ininterrompue et il n'est pas possible d'assigner une limite entre les premiers qui sont considérés habituellement comme des symptômes du mal de Bright, et les seconds que l'on regarde comme des accidents avérés de l'urémie. La condition majeure de l'urémie est l'imperméabilité rénale qui atteint tous les degrés, la cause des accidents est la rétention dans l'organisme de produits toxiques qui ont plusieurs sources. La première de ces sources réside dans les phénomènes nutritifs qui aboutissent à la formation de produits toxiques extrêmement variés que le rein a pour fonction d'éliminer; une seconde origine de produits toxiques réside dans l'alimentation qui introduit dans l'organisme des alcaloïdes cadavériques contenus dans les aliments; on peut en trouver une troisième dans l'élaboration vicieuse des aliments dans le tube digestif. Les fermentations digestives aboutissent à la production de ptomaïnes qui, résorbées, sont la cause d'une intoxication. Diminuer ces sources de produits toxiques est une des indications principales du traitement préventif de l'urémie. La seconde indication consistera à éliminer au dehors, soit par les reins soit par d'autres émonctoires les produits toxiques; la troisième indication à remplir sera de détruire ou de neutraliser les toxines qui ne peuvent être éliminées. Telles sont les indications qu'on pourrait appeler pathogéniques de l'urémie; elles répondent en même temps à la prophylaxie de l'urémie, que l'on doit toujours avoir en vue dès qu'on se trouve en présence d'un néphritique.

A côté de ce traitement qui tient surtout compte des indications, il faut placer le traitement symptomatique de l'urémie et qui, là comme ailleurs, cherche empiriquement de son mieux à combattre la manifestation et à soulager

au plus tôt le malade. Nous n'avons pas à insister sur les
symptômes urémiques légers ; leur traitement est le même
que celui de l'insuffisance rénale. Il n'y a pas ici péril en
la demeure, et le traitement bien institué peut, en quelques
jours, amener un changement complet dans la situation.
Nous avons examiné les moyens propres à rétablir la perméabilité des reins, et ceux qui sont destinés à stimuler les
émonctoires vicariants, nous n'avons pas à y revenir. Parmi
les symptômes urémiques nous envisagerons surtout ceux
qui contribuent à affaiblir le malade et ceux qui le menacent dans son existence.

TRAITEMENT PHOPHYLACTIQUE DE L'URÉMIE. — Ce traitement
se confond en grande partie avec celui de la maladie elle-
même, et tous deux ont pour but de maintenir le bon fonctionnement du rein et de réparer les lésions. C'est d'abord
le traitement de l'insuffisance rénale dont nous avons
parlé plus haut, à mesure que les lésions rénales progres-
sent et que le cœur s'affaiblit l'urémie grave devient de
plus en plus imminente. C'est alors qu'il faut s'efforcer
d'éloigner toutes les causes qui peuvent exagérer subitement la tension vasculaire ou la congestion des reins. On
se rappellera qu'une émotion morale vive, un excès de
table ou l'impression du froid peuvent devenir des causes
occasionnelles de l'urémie ; l'attention des malades doit
donc être attirée sur ce point de prophylaxie. Le malade
devra de même éviter de se livrer à des fatigues exagérées,
à de longues courses, toutes causes qui ne peuvent qu'augmenter la production des déchets organiques et augmenter
l'encombrement du sang. On doit être également très
réservé dans l'emploi des moyens diaphorétiques ou drastiques qui entraînent une déperdition aqueuse abondante
et accroissent dans le sang la proportion relative des matières destinées à l'élimination. D'un autre côté, il ne faut
pas perdre de vue que la résorption rapide des œdèmes
peut être suivie de phénomènes urémiques, comme Bartels en a cité un exemple probant. Ce fait est cependant
fort rare.

TRAITEMENT CURATIF. — Le traitement a pour but, comme on l'a vu, de favoriser l'élimination des produits en rétablissant la perméabilité des reins. Cette première indication sera remplie par la médication antiphlogistique qui permettra de combattre la congestion des reins. Nous connaissons les moyens par lesquels on y arrivera. On emploiera les sinapismes, les saignées locales par les sangsues ou les ventouses scarifiées. Le meilleur mode d'application sera l'emploi très souvent répété des ventouses sèches qu'on ordonnera tous les jours ou même plusieurs fois par jour dans les cas graves. On les applique sur la région lombaire, et on peut les alterner avec les ventouses scarifiées.

Il est un point cependant sur lequel nous insisterons ici et que Renaut (de Lyon) a bien mis en relief, c'est la fausse imperméabilité de certains reins brightiques qui conduit à des phénomènes graves sans qu'il existe cependant des lésions très sérieuses. Dans ces cas, la thérapeutique bien dirigée donnera des résultats très rapides. Cette fausse imperméabilité est déterminée par un œdème anémique favorisé par la disposition du tissu conjonctif dans le rein à la périphérie du lobule. Cet œdème subit et intense peut se produire sur un rein sain ou malade; il se développe au centre du lobule le long des rayons médullaires, à la périphérie autour des artérioles afférentes et des glomérules. Le liquide de l'œdème acquiert rapidement une pression suffisante pour aplatir et obturer les vaisseaux sanguins par contre-pression. Les glomérules sains ou malades ne reçoivent pas plus de sang que le centre anémique et blanc de la papule ortiée produite par cet œdème. La sécrétion s'arrête net, et si le processus est généralisé dans toute l'écorce du rein, ce dernier est annulé, et l'urémie se produit.

Dans ces cas de congestion intense du rein, créant par contre-pression l'œdème anémique des systèmes glomérulaires de tout le labyrinthe rénal, le sang, devenu incapable de circuler dans l'écorce, vient distendre et dilater au maximum toute la surface de l'organe sous-jacente à la capsule fibreuse. Outre ce courant de dérivation principal, il y en a un autre ; le sang va injecter les capillaires veineux des bassinets. Les recherches du professeur Renaut de Lyon l'ont conduit à reconnaître qu'à ce niveau la circulation veineuse rénale communique avec celle de l'atmosphère adipeuse, et par l'intermédiaire de celle-ci, avec les réseaux sanguins sous-cutanés et cutanés du triangle de J.-L. Petit. Aussi est-il possible, au moyen de saignées locales, d'agir directement sur cette congestion et de faire cesser en quelque sorte l'étranglement dont les parties actives du parenchyme rénal sont le siège.

Les observations de Renaut démontrent donc d'abord ce fait très important que les reins annulés par un coup d'urémie étaient, en réalité, parfaitement perméables et suffisants, puisqu'ils ont pu devenir, après l'attaque, la voie de décharges d'urée montant au taux énorme de 49 grammes, 54 grammes et 57 grammes en vingt-quatre heures. Il s'agit donc au fond, d'organes très peu altérés et capables de satisfaire aux besoins de la dépuration urinaire, à la condition que l'alimentation donnée aux malades produise le minimum de résidus toxiques.

Dans les cas de néphrite chronique, le traitement préventif de l'urémie doit consister en une alimentation lacto-végétale, mitigée d'œufs et de viande qui, comme celle du porc, ne laissent pas sensiblement de résidus toxiques.

Mais la principale indication pour Renaut est la décongestion systématique du rein, qui doit se faire non seulement par l'application bi-quotidienne de ventouses sèches au niveau du triangle de J.-L. Petit, mais encore par des applications de sangsues.

Pour favoriser le retour de la diurèse et amener l'élimination des principes toxiques, il y a deux méthodes : exciter le rein par les diurétiques directs, ou relever la tension vasculaire par les médicaments cardiaques. Nous avons examiné précédemment le parti qu'on peut tirer des diurétiques et des toniques cardiaques, et nous connaissons les avantages et les inconvénients, les indications et les contre-indications de chacun des agents qui appartiennent à ces médications.

Il faut ensuite chercher à éliminer au dehors les principes toxiques par des voies vicariantes. Nous connaissons l'usage que l'on peut faire des purgatifs et des diaphorétiques. Si ces agents peuvent beaucoup pour l'élimination de l'eau et partant pour combattre efficacement les hydropisies, leur action est beaucoup plus incertaine en ce qui touche l'élimination des substances toxiques, causes de l'urémie. En effet, cette élimination est très faible, et comme on soustrait de l'eau, il en résulte deux inconvénients, qui sont l'abaissement de la tension vasculaire et l'augmentation de la richesse du sang en principes toxiques, augmentation qui résulte de la déshydratation du sang. Le professeur Jaccoud reproche de son côté à la pilocarpine le danger de favoriser l'œdème pulmonaire. On peut en dire autant de l'emploi des vomitifs, des purgatifs drastiques, qui, dans quelques cas, ont eu des effets désastreux. On sera donc très prudent dans l'emploi de la médication purgative et diaphorétique appliquée à la cure de l'urémie.

Nous voici maintenant arrivé à un mode de traitement qui a toujours rendu de grands services lorsqu'il s'est agi de combattre les brusques accidents de l'urémie convulsive et comateuse, c'est la *saignée*. Nous avons déjà reconnu certains avantages à la saignée, au début ou dans le cours du mal de Bright, lorsqu'il existe des poussées inflammatoires du côté du rein. La saignée, en effet, a pour avantage de ne pas abaisser notablement la tension vasculaire par suite de la faible quantité de sang qu'on enlève. Elle soustrait ensuite à l'économie une plus grande quantité de matières extractives que par toute autre voie. D'après Bouchard, une saignée de 32 grammes en enlève autant que 280 grammes de liquide diarrhéique et que 100 litres de sueur. La saignée trouve son indication surtout dans les néphrites aiguës, curables. Dans ces cas, la soustraction de 300 à 500 grammes de sang, si le sujet est vigoureux, amène une détente rapide de tous les accidents.

On peut d'ailleurs procéder de deux manières, suivant les cas. Les saignées sont copieuses et peu répétées, ou bien les saignées sont peu abondantes et souvent répétées. Des indications spéciales répondent à chacun de ces procédés. La saignée générale était préférée par Abercrombie, Marshall-Hall, Rayer, qui la renouvelaient deux et trois ou quatre fois par jour, en retirant chaque fois une moindre quantité de sang. Nous avons conseillé deux saignées par jour de 200 à 250 grammes chaque. Dans les cas graves, on devra retirer en une seule fois 3 à 400 grammes de sang ; cependant s'il n'y a pas d'urgence, il est préférable de procéder par saignées répétées et peu copieuses pour ne pas abaisser trop notablement la pression sanguine. La saignée copieuse trouve surtout son indication dans les cas aigus auxquels le professeur Peter donne le nom de sérumurie. L'organisme est alors pour ainsi dire surpris par l'accumulation rapide d'une grande quantité de matières solides et liquides. La saignée fait disparaître cette pléthore et apaise les accidents.

La saignée est contre-indiquée dans les cas d'urémie convulsive et comateuse qui surviennent à la suite de l'évolution naturelle de la maladie rénale et qui ne sont que l'aboutissant, le terme ultime d'autres accidents urémiques moins graves. Si la saignée peut procurer dans ce cas un soulagement passager, l'affaiblissement du malade est plus grand et les accidents se précipitent ensuite plus rapidement.

On a proposé, au lieu de soustraire une certaine quantité de sang, de pratiquer la transfusion du sang non adultéré par des substances toxiques. Bartels cite deux faits favorables où l'opération fut suivie d'une amélioration chez l'un des malades, de guérison chez l'autre. Dieulafoy a pratiqué à deux reprises, chez un même malade, la transfusion du sang ; les opérations furent renouvelées à six semaines de distance pour des états comateux ; les deux fois, la transfusion fut suivie d'une amélioration rapide, mais le malade finit par succomber. Comme on voit, la transfusion est une opération simplement palliative dont le résultat n'est pas durable.

Enfin on doit à Sahli (de Berne) une méthode de traitement consistant en *injections sous-cutanées d'eau stérilisée*, par lesquelles il se propose de produire une sorte de lavage de l'organisme par l'eau, qui entraîne dans l'urine les principes toxiques.

Il propose d'avoir recours à ces injections dans les cas d'urémie consécutive à la néphrite aiguë ou chronique. Voici ce procédé : On lave d'abord la peau au savon et au sublimé, et on injecte à l'aide d'un flacon à plusieurs tubulures dans le tissu sous-cutané de l'abdomen la solution suivante à 20° :

> Eau distillée. . . . . 1 litre.
> Chlorure de sodium . . . . 7 grammes.

L'eau doit être bouillie. On peut injecter à un adulte six litres en vingt-quatre heures, mais en raison des douleurs qui sont d'ailleurs peu persistantes, il vaut mieux injecter un à deux litres rapidement, c'est-à-dire en cinq à dix minutes, et renouveler l'opération au bout de quelques heures ou de quelques jours. Il se produit un œdème local qui ne tarde pas à disparaître.

Sahli aurait obtenu d'excellents résultats de ces injections chez les urémiques. L'œdème n'est une contre-indication que lorsqu'il a envahi les poumons et que le cœur ne se contracte qu'avec peine.

Après avoir facilité la sortie des toxiques hors de l'organisme, une autre indication générale se présente, qui est de restreindre le plus possible la production de ces poisons, quelle qu'en soit la source. Bouchard a eu le mérite d'insister sur ce point.

Contre ces toxines qui sont le résultat de la désassimilation, nous ne pouvons rien pour les restreindre, elles sont le produit naturel du jeu de notre organisme. D'ailleurs, lorsque l'urémie grave s'est déclarée, les mutations sont considérablement ralenties, la production de l'urée et des autres matières est diminuée, l'abaissement de la température corporelle indique le ralentissement des échanges.

Bouchard recommande de lutter contre la source du poison qui réside dans la sécrétion biliaire. On y parviendra par le lait, qui diminue la quantité de bile sécrétée et par le charbon qui agit sur les matières colorantes. Quelques purgations salines entraîneront la bile au dehors.

Pour restreindre la source de produits toxiques introduits par les aliments, on choisira les aliments d'une facile digestibilité, peu riches en matières extractives et en potasse et ne pouvant guère donner lieu à des putréfactions intestinales. On ne donnera pas de viandes, ou seulement des viandes bouillies, on donnera le lait, le blanc d'œuf ; on supprimera le bouillon riche en matières extractives, et comme l'a dit Bouchard, véritable solution de poisons.

On s'opposera à la putréfaction intestinale, d'abord par le choix de l'alimentation. Le lait et le blanc d'œuf, des aliments végétaux seront employés avec avantage. Enfin, on pratiquera l'antisepsie intestinale pour empêcher les putréfactions et la formation de produits toxiques qui les accompagnent. Le charbon, seul ou associé à l'iodoforme, la naphtaline, le salicylate de bismuth, le naphtol et surtout le benzo-naphtol sont, à cet égard, les principaux antiseptiques employés. Nous aurons d'ailleurs l'occasion de revenir sur le régime qui convient aux albuminuriques et sur les diverses indications de ce régime.

Il nous reste à donner quelques indications sur le **traitement symptomatique des accidents urémiques**.

INSOMNIE, NÉVRALGIE. — Contre ces accidents, on peut employer comme palliatifs les narcotiques et les hypnotiques.

On a beaucoup critiqué l'emploi des narcotiques en raison du défaut d'élimination que peuvent présenter les brightiques pour ces médicaments. Il est certain que les reins de ces malades ne sont pas doués d'un pouvoir éliminateur normal. Cependant nous croyons que l'imperméabilité a été beaucoup exagérée et n'existe que lorsque l'atrophie granuleuse est arrivée à son maximum. Presque toujours il existe des fragments de tissus qui peuvent fonctionner et suffire incomplètement sans doute au travail d'élimination des médicaments. Il faut en outre tenir compte des idiosyncrasies qui existent chez les brightiques, comme chez les personnes bien portantes et que le malade pourrait bien exagérer.

Cette proscription de certains médicaments chez les brightiques a visé particulièrement l'opium et la morphine, parce que ces médicaments restreignent plus ou moins la diurèse. Cependant, on a pu employer pendant plusieurs jours des injections de morphine aux doses ordinaires, sans qu'on ait constaté d'accidents. Néanmoins, on sera prudent dans leur emploi, et on les suspendra sitôt que la quantité des urines subira une diminution. L'opium et les injections de morphine ont été employés avec succès pour combattre l'agitation et l'insomnie qui peut résulter de la dyspnée.

Le chloral, au contraire, est un médicament beaucoup plus dangereux pour le brightique. Lecorché et Talamon ont pu chez plusieurs malades déterminer des symptômes de congestion pulmonaire avec crachats hémoptoïques, même aux doses minimes de 2 à 4 grammes en vingt-quatre heures.

Cette action résulte des effets dépressifs qu'il exerce sur le cœur et la circulation périphérique.

L'affaiblissement du cœur déterminé par le chloral peut hâter la rupture de la compensation et préparer des accidents urémiques.

Le bromure de potassium doit être rejeté en raison de son action nerveuse dépressive et de l'action toxique des sels de potassium.

L'antipyrine, si elle ne réussit pas toujours, peut être cependant avantageusement employée pour combattre les névralgies. M. Feeny l'a employée avec succès dans un cas d'albuminurie à la suite d'une néphrite aiguë avec anasarque consécutive à une diphtérie. L'antipyrine ne parut avoir aucune action fâcheuse sur les reins, et la néphrite guérit même très rapidement après son emploi.

Lorsque les troubles cérébraux sont persistants et paraissent tenir à une congestion des centres nerveux, il sera bon d'appliquer quelques saignées qui apporteront un soulagement rapide.

ACCIDENTS GASTRO-INTESTINAUX. — Ces accidents ne dépendent pas toujours de l'urémie nerveuse ; ils sont souvent en rapport avec l'irritation causée par l'élimination des produits à la surface de la muqueuse gastro-intestinale, de là les vomissements et la diarrhée. Celle-ci ne doit pas toujours être réprimée trop rapidement sous peine de voir apparaître les accidents de l'urémie convulsive ou comateuse.

Les vomissements, qui sont une cause d'épuisement par l'obstacle qu'ils apportent à l'alimentation, doivent être traités par les boissons glacées, le lait à petites doses et froid, les boissons gazeuses, la potion de Rivière, le champagne frappé. Bartels recommandait l'emploi de la teinture d'iode. Lecorché et Talamon ont employé avec succès l'acide lactique à la dose de 2 à 6 grammes contre les vomissements incoercibles. Le lavage de l'estomac, employé également par ces deux auteurs, a donné d'excellents résultats entre les mains de Von Oefele (de Munich). Les symptômes gastriques ont disparu, l'état général s'est amélioré et l'albuminurie a beaucoup diminué. C'est donc un moyen à recommander à titre palliatif dans les vomissements urémiques.

Dans certains cas d'urémie gastro-intestinale où la présence de produits ammoniacaux semble démontrée par l'odeur de l'haleine, Frerichs recommandait un traitement qui consistait à neutraliser l'ammoniaque et à la transformer en produits inoffensifs ; dans ces cas qui se traduisent par l'odeur ammoniacale du malade, des vomissements glaireux, le météorisme, la diarrhée, on emploiera l'eau chlorée, l'acide benzoïque, les lavements et les lotions vinaigrées.

URÉMIE RESPIRATOIRE ; DYSPNÉE. — On a préconisé contre la dyspnée causée à la fois par l'anémie et par la défaillance du cœur les inhalations d'oxygène, les ventouses sèches sur la poitrine, la teinture de quebracho ; mais ces divers traitements ne procurent à peu près aucun soulagement. Les inhalations d'iodure d'éthyle ou de nitrite d'amyle calment mieux la dyspnée. Les accès d'asthme urémique seront atténués soit par l'emploi de saignées discrètes, soit par les injections de morphine. On aura d'autant plus de chance de succès qu'on interviendra à une époque où le cœur conserve toute sa force et où les lésions rénales sont peu avancées. Mais lorsque la dyspnée devient continue, on ne peut espérer apporter un soulagement aux malades qu'en employant les toniques du cœur.

Urémie convulsive. — Le traitement symptomatique de l'urémie convulsive consistera dans l'emploi de moyens adjuvants dont les principaux seront les inhalations d'éther et de chloroforme, les lavements de chloral. Ces moyens comptent peut-être parmi les meilleurs que l'on puisse employer dans l'urémie du mal de Bright aigu, urémie qui dans l'espèce représente un accident passager. Il n'en est pas de même lorsque l'urémie est le résultat du développement progressif des lésions rénales. Dans ce cas on ne peut plus compter que sur une action éphémère, et d'ailleurs le coma ne tarde guère à succéder aux convulsions. On pourrait encore, sur le conseil de Lecorché et Talamon, employer les injections sous-cutanées, les lavements d'antipyrine qui pourraient exercer dans ce cas son action sédative. Nous nous sommes servi avantageusement de l'hydrate de chloral administré en lavements à la dose de deux à quatre grammes, associé au bromure de sodium et mélangé à une faible quantité de mucilage de gomme. Ce moyen a paru, notamment dans deux cas d'éclampsie urémique, arrêter complètement les accès convulsifs et favoriser la guérison de nos malades.

Urémie comateuse. — Le coma est l'accident terminal, et souvent ultime de l'urémie et tous les moyens qu'on peut lui opposer restent presque toujours inefficaces. Dans plusieurs cas, nous avons pu retarder l'issue fatale au moyen du procédé suivant : nous pratiquons des injections sous-cutanées d'éther à la dose d'une demi-seringue de Pravaz, renouvelées toutes les heures jusqu'à la disparition du coma. Puis, dès que le malade est, grâce à ce moyen, réveillé de sa torpeur, nous lui faisons inhaler toutes les trois heures 6 à 8 litres d'oxygène en ayant soin d'administrer concurremment 20 centigrammes de caféine dans une infusion de thé ou de café. La caféine contribue à dissiper la torpeur cérébrale, et, en activant la diurèse, favorise l'élimination des principes excrémentitiels qui chargent le sang. Si, en raison de la stupeur du sujet, l'administration par la voie buccale n'est pas possible, on pourra recourir aux injections de valérianate ou de citrate de caféine additionné de benzoate de soude.

D'un autre côté, G. Renaut nous a appris que dans le coma qui survient brusquement, le rein est œdématié ou congestionné, mais momentanément imperméable. Pour lui il faut viser à la décongestion directe du rein momentanément annulé par l'urémie. On y parviendra de plusieurs manières : D'abord par la saignée générale, par la saignée locale, par l'application de sangsues, à raison de six de chaque côté, puis de trois chaque jour jusqu'à ce que cesse l'anurie. Renaut considère que les sangsues sont préférables aux ventouses scarifiées.

On relèvera ensuite la tension vasculaire au moyen de l'ingestion des boissons, du lait principalement. Si l'ingestion de ce liquide ne peut être portée bien loin, on aura la ressource du lavement d'eau pure, à la dose de 250 grammes injectés chaque fois dans le rectum, toutes les deux ou trois heures, à la suite d'un premier lavement purgatif. C'est un moyen non seulement d'élever la pression vasculaire mais de pratiquer le lavage des tissus et d'entraîner les matériaux toxiques accumulés dans ces tissus.

On agit ensuite sur les combustions interstitielles au moyen d'inhalations d'oxygène presque continues. Mais, comme on l'a déjà dit, la réussite de ces moyens dépend de l'étendue des lésions rénales. Il n'y a plus beaucoup à espérer du traitement lorsque le coma n'est que l'aboutissant d'une longue série d'accidents urémiques variés.

CHAPITRE V

TRAITEMENT HYGIÉNIQUE DU MAL DE BRIGHT

Sommaire. — Régime et hygiène prophylactiques. — Traitement hygiénique. Le régime dans l'albuminurie. — *Régime lacté.* — *Régime carné :* viandes, œufs, fromages. — *Régime végétal.* Rôle des hydrates de carbone et des graisses dans la nutrition chez le brightique — *Les boissons. Eaux minérales :* bicarbonatées, sodiques, bicarbonatées et sulfatées calcaires, chlorurées, ferrugineuses, sulfatées, magnésiennes, indifférentes. — *Hydrothérapie.* — Traitement hygiénique des brightiques hydropiques. — De l'urémique. — *Hygiène cutanée* chez les albuminuriques. — Exercice musculaire. — *Conditions cosmiques et climats.* — Traitement hygiénique des néphrites aiguës et du mal de Bright aigu. — Traitement hygiénique des néphrites bactériennes primitives. — Traitement hygiénique de la néphrite parenchymateuse chronique. — Traitement hygiénique de la néphrite interstitielle chronique. — Traitement hygiénique du rein amyloïde. — Traitement hygiénique de la néphrite gravidique.

Dans le traitement des néphrites et du mal de Bright le régime et les mesures hygiéniques semblent avoir gagné de plus en plus de terrain sur le traitement médicamenteux impuissant à arrêter l'évolution de la maladie dans la grande majorité des cas. Dans le traitement diététique nous allons retrouver les mêmes indications que nous avons passées en revue dans le traitement médical.

Régime et hygiène prophylactiques.

Pouvons-nous d'abord, par un régime convenable, empêcher le développement du mal de Bright en mettant à profit les conditions étiologiques? Il aurait été assez dif-

ficile de répondre à cette question il y a quelques années ;
aujourd'hui la réponse n'est pas douteuse. Il est possible,
dans certains cas bien déterminés, d'éviter le développement de la maladie de Bright par un régime et une hygiène convenables. Déjà Bright avait signalé l'influence
que prennent les affections gastro-intestinales sur la production de l'albuminurie et bien que nous entrevoyions
à peine aujourd'hui les transformations que peuvent subir
les matières azotées dans le tube digestif, on commence à
présumer que les produits anormaux, après leur pénétration dans la circulation, ne sont pas inoffensifs pour le rein
qui doit les éliminer. On peut croire que cette action nocive des élaborations vicieuses se fait surtout sentir dans
les diathèses comme le diabète et la goutte, et dans les
infections fébriles et que, dans ce cas, l'action de ces produits s'ajoute à celle des matières toxiques engendrées
par le processus morbide.

Un régime vicieux dans ces affections peut hâter ou favoriser l'albuminurie et entretenir les lésions rénales. Gau
cher a insisté sur le danger des extraits de viande qui, en
dehors des sels toxiques, renferment des poisons organiques et des matières excrémentitielles qui irritent le rein.
Déjà dans les maladies chroniques et dans les fièvres, les
matières extractives se produisent abondamment par suite
des échanges nutritifs qui demeurent incomplets. Le danger devient autrement grand si, à cette cause pathologique
d'accumulation de substances toxiques, on ajoute des
toxines alimentaires. De là la nécessité de surveiller le régime dans les maladies chroniques ; de ne donner au fébricitant que des aliments d'une élaboration facile ne laissant pas de résidus toxiques. Dernièrement Ziegler,
comme nous l'avons vu, a attiré l'attention sur le traitement prophylactique d'une maladie accompagnée presque
régulièrement d'albuminurie, la scarlatine. Il est allé au
devant de la complication en instituant chez tous les
scarlatineux le régime lacté dès le début et le conti-
nuant pendant toute la durée de la maladie. Aucun

de ses malades, assure-t-il, n'a été atteint de néphrite.

Voici comment il procède : dès les premiers jours, le malade prend comme boisson une petite quantité de lait coupée avec de l'eau minérale. A ce moment la perte d'appétit étant absolue, la quantité absorbée est peu considérable. Lorsque l'appétit renaît, les malades prennent progressivement, suivant leur âge et suivant leur appétit, une quantité de lait qui varie de un litre et demi à trois litres par jour. Les malades peuvent en même temps prendre un peu de biscuit et de pain. Le régime est ainsi rigoureusement continué pendant les trois premières semaines de la maladie. C'est lorsqu'on a épuisé cette période d'atteinte qu'on reprend peu à peu l'alimentation ordinaire. Cet effet préventif doit sans doute être attribué à l'élimination beaucoup plus rapide des poisons organiques et des bactéries, qui, ne séjournant plus dans le rein, ne peuvent exercer leur action nocive sur cet organe. Toutefois Hallopeau considère cette pratique comme illusoire, bien qu'il ne donne pas les raisons sur lesquelles il appuie son opinion.

Même dans l'état normal, on peut supposer que, parmi les aliments, il en est un certain nombre qui possèdent un certain degré de toxicité. Or l'action prolongée de ces aliments toxiques, solides ou liquides, peut bien, par l'irritation constante du rein, entraîner une néphrite dont l'évolution est extrêmement lente.

Quant à l'hygiène préventive, il est difficile d'en tracer les règles; mais l'on peut bien supposer avec quelque raison qu'elle n'est autre que celle qui est spécialement dirigée contre la maladie qui nous occupe.

Traitement hygiénique.

Peut-on trouver dans les moyens hygiéniques les éléments d'une méthode curative pour les néphrites et le mal de Bright? Il est difficile de répondre à cette question. A en juger par les résultats de notre intervention dans cette maladie, il est permis de croire que plus tôt l'hygiène in-

tervient, plus la maladie a de chances de guérir sans retour. Les raisons des insuccès doivent surtout être cherchées
dans une intervention trop tardive. Ce n'est pas lorsque
des lésions graves, irréparables, éminemment destructives
se sont établies qu'il faut espérer rétablir la santé. Tout au
plus peut-on arrêter l'évolution, protéger ce qui reste des
parties saines du rein. Mais, dans beaucoup de cas, la
thérapeutique ne pourra que retarder la marche de la
maladie et conduire le malade au terme ultime jusqu'au
jour où les lésions ne sont plus compatibles avec l'existence. La première condition d'un traitement curatif est
donc dans le diagnostic précoce de l'albuminurie qui permet d'instituer le traitement dès les premières phases de
la maladie. En dehors de ces considérations auxquelles la
clinique ne peut donner une formule plus précise, le traitement curatif se confond ici, comme pour le traitement
médicamenteux, avec l'indication symptomatique. Tout
porte à croire, surtout en ce qui concerne le traitement
hygiénique, que combattre les effets des lésions, c'est en
même temps favoriser la réparation de ces lésions, du
moins lorsque celles-ci ne sont pas encore trop avancées.

Indications générales. — Les indications du traitement
hygiénique sont, en premier lieu, de supprimer ou de restreindre au minimum l'albuminurie;

En second lieu, de maintenir et de rétablir la perméabilité du rein, de manière à lui conserver ses fonctions éliminatrices;

Une troisième indication sera de restreindre au minimum la production des toxines et de les détruire, si faire
se peut;

Les hydropisies et l'urémie nous fournissent une quatrième et une cinquième indications;

Enfin une dernière indication nous sera donnée par
l'état général plus ou moins gravement compromis chez
les brightiques.

Nous chercherons d'abord à remplir ces indications au
moyen du régime, après quoi nous examinerons l'influence

plus complexe et souvent difficile à définir des autres facteurs hygiéniques.

Le régime dans l'albuminurie.

Nous avons vu que l'albuminurie, qui passait dans ces derniers temps pour la principale indication du traitement des néphrites, a été reléguée au second plan en face de l'importance des fonctions éliminatrices du rein. Si l'on se propose de guérir ou de diminuer l'albuminurie, c'est surtout parce qu'elle nous témoigne de l'existence de lésions rénales, bien qu'il n'y ait pas toujours de parallélisme entre le symptôme et la lésion.

Toutefois, il n'y a plus, à cet égard, la même unanimité qu'autrefois entre les auteurs et les opinions sont partagées sur les rapports de l'albuminurie avec les diverses formes de l'alimentation. Les uns soutiennent que l'alimentation, richement albumineuse, augmente l'albumine de l'urine et devient ainsi nuisible; d'autres ne croient pas qu'un régime très albumineux augmente l'albuminurie. Les causes de cette divergence résident surtout dans le fait qu'on n'a pas toujours tenu compte de la qualité des aliments.

Une autre indication qu'on a cru voir dans l'albuminurie a été de réparer les pertes en albumine éprouvées par le malade. Quelque grandes que soient ces pertes chez les brightiques, on ne tient plus compte de ce facteur, et l'on suppose qu'elles peuvent être facilement réparées par le régime. En moyenne, les pertes considérables ne dépassent guère 6 à 8 grammes, ce n'est que dans des cas assez rares que ces pertes s'élèvent à 12, 15 ou 20 grammes dans les vingt-quatre heures. En raisonnant par analogie, on peut trouver des faits qui démontrent que ces pertes sont très bien supportées par l'organisme. Il suffira de citer les malades atteints d'ascite qui perdent par les ponctions des quantités souvent plus considérables que les brightiques, sans en éprouver de dérangements sérieux dans leur santé. Si le brightique se débilite, c'est pour une toute autre raison et parce que, chez lui, la nutrition elle-même est at-

teinte et ne s'effectue pas dans les conditions normales.
Le régime devra varier suivant les diverses conditions dans
lesquelles se présente l'albuminurie, suivant la nature et
le degré des lésions rénales, suivant les symptômes concomitants, surtout les troubles digestifs, enfin suivant l'état
de la nutrition. Une dernière condition du régime est qu'il
doit être suffisamment réparateur. Le Professeur G. Sée a
rappelé à ce propos que la fonction de l'aliment consiste dans
l'apport d'une provision d'énergie qui se mesure par le
nombre de calories dégagées au moment de sa combustion.
1 gramme d'albumine fournit ainsi 4,1 calories ; 1 gramme de
graisse donne 9,3 calories ; 1 gramme d'hydrate de carbone
donne 4,1 calories. Jusqu'en ces derniers temps, on mesurait
la valeur d'un aliment à sa teneur en azote. On sait maintenant que l'albumine sert seulement à la reconstitution des
tissus pour laquelle suffit une petite ration azotée. Celle-ci
a été réduite de 118 grammes [chiffre de Voit] à 70 ou
80 grammes, nécessaires pour maintenir l'équilibre de
l'azote et fournissant environ 287 calories ; pour arriver
au total de 2 800 calories nécessaires au maintien des
forces, il faut ajouter 500 grammes d'hydrates de carbone
et 60 grammes de graisse.

Régime lacté. — D'une façon générale, il n'existe qu'un
seul aliment sous l'influence duquel on voit l'albuminurie
diminuer ou même disparaître, sauf les exceptions que
nous aurons à discuter, cet aliment c'est le lait. Il serait bien difficile d'expliquer les bienfaits de son emploi,
car l'heureuse influence du lait est un fait établi empiriquement. Son emploi rétablit la diurèse, diminue l'albumine urinaire, augmente les principes fixes, surtout l'urée,
fait disparaître les hydropisies et les symptômes qui sont les
uns une menace, les autres une manifestation de l'urémie.
Voilà pour la fonction rénale. Pour les fonctions digestives,
le lait n'est pas un aliment moins remarquable. Il est facilement peptonisé, il se digère aisément dans les circonstances ordinaires et même dans bon nombre d'affections graves. La seule difficulté qu'on rencontre, sous ce

rapport, chez le brightique provient de la quantité considérable qu'il est parfois obligé de consommer.

Au point de vue de la nutrition, c'est un aliment parfait et complet qui suffit à tous les besoins de l'organisme au moins pendant un certain temps et dans certaines conditions. Le lait semble aussi introduire dans la circulation des albumines facilement assimilables; il ne donne pas, comme les viandes, des produits extractifs plus ou moins complexes, inutiles et dangereux pour l'organisme et le rein malade.

Enfin son action favorable résulte de la diurèse qu'il établit et entretient. Le lait est un diurétique de premier ordre. Par la quantité d'eau qui entre dans la circulation, il relève la tension sanguine, première condition de la diurèse; par ses sels, il excite probablement les épithéliums du rein à la sécrétion et, dès lors, l'urée et les autres principes solides de l'urine augmentent immédiatement dans une notable proportion.

Le lait, en résumé, est un médicament-aliment dont les avantages dans les néphrites sont si évidents qu'on n'a pas tardé à tomber dans l'exagération et à le regarder comme une panacée contre l'albuminurie. Cette exagération a ses dangers et ses écueils, et la première règle à observer pour les éviter est de connaître les règles et les indications de son emploi.

Il y a d'abord deux modes de régime lacté : le régime exclusif et le régime mixte. Ce dernier consiste dans une nourriture lactée associée à l'alimentation ordinaire dans une certaine proportion. Dans le régime lacté absolu, le malade ne prend d'autre aliment que le lait.

Le régime lacté absolu est indiqué dans plusieurs circonstances : d'abord dans les néphrites aiguës, toutes les fois que l'albuminurie atteint une certaine proportion. S'il s'agit de néphrites secondaires, consécutives aux maladies infectieuses, sans qu'il y ait un véritable mal de Bright, le lait est indiqué doublement, d'abord parce qu'il constitue la meilleure ressource alimentaire dans les maladies fébriles, ensuite parce qu'il n'y a pas d'autre moyen de combattre la lésion rénale et d'éviter qu'elle s'aggrave ; le lait favorise ici l'élimination des toxines. Cependant, la nécessité de l'observance du régime rigoureux n'est pas absolue. Dans le mal de Bright, au contraire, le régime lacté absolu s'impose d'autant plus que les symptômes sont plus aigus et la marche plus rapide. C'est par le régime lacté qu'il convient de commencer à traiter tout malade atteint d'albuminurie dont la quantité d'albumine fait supposer l'existence du mal de Bright. De même, dans toute poussée aiguë intercurrente d'une néphrite chronique, le lait constitue la seule ressource contre l'inflammation et la suspension relative des fonctions du rein.

D'une façon générale, le temps pendant lequel les malades peuvent supporter la diète lactée est bien suffisant pour permettre à l'albuminurie de s'abaisser au minimum ou de disparaître. Cette durée du traitement exclusif atteint quelques semaines ou deux mois pendant lesquels le malade n'a pas à souffrir de la privation des autres aliments, à condition qu'il ne dépense pas ses forces et reste chez lui. Dans ces conditions, trois à quatre litres de lait suffisent pour sa ration d'entretien. Si l'on admet que cette ration d'entretien comprend 100 grammes d'albumine, 100 grammes de graisse et 250 grammes d'hydrates de carbone environ, on verra que, représentée en lait, le malade devra prendre environ trois à quatre litres de cette boisson alimentaire. Un litre renfermant 40 grammes de matières albuminoïdes, 40 grammes de graisse et 50 gr. d'hydrates de carbone, cela ferait au total, pour quatre litres, 160 grammes d'albumine, 160 grammes de graisse et 200 grammes d'hydrates de carbone. Cette dernière espèce d'aliment en déficit dans le lait est compensée par la plus grande richesse du lait en matières albuminoïdes et en graisse. La composition du lait n'est évidemment pas absolument appropriée aux besoins de la nutrition de l'adulte qui, pour réparer les forces qu'il dépense, a besoin d'une plus grande quantité de matières ternaires. Le lait est la nourriture de l'enfant qui assimile et ne se meut pas. Mais comme, en fin de compte, il y a compensation entre les diverses proportions alimentaires du lait, l'adulte peut se contenter du régime lacté exclusif seulement pendant quelque temps. Le lait renferme encore des sels dont la présence est nécessaire à l'entretien de la nutrition. Il suffit de citer le chlorure de sodium et les phosphates. Quant à la propriété diurétique du lait, elle lui est donnée par l'eau, mais surtout par le sucre de lait.

Comment faut-il donner le lait? Quelques-uns ont conseillé la suppression brusque des aliments autres que le lait. Cette manière de faire n'offre aucun avantage, car le plus souvent l'intolérance surviendrait beaucoup plus rapidement. Il vaut beaucoup mieux tenter de remplacer peu à peu les aliments ordinaires par une quantité de plus en plus grande de lait, la suppression doit en général être graduelle, afin d'accommoder l'estomac au nouvel aliment. La plupart des laits qui servent dans l'alimentation peuvent être employés pour la cure. Le lait de vache est le plus facile à trouver surtout en quantités considérables. On choisira de préférence le lait de vaches nourries et vivant à la campagne; on devra toujours le faire bouillir, ou l'employer après stérilisation, pour éviter la transmission de la tuberculose ou de l'infection typhoïde; il est d'ailleurs prouvé que sa digestibilité n'en est guère amoindrie. Il n'est cependant pas mauvais, le malade devant absorber une grande quantité de lait chaque jour et pendant longtemps, de s'assurer que le liquide ne renferme aucune substance nuisible, telle que l'acide salicylique. On peut encore conseiller le lait d'ânesse, le lait de chèvre, de jument que les malades pourront prendre pour varier leur alimentation et empêcher la saturation. Quel que soit le lait que le malade choisisse, il doit être pris à petites doses d'une à deux tasses toutes les heures ou toutes les deux heures; le premier jour le malade se contente d'un litre, puis il augmente chaque jour la quantité de manière à arriver à trois ou quatre litres au bout de quelques jours.

Mais il est toujours nécessaire de fractionner les doses, si en effet le malade prenait ce lait par grandes quantités à la fois, il risquerait d'éprouver bientôt du dégoût et des troubles digestifs qui le forceraient à suspendre ce traitement. Il est d'ailleurs un signe qui indique que le lait est mal supporté, c'est la diarrhée. Dans ce cas, il faut restreindre les doses ou le supprimer. Si le lait est bien supporté, c'est-à-dire digéré, la constipation est la conséquence de l'accoutumance au régime. Cette constipation s'accompagne habituellement d'un léger état saburral de la langue qui donne à la bouche un goût désagréable. Dans ce cas la constipation sera combattue par l'emploi de purgatifs légers, de l'huile de ricin, de séné, par les lavements laxatifs additionnés de glycérine. Le patient peut commencer par prendre le lait pur sans aucune addition de correctifs, ni de sucre, mais au bout de quelques jours, la monotonie entraîne la saturation; avant que le dégoût se produise, on additionnera le lait de sel de cuisine, de sucre, d'eau de laurier-cerise suivant les cas et les besoins de la situation. S'il y a de la tendance à la diarrhée, le lait sera coupé avec un peu d'eau de chaux, de Vals, de Vichy; quelquefois on est obligé de suspendre la cure ou de prescrire le régime mixte.

Sous l'influence de la diète lactée, la nutrition se maintient d'abord, mais il se produit cependant plutôt une perte de poids plus sensible chez les sujets obèses. La sécrétion urinaire change de caractère, elle augmente d'abord très notablement et le malade devient vraiment polyurique pendant quelque temps. L'urine est claire, pâle, présente constamment un reflet jaune verdâtre qui est caractéristique du régime lacté. La densité diminue d'autant plus que la quantité augmente davantage. Cependant il n'y a pas de proportionnalité, car il y a toujours, en fin de compte, une augmentation de l'urée, des sels et des matières extractives. L'albumine diminue; il faut encore faire remarquer les différences qui existent entre l'urine du jour et l'urine de la nuit. Jaccoud a insisté sur ces faits pour faire ressortir l'action curative que le lait peut avoir sur les lésions rénales. Pendant le jour, tant que le malade est sous l'influence du régime lacté, l'urine émise renferme une quantité minima d'albumine, au contraire l'urine du matin est moins abondante, renferme une plus grande quantité d'albumine que l'urine du jour. Aussi doit-on recommander au malade de profiter des moments de réveil pendant la nuit pour absorber une certaine quantité de lait, de manière à ne laisser aucune interruption dans l'action du régime. De même l'albumine augmente dès qu'on ajoute au régime lacté exclusif des aliments qui, comme les farineux, n'augmentent pas par eux-mêmes l'albuminurie. Disons cependant qu'on s'est départi avec quelque raison de la sévérité des prescriptions sous le rapport de la diète lactée, précisément parce que la disparition de l'albuminurie n'est pas la seule indication du traitement des néphrites et qu'il faut tenir compte d'autres facteurs, notamment de l'état général du sujet.

Quelle doit être la durée du traitement par le régime lacté exclusif? La réponse à cette question ne peut être faite qu'après avoir pris en considération un certain nombre d'éléments. Prenons le cas le plus simple, celui d'une néphrite aiguë avec anasarque. Si le régime est constitué dès le début de la maladie, il y a beaucoup de chance pour qu'au bout de la troisième ou de la quatrième semaine l'albuminurie ait complètement cessé, et qu'on puisse revenir, avec des transitions ménagées, au régime ordinaire. La guérison est, en général, la règle et il n'y a pas à insister davantage sur le régime lacté.

Mais les difficultés commencent avec les formes chroniques. Si l'on se trouve en présence d'une néphrite parenchymateuse chronique avec œdème plus ou moins généralisé, le régime lacté exclusif peut être tenté pendant quelques semaines, si le malade peut le supporter. Ce régime permettra de se rendre compte de l'étendue des lésions et des ressources que la thérapeutique peut utiliser. Pour si peu de temps que le malade doive être soumis au traitement, il faut tenter l'expérience. Les effets sont toujours invariables, la diurèse se rétablit abondamment, les hydropisies disparaissent, l'état général est meilleur. Si l'on examine de temps en temps les urines on constate une diminution de plus en plus marquée. Puis, à partir d'un certain moment, en général au bout de trois à cinq semaines de régime lacté, on constate que l'albumine de l'urine conserve un taux invariable; le régime lacté a donné tout ce qu'il pouvait donner, et à partir de ce moment il ne faut le continuer qu'autant que le malade l'accepte de plein gré. Mais, le plus souvent, la lassitude sera survenue et il faudra conseiller le régime mixte. En outre ce régime est insuffisant et ne peut être continué pendant un temps indéfini. Voici un exemple de régime combiné proposé par le professeur G. Sée.

	Azote.	Graisse.	Hydrate de carbone.
1º Lait, 1 000 grammes.	0,5	30	45
2º Pain blanc grillé, 250 grammes. .	3,2	2,5	150
3º Beurre, 50 grammes.	0,1	45	
4º Sucre, 50 grammes.			50
5º Soupe, 500 grammes.	0,3	7,5	23
6º Café ou thé.	0,2		
7º Macaroni, 100 grammes.	1,5	0,3	76
TOTAL.	5,8	88,3	344

		Calories.
Total en albumine. . . . $5,8 \times 6,25 = 36,25$		148,6
Graisse.	88,3	783,29
Hydrate de carbone.	344	1 410,14
TOTAL DES CALORIES PAR JOUR.. .		2 342,29

Chiffre minimum nécessaire.

L'albuminurie persistante malgré le régime lacté prolongé indique des lésions irrémédiables du rein qui laissent passer l'albumine du sérum.

Lorsqu'on se trouve en présence d'une néphrite interstitielle, le régime lacté a des indications un peu différentes: c'est moins l'albumine, qui est en général peu abondante, qu'on cherche à faire disparaître, que la perméabilité rénale à rétablir. Ce défaut de perméabilité se traduit par des troubles, de la petite urémie, quelquefois par l'urémie grave, dyspnéique ou convulsive, par la disparition de la polyurie et la chute de la quantité des urines au-dessous de la normale. Dans ces cas, le régime lacté relève le taux des urines, rétablit le polyurie qui est la sauvegarde du malade et les menaces de l'urémie disparaissent. C'est là la principale indication du régime lacté dans l'atrophie rénale. On peut ajouter encore que le régime lacté mixte est indiqué à la période de la rupture de la compensation cardiaque lorsque se montrent les œdèmes. Le lait, dans les deux cas, agit comme diurétique et entraîne en dehors les matières extractives et l'eau accumulée dans les tissus.

Enfin le régime lacté exclusif est indiqué dans les diverses formes de néphrite chronique toutes les fois qu'il survient des poussées inflammatoires caractérisées par les douleurs lombaires, la fièvre, la diminution des urines. Une fois que la crise est passée, il ne faut pas soutenir plus longtemps un régime dont les indications sont nettes et qui a produit tous ses effets au bout de quelques jours. D'après ce qui vient d'être dit, on peut conclure que le lait exerce une certaine action curative sur l'albuminurie et les lésions rénales lorsque celles-ci ne sont pas trop avancées. Les partisans de la théorie hématogène du mal de Bright expliquent l'action curative du lait par la faculté d'assimilation facile des albuminoïdes du lait.

Pour Semmola et ceux qui admettent sa théorie, le mal de Bright consiste essentiellement dans le défaut d'assimilabilité des albumines qui, ne pouvant être utilisées sous leur forme, sont livrées à la fonction dépurative du rein qui les élimine. Les albumines deviennent ainsi des corps étrangers qui sont entraînés au dehors, mais cette élimination d'un corps qui ne doit pas passer par les reins amène à la longue les lésions de la néphrite. L'albumine du lait, au contraire, subirait les transformations normales et complètes et deviendrait assimilable. Sous l'influence du régime lacté, l'albuminurie alimentaire est supprimée, il ne reste que la sérine qui continue de passer à travers les reins par suite de lésions persistantes.

Si cette théorie a les apparences cliniques pour elle, on n'a pu encore démontrer en quoi consiste la dyscrasie sanguine, et, jusqu'à présent, toutes les expériences sont contraires à cette manière de voir. Quoiqu'il en soit des explications, il n'en reste pas moins un fait acquis, c'est l'utilité du lait dans l'albuminurie et les néphrites.

L'augmentation de l'urée par le régime lacté peut être expliquée de deux manières, soit par une action diurétique, le rein devenant perméable à la suite de l'accalmie qui se produit dans le processus inflammatoire, soit parce que les albuminoïdes étant mieux assimilés, les combustions organiques s'opèrent plus complètement. Un fait qui semble démontrer que, suivant les cas, il existe une assimilation vicieuse des albuminoïdes dans le mal de Bright, est la différence de tolérance que présentent les brightiques à l'égard des aliments albuminoïdes, des œufs, par exemple. C'est sans doute par ce fait qu'on peut expliquer les divergences que l'on peut constater dans les résultats du régime albuminoïde. Si l'on prend deux brightiques présentant le même aspect clinique, rendant la même quantité d'albumine après qu'ils ont été soumis tous deux au régime lacté et qu'on leur donne une certaine quantité d'œufs, on verra chez l'un l'albuminurie augmenter, tandis que chez l'autre l'albuminurie reste stationnaire. Œrtel cite l'observation typique à cet égard d'un brightique atteint d'œdème et d'hypertrophie cardiaque, qui prit par jour six à dix œufs crus représentant 38 à 64 grammes d'albumine sèche. L'expérience fut continuée pendant dix jours et cependant l'albumine urinaire, qui oscillait entre $2^{gr},35$ et 3 grammes par jour, n'avait pas augmenté. Que faut-il en conclure, sinon que le malade assimilait normalement l'albumine de l'œuf tandis que les lésions rénales étaient restées stationnaires sans être aggravées par ce régime fortement azoté.

Lorsque le malade cesse le régime lacté absolu, le retour au régime varié doit être toujours progressif et se faire par transitions ménagées. On prescrit d'abord des plats préparés au lait, du tapioca, du riz, des pâtes, du chocolat au lait, des fromages frais; peu à peu on remplace le lait par les féculents légers, les légumes cuits, enfin on termine par les viandes blanches, le veau, la volaille, la viande de porc frais qui renferment le moins de toxines. Un repas fait au milieu du jour et composé de viandes légères, de bouillon, de légumes, de fruits cuits sera prescrit au moment du changement de régime. Le soir le malade fera encore un repas composé exclusivement de laitage. C'est ainsi que, peu à peu, s'effectuera le retour au régime ordinaire. Dans tous les cas, le retour à ce dernier régime sera indiqué dès que l'albumine aura atteint son minimum; il serait inutile et même dangereux de vouloir insister plus longtemps sur le régime lacté. Une fois en effet que le niveau minimum a été atteint, il n'y a plus rien à retirer du régime du lait. Si l'on persiste plus que de raison, le malade commence bientôt à ressentir les effets non pas d'un régime insuffisant puisque les quatre litres de lait représentent une ration d'entretien, mais les effets d'un régime uniforme qui entraîne une diurèse trop abondante. Ce régime, d'ailleurs, ne suffit que si le patient ne se livre pas à des exercices exigeant une certaine dépense de forces. La diète lactée n'est possible que si le malade reste au repos, sans se livrer à aucun exercice. Même à l'état normal, le régime lacté finit par amener la perte des forces, l'affaiblissement musculaire, l'apathie générale. A plus forte raison, doit-on éviter tout excès dans les prescriptions diététiques chez des brightiques qui sont déjà anémiés et affaiblis. Le régime lacté intégral dans ces conditions ne pourrait qu'aggraver le mauvais état de la nutrition générale, augmenter la dépression musculaire, et affaiblir le cœur déjà défaillant. Si, par hasard, le régime lacté se trouve indiqué chez un brightique affaibli atteint de poussées aiguës, on ne doit l'employer que le temps

strictement nécessaire pour empêcher les accidents graves
de se produire.

Dans la néphrite interstitielle, la diète lactée n'a pas
d'autre indication que la menace d'urémie et la diminution
des urines. En dehors de ce cas, le lait est plus nuisible
qu'utile et il serait illusoire d'espérer faire disparaître ainsi
une albuminurie qui est toujours très légère et négligeable
en tant que symptôme. Sous l'influence de ce régime, l'affaiblissement général ne tarderait pas à survenir et dès
lors se montrerait un des grands dangers du rein atrophié,
la rupture de la compensation cardiaque avec toutes ses
conséquences.

Il peut même arriver que, lorsque la diète lactée est mal
supportée ou contre-indiquée par suite du mauvais état
général, l'albuminurie augmente. Le fait arrive lorsque le
lait n'est pas digéré ; les malades ont de la diarrhée, du
ballonnement du ventre, et l'affaiblissement général fait
des progrès rapides. Il n'est que temps alors de revenir à
un régime tonique, aux viandes saignantes, aux préparations de fer et de quinquina. Lecorché et Talamon rapportent un fait typique qui montre bien l'importance de
saisir les indications du régime sans les dépasser. « Un
homme de cinquante ans, atteint depuis longtemps d'une
atrophie rénale avec polyurie, albuminurie minime et hypertrophie cardiaque, fut soumis par un premier médecin
au régime lacté absolu. Au bout de huit mois de ce régime,
le malade était tellement affaibli, qu'un second médecin
lui conseilla les toniques, du fer et 200 grammes de viande
crue par jour. Ce traitement lui rendit promptement des
forces, sans augmenter l'albuminurie, qui ne dépassa jamais 50 centigrammes par litre. Malheureusement, il ne
crut pouvoir mieux faire que d'augmenter la ration de
viande crue, et il arriva à en prendre une demi-livre par
jour. Au bout de trois mois, de formidables accès d'asthme
nocturne se produisirent, rapidement la dyspnée devint
continue et les jambes enflèrent. Quand nous vîmes le malade, on constatait une hypertrophie colossale du cœur,

sans souffle, un pouls très fréquent, petit et faible ; les urines étaient très claires, pâles ; la quantité était tombée à un litre et demi ; la proportion d'albumine était de 50 centigrammes à 75 centigrammes par litre. Le malade succomba au bout de quelques jours avec un œdème généralisé et une dyspnée croissante continue, entrecoupée d'accès de suffocation effrayante. »

Dans certaines néphrites secondaires, telles que la néphrite chronique chez les tuberculeux, la néphrite d'origine diphtérique, le rein amyloïde, le régime lacté n'est utile qu'à titre de régime mixte. On sera souvent arrêté chez les tuberculeux par l'aggravation des troubles digestifs qu'entraînera le régime lacté. Lorsque le lait ne peut être toléré, force est de revenir aux aliments ordinaires. M. G. Sée propose, dans ces cas, des fécules azotées, du pain grillé en tranches, des purées ou de la farine de pois, de lentilles ; des fécules peu azotées : pommes de terre cuites à l'eau ou au beurre, riz au lait ; des œufs durs, du thé.

Pour les individus cachectisés et réfractaires au lait, on donnera suivant son conseil : du bouillon avec un jaune d'œuf ; du poisson blanc : merlan, turbot, sole ; le macaroni au lait, au jaune d'œuf. Voici maintenant un menu qu'il recommande aux néphrétiques avancés et fortement albuminuriques : la viande blanche, le riz de veau, la cervelle, les corps gras, le lard avec les choux, le foie gras, la crème ; comme boisson, du thé, du café, du kéfir.

Régime carné. — Viandes. — Comme nous l'avons vu, il serait illusoire de croire que le brightique puisse se passer d'une alimentation autre que le lait. Le régime lacté présente des indications très nettes et ne peut et doit être appliqué que dans quelques circonstances ; sa durée ne peut jamais être très longue, et le malade doit bientôt revenir à un régime varié mais choisi qui constitue le fond de toute alimentation. Ce sont ces règles qu'il s'agit d'exposer. Nous allons examiner d'abord à quelles règles doit être soumise l'alimentation carnée, ses indications, ses contre-indications, dans quelles circonstances elle est utile ou nuisible.

Quelle est d'abord l'influence d'un régime fortement
animalisé sur la nutrition générale ? Hartmann fit sur lui
cette curieuse expérience de se soumettre à une alimentation exclusivement azotée consistant en un kilogramme de
jambon par jour. Cette expérience entraîna l'apparition de
l'œdème des membres inférieurs le second jour et l'albuminurie le quatrième. En remplaçant le jambon par la
viande de bœuf, les accidents cessèrent au bout de
quelques jours. L'albuminurie cependant ne se produisit
pas dans une deuxième expérience faite avec le jambon, et
cet auteur, constata seulement une très forte azoturie qui
se produisit également avec une ration de deux livres de
viande par jour.

Le régime carné excessif peut contribuer à faire apparaître l'albuminurie de plusieurs manières, mais elle ne la
détermine que dans quelques cas qui sont très difficiles à
préciser et qui rentrent dans l'étude et la délimitation de
l'albuminurie dite physiologique. Un fait qui montre bien
que l'albuminurie chez les sujets apparemment bien portants est sous l'influence de l'alimentation, c'est que la
proportion des urines trouvées albumineuses varie du
simple au double selon qu'on analyse les urines du matin
ou les urines de l'après-midi. Il est donc des individus soi-
disant bien portants qui ne sont pas albuminuriques à
jeun, mais qui le sont après les repas. Il est clair que leurs
reins ne sont pas absolument dans un état normal, puisqu'ils laissent passer momentanément l'albumine sous l'influence de la surcharge albumineuse du sang consécutive
au repas. Ces faits sont susceptibles encore d'une autre
explication. Lecorché et Talamon font remarquer que
l'alimentation exclusive fatigue l'estomac dont la fonction
surmenée finit par s'épuiser. Il arrive un moment où la
peptonisation ne se fait plus. Mais l'absorption intestinale
se fait encore pour certaines substances albuminoïdes ; les
recherches de Voit et d'autres ayant montré que la peptonisation préalable n'est pas nécessaire. Ces peptones im-
parfaites, ces hémi-albumoses lancées dans la circulation

vont irriter le rein qui n'est pas fait pour l'élimination de l'albumine.

Pour les auteurs cités plus haut, un grand nombre de maladies de Bright dont l'étiologie reste obscure ne reconnaissent sans doute d'autre cause que cette élimination incessante de produits tirés d'une digestion imparfaite, si le rein est altéré, l'effet de l'alimentation azotée est beaucoup plus marquée et l'albuminurie peut augmenter dans de grandes proportions.

Enfin le régime carné entraîne avec lui encore un autre inconvénient. La viande elle-même ne contient pas seulement des matières albuminoïdes, elle renferme des matières extractives en quantités variables; en outre, son usage immodéré est une cause d'activité plus grande dans les échanges, l'urée augmente, les matières extractives augmentent, et tous ces produits, les uns apportés par l'alimentation, les autres nés des mutations organiques, doivent s'éliminer par le rein. Si cet organe est sain, ce danger n'est pas très grand ni immédiat; mais ces matières extractives peuvent très bien, en irritant constamment le rein, finir par créer des lésions définitives. Gaucher admet que ces matières exercent sur le rein une influence pathogénique même à l'état de santé. Muller avait déjà montré, en 1871, l'action toxique des doses un peu fortes d'extrait de viande. Tous les animaux à la nourriture desquels on ajoute une certaine dose, — 20 grammes par vingt-quatre heures pour un chien de 6 kilogr. 500 — d'extrait de viande, meurent au bout de quelques jours dans le collapsus. Kemmerich, de son côté, a démontré que l'alimentation exclusive par ces extraits tue des animaux plus rapidement que l'inanition. Ajoutons que les extraits renferment une quantité énorme de sels minéraux et surtout de sels de potasse qui contribuent à leur toxicité.

Si le rein est malade, l'emploi d'une alimentation trop richement azotée ou des aliments renfermant des matières extractives en excès entraîne un double danger. Si l'introduction exagérée ou la production excessive de matières extractives suffisent à elles seules pour produire le mal de Bright épithélial, les lésions déjà existantes sur un rein malade seront aggravées du même coup, et cela d'autant plus que ces matières extractives sont entravées. C'est probablement à l'irritation produite sur le filtre rénal par ces matières qu'il faut, d'après Gaucher, attribuer les complications épithéliales de la néphrite interstitielle et la production de la néphrite mixte. Certaines néphrites qui surviennent au cours des diathèses doivent leur existence à l'action prolongée de certains de ces produits qui, comme l'acide urique, surchargent le sang pendant une longue période de la vie. Enfin la surcharge du sang par les produits d'une alimentation trop azotée exige une augmentation de travail du côté du cœur qui s'efforce de vaincre la résistance du rein. La conséquence de cette alimentation, surtout dans la néphrite interstitielle, est d'accroître l'hypertrophie du cœur et, comme corollaire, d'accroître les dangers de la tension sanguine. Mais cette situation n'a qu'une durée limitée, et après la période de compensation, vient la rupture de cette compensation d'autant plus prompte à se produire que le cœur aura été plus surmené. Le régime trop azoté pourra donc hâter l'arrivée de l'asystolie brightique qui se traduit par les œdèmes et la dyspnée.

Voilà pour les dangers. Les contre-indications du régime carné sont bien simples à énoncer : elles sont représentées par les indications mêmes du régime lacté. On doit suspendre le régime carné dans toute néphrite aiguë, dans toute poussée aiguë, le suspendre encore ou le modérer toutes les fois qu'il entraîne une aggravation dans les symptômes et notamment dans l'albuminurie et dans l'oligurie, toutes les fois que se montrent les signes de l'insuffisance rénale, des symptômes d'urémie.

Au contraire, il sera indiqué de reprendre le régime carné avec une certaine abondance toutes les fois que les malades présentent un certain degré d'anémie, de l'alanguissement de la nutrition, que le cœur faiblit et que la tension baisse. Le patient peut suivre un régime carné ordinaire, sauf un choix à faire parmi les viandes, toutes les fois qu'il se trouve dans une période de repos de la maladie, que l'élimination de l'urée et de l'eau urinaire se maintiennent à un taux normal ou tel qui ne fait redouter aucun accident d'urémie; enfin, lorsque l'albuminurie n'est pas notablement accrue sous son influence. Il est même certaines catégories des néphrites, comme les néphrites partielles dont parle Cuffer, qui se manifestent par une albuminurie légère, mais persistante, laquelle n'est en aucune façon influencée par un régime carné convenable. Bien plus, le régime carné, bien dirigé, peut contribuer à diminuer l'albumine dans une très notable proportion chez les brightiques affaiblis, anémiés par un régime lacté trop longtemps prolongé. C'est une preuve que la nutrition étant meilleure, les échanges se font mieux et les matériaux sont mieux utilisés.

Les indications du régime carné étant tracées, il nous faut indiquer maintenant les viandes que les malades doivent utiliser de préférence et celles qui doivent être mises de côté. On se guidera pour faire ce choix sur la richesse des viandes en albuminoïdes et en principes extractifs ou toxiques; moins elles seront riches en albuminoïdes et en matières toxiques ou extractives, mieux elles remplissent les indications. Il faut d'abord faire usage des viandes fraîches dont la putréfaction est très lente. La putréfaction entraîne un grand nombre de ptomaïnes qui sont très dangereuses, non seulement pour l'organisme en général, mais encore pour le rein qui s'irrite sous leur influence pendant le travail d'élimination. Pour la même raison les viandes doivent être bien cuites, le veau, la volaille, les viandes braisées. D'après Dujardin-Beaumetz on peut prescrire la viande de porc qui parait augmenter le moins le chiffre de l'albumine dans les urines. On utilisera les viandes gélatineuses : tête de veau, pied de mouton, poule au riz, bœuf à la mode.

On doit prescrire avec réserve les viandes noires, la

viande crue, qu'on réservera surtout à titre d'alimentation
reconstituante et pour un certain temps seulement aux
brightiques qui sont affaiblis et anémiés. Pour le professeur Sée, les viandes noires absorbées en quantités modérées, ne sont pas plus dangereuses que les viandes blanches.

On rejettera toujours l'usage du gibier, des mollusques,
des crustacés qui renferment, outre des ptomaïnes dues à
la putréfaction, des matières extractives en abondance. Ces
aliments ne manqueraient pas d'être fort nuisibles aux
albuminuriques pour les raisons qui ont été dites. Les
huîtres peuvent cependant être utiles.

Quant aux poissons, les avis sont partagés ; Senator les
recommande, d'autres les rejettent comme augmentant
l'albuminurie. Dujardin-Beaumetz recommande les poissons
de mer lorsqu'ils sont frais. Mais les mêmes poissons
mangés dans les pays éloignés de la mer contiennent toujours une certaine quantité de toxines nuisibles.

Les repas seront toujours peu copieux ; une surcharge
alimentaire entraînerait une augmentation de l'albuminurie en introduisant dans la circulation de l'albumine en
trop grande quantité ou mal élaborée. Mais il est permis
au malade de faire des repas plus nombreux en mangeant
peu à la fois. Dans tous les cas le malade évitera le repas
du soir qu'il remplacera par une légère collation, car c'est
toujours le soir, de quatre à dix heures, d'après Lecorché
et Talamon, que les malades rendent le plus d'albumine.

Enfin une prescription accessoire, mais qui est très importante : on veillera au bon état des fonctions digestives
de l'estomac et de l'intestin. Certains aliments sont mal
supportés par les uns, bien digérés par d'autres : on doit
tenir compte de ces idiosyncrasies. Des digestions incomplètes et vicieuses, des fermentations anormales dans l'intestin entraînent la formation de produits sans doute peu
connus, mais sur la toxicité desquels on est aujourd'hui
fixé. Il y a là une source d'indications très importante qu'il
ne faut pas négliger chez les brightiques.

Œufs. — La question de l'alimentation par les œufs chez

les brightiques a fait l'objet de nombreuses discussions depuis quelques années. On s'est appuyé, pour interdire cet aliment, sur l'expérimentation et sur la clinique. Les résultats ont été souvent contradictoires et les opinions sont encore partagées. Cela tient à ce que les conditions qui conduisent à l'albuminurie alimentaire sont très variées. Il est possible que l'intervention de l'une d'elles suffise pour la produire. Que l'albumine soit absorbée sans être complètement peptonisée, qu'elle soit mal assimilée même après peptonisation complète, enfin que les reins présentent une perméabilité anormale, les autres conditions restant normales, l'albuminurie se présentera dans chacun de ces cas. En clinique les conditions sont plus complexes encore et sont la source d'une difficulté d'appréciation.

Il y a déjà longtemps qu'on a cherché à démontrer la nocuité du blanc d'œuf : Cl. Bernard avait observé sur lui-même une albuminurie passagère ayant mangé quelques œufs durs après avoir jeûné quelque temps. Le même fait a été constaté plus tard par Hammou, Noorden, Ferret. C'est principalement sur l'existence de l'albuminurie alimentaire que ce sont appuyés Senator et Semmola pour proscrire l'usage des œufs chez les brightiques. Mais bientôt des opinions opposées se sont manifestées à la suite d'expériences contradictoires, et l'on verra par la suite que la contradiction est surtout apparente et que, s'il existe dans les expériences quelques divergences, l'accord est assez général sur certains points.

Éliminons d'abord les expériences dans lesquelles on démontre l'influence fâcheuse du blanc d'œuf sur les reins à la suite des injections intraveineuses ou sous-cutanées d'une solution d'ovi-albumine. L'albuminurie est constante et l'on trouve dans l'urine la globuline, c'est-à-dire une albumine identique à celle de l'œuf. L'injection d'une solution d'albumine dans le rectum donne en général les mêmes résultats.

L'albuminurie consécutive aux injections sous-cutanées de blanc d'œuf n'a rien ici qui doive étonner. Nous ne nous trouvons pas dans les conditions de la clinique, nous croyons donc inutile d'insister sur ce point.

Ce qui nous intéresse, c'est de savoir si l'ingestion des œufs peut produire l'albuminurie chez l'homme sain et l'augmenter chez les brightiques et dans quelles conditions ce résultat se produit. Stokvis, un de ceux qui ont étudié depuis longtemps cette question, avait parfaitement vu que l'albuminurie par les œufs ne se produit que si l'on ingère une grande quantité d'œufs crus ou très peu cuits. Lecorché et Talamon sont de même arrivés à une conclusion analogue. Les auteurs distinguent entre les œufs dont l'albumine a été coagulée par la coction et les œufs crus ou incomplètement cuits. L'albumine des œufs cuits ne peut être absorbée que si elle est de nouveau dissoute par la peptonisation et, dans ce cas, l'alimentation par les œufs a les mêmes effets que le régime fortement azoté. Voici maintenant les résultats que Lecorché et Talamon ont constatés après l'emploi des œufs crus ou des œufs à la coque.

« Ou bien ils ne déterminent aucune modification dans la proportion d'albumine excrétée ;

« Ou bien ils exagèrent l'albumine sans provoquer d'irritation rénale ;

« Ou bien ils déterminent une poussée rénale aiguë, avec ou sans augmentation de l'albuminurie. »

Ainsi donc ces résultats peuvent être fort variables, et d'autres auteurs ont constaté cette variabilité avec eux. Lauder Brunton, par exemple, n'éprouva d'autre symptôme qu'un violent mal de tête après l'ingestion de six œufs frais en un seul repas ; même résultat chez Maguire qui porta la dose à douze blancs d'œufs frais.

On connaît les expériences que fit Œrtel sur l'albuminurie à la suite de l'ingestion de blancs d'œufs. Un cardiaque non albuminurique prit, par jour, pendant douze jours, 350 grammes de viande, 190 grammes de pain et 200 grammes environ de légumes, enfin un total de 72 œufs crus contenant 462 grammes d'albumine sèche. A aucun moment l'urine de ce malade ne présente des traces d'albumine. Il est évident qu'ici les reins étaient dans leur état normal à en juger du moins par l'absence d'albuminurie avant l'expérience. Les fonctions digestives n'étaient pas non plus intéressées.

Il n'en est plus de même lorsque les reins sont atteints ou lorsque la digestion ne se fait pas normalement. On pourrait ajouter aussi, lorsque l'assimilation n'est pas normale. Prior est également d'avis que le blanc d'œuf cuit ne possède aucune influence nuisible sur le rein chez l'homme sain, comme cela se voit chez celui qui est atteint d'affection rénale. Pour lui, le blanc d'œuf cru exerce une action très nuisible sur le rein atteint de néphrite, et une preuve que l'albumine irrite réellement le rein, c'est que, dans ses expériences sur les animaux, faites à l'aide d'injections d'albumine dans les veines, la quantité d'albumine éliminée a été supérieure à celle qui a été injectée.

L'albuminurie alimentaire qui survient à la suite de l'ingestion des œufs crus peut dépendre de troubles gastriques concomitants. Il serait alors possible qu'une partie de l'albumine de l'œuf échappât à l'action des sucs digestifs et fut absorbée en nature. Cette ovi-albumine incapable d'être assimilée est rejetée hors de la circulation par les reins qui sont irrités à son passage. L'emploi des œufs semble donc tout à fait contre-indiqué chez les brightiques atteints de troubles digestifs ou se trouvant sous l'influence d'une poussée aiguë. Dans ces cas l'albumine de l'œuf ne pourrait qu'augmenter les lésions rénales.

Chez d'autres malades, au contraire, l'usage des œufs n'augmente pas l'albuminurie, et la tolérance pour ce genre d'aliment paraît complète. Les fonctions digestives s'opèrent normalement ; les malades sont dans un état de santé satisfaisant et, sauf l'albuminurie persistante, on les croirait à peu près bien portants. Dans ces conditions, Lecorché et Talamon pensent qu'on peut autoriser les œufs sans inconvénient. Mais il faut les supprimer dès que surviennent des poussées aiguës ou des troubles digestifs.

Enfin l'augmentation de l'albuminurie chez un brighti-

que sous l'influence des œufs n'indique pas toujours que
la peptonisation ne se fait pas. La digestion peut être régulière, mais comme l'alimentation par les œufs a pour résultat l'hyperalbumose du sang et que cette albumine ne
peut être assimilée, par suite des mauvaises conditions
générales du malade, le surplus s'élimine par les urines,
sans exercer peut-être une grande irritation sur les reins.
Il s'agit, en général, dans ces cas, de malades cachectiques,
présentant de l'œdème et de mauvaises conditions de nutrition. Tant que les fonctions digestives sont en bon état,
cette alimentation n'offre pas grand inconvénient, les malades peuvent même bénéficier d'un régime plus azoté. L'emploi des œufs dans ces cas a pu être utile pour combattre
le dégoût que produit un régime lacté exclusif prolongé.

On retiendra donc de tout cela que les œufs seront
prescrits avec prudence et toujours en petite quantité
pour ne pas amener de surcharge gastrique. Le malade les
prendra bien cuits, sous forme d'omelette, d'œufs brouillés.
Si les œufs n'augmentent pas l'albuminurie, on pourra les
employer avec avantage. Ils seront contre-indiqués en cas
de troubles digestifs, dans les poussées aiguës du côté des
reins, ou lorsque se montrent quelques symptômes d'urémie.

Dans les cas où les lésions rénales évoluent favorablement, quand l'élimination se fait bien, les œufs sont même
indiqués, car ils constituent une alimentation très répara-
trice et favorable à la régénération de l'épithélium.

Dans les cas douteux, on pourrait, sur le conseil de Lépine,
ne donner que les jaunes.

Les fromages constituent encore des aliments d'une
haute valeur nutritive, mais il y a lieu de les distinguer
suivant leur qualité. Les brightiques ne doivent consommer que des fromages frais faits avec le lait de vache ou
de chèvre. Tous les fromages rassis ou fermentés doivent
être absolument proscrits en raison même des ferments et
des produits de fermentation qu'ils contiennent et qui
pourraient exercer une action irritante sur les reins.
Quant aux fromages frais, comme le fromage blanc, ils

sont constitués en grande partie par la caséine, c'est-à-dire de l'albumine du lait qui a été coagulée et qui est la moins nocive de toutes les albumines pour les brightiques.

Régime végétal. — Les végétaux peuvent offrir de grandes ressources alimentaires pour les brightiques. Ils offrent d'abord de grands avantages sur le régime carné. Par lui-même le régime végétal est suffisant pour l'alimentation avec dépenses de forces. Nos campagnards laborieux conservent leur santé même avec le régime végétarien exclusif. Si les forces peuvent se réparer sous son influence, c'est que les végétaux représentent des aliments complets, il est vrai plus pauvres en azote que la viande. Il est des légumes qui, comme les fèves, les haricots, les lentilles, les pois, contiennent une quantité centésimale d'azote supérieure à celle que renferme la viande. Leur richesse en matières grasses peut être comparée à celle de la viande, mais leur supériorité résulte de leur teneur considérable en hydrates de carbone, sucres, féculents, gomme, dextrine, etc. En général, les hydrates de carbone sont trois à quatre fois plus abondants dans les légumes farineux que dans la viande, et cette proportion est établie aux dépens de l'eau. Certains féculents exotiques contiennent même une quantité colossale de matières protéiques comme le soja japonais, sorte de pois avec lequel on fabrique un fromage. Ainsi on peut trouver dans le règne végétal les éléments d'une alimentation complète. Voici, par exemple, une ration alimentaire indiquée par Dujardin-Beaumetz, d'après Pivion ; dans cette ration alimentaire un peu idéale, dira-t-on, on trouve les 20 grammes d'azote et les 310 grammes de carbone nécessaires à l'entretien :

grammes.		Azote. grammes.	Carbone. grammes.
500 de pain de munition contenant.		6	150
500 de lentilles, pois ou haricots. .		14,74	214
500 (demi-litre) de lait.		3,30	40
30 de fromage de Gruyère.. . . .		1,65	13
Total.	1 500	25,69	417

Comme on le voit les végétériens pour mitiger l'austé-
rité de leur régime font entrer le lait, ils y font aussi entrer les œufs et le fromage. C'est en somme un régime
varié moins les viandes. On peut puiser dans tous ces aliments des menus fort variés tels que les suivants :

Potages. — Purée de lentilles, soupe printanière.
Hors d'œuvre. — Beurre, radis (Senator les proscrit), olives.
Entrées. — Œufs à la coque, asperges.
Quaternaires. — Macaroni ou blanc de poulet, petits pois.
Saccharine. — Crème à la vanille, ruche d'amygdaline, savarin.
Dessert. — Fromage, compote de pommes, confitures de fraises,
dattes, oranges, gaufrettes.
Pain de Graham (c'est un pain qui renferme le son).

Un autre avantage des aliments végétaux, c'est que ne
pouvant être mangés que frais, et s'altérant très lentement, ils ne renferment pas de toxines, produits de la
putréfaction. D'un autre côté, ils ne renferment pas comme
la viande des matières extractives inséparables de tout organisme vivant, matières dont nous connaissons l'action
nocive sur les reins. Ainsi le régime végétal a l'avantage
de réduire au minimum les toxines alimentaires, ce qui le
rend tout indiqué dans le cas où les reins ne fonctionnent
pas normalement.

Dujardin-Beaumetz déclare avoir beaucoup usé de la
diète végétale chez les albuminuriques et reconnaît qu'il en
a retiré de grands avantages dans un grand nombre de cas.

Hamon reconnaît de son côté que l'albuminurie n'est
jamais aggravée par les légumes herbacés, les épinards,
les asperges, l'oseille, les choux-fleurs, mais que les légumes fibreux ou secs, les betteraves, les pois, les pommes
de terre augmentent l'excrétion de l'albumine. L'oignon a
joué un rôle dans le traitement de l'albuminurie alors que
Serres (d'Alais) conseillait ce légume cru pour combattre
les hydropisies ; mais comme le médecin ordonnait en
même temps le régime lacté, il serait téméraire de rapporter la guérison de l'albuminurie à une action curative
de l'oignon. On doit d'autant plus en douter que Senator

recommande d'éviter les légumes âcres, tels que les radis, les navets, et Serres prescrivait l'oignon cru. Ceci nous amène à dire qu'on devra également éviter les épices et les condiments en trop grande quantité et notamment la moutarde. On les supprimera, bien entendu, chez les malades pendant les phases aiguës. Les légumes rendront des services aux brightiques surtout dans les cas de dyspepsies gastriques, car leur digestion étant surtout intestinale, ils permettront à l'estomac de se reposer de ses fonctions. Ils seront encore indiqués chez les goutteux, alors qu'il existe une hyperacidité des urines. Une condition expresse pour qu'ils soient facilement tolérés et qu'ils développent toute leur propriété nutritive est que les légumes secs doivent être débarrassés de leur enveloppe coriace. Ils doivent donc être présentés surtout sous forme de purée.

ROLE DES HYDRATES DE CARBONE ET DES GRAISSES DANS LA NUTRITION CHEZ LE BRIGHTIQUE

Le régime végétarien et les graisses qui constituent des aliments ternaires, bien que les légumes renferment une très notable quantité d'azote, ont une grande importance alimentaire chez le brightique, en raison du rôle qu'ils sont appelés à remplir dans la nutrition. Semmola et Senator surtout ont insisté sur cette fonction des aliments ternaires qui pour le brightique sont des aliments d'épargne. D'une manière générale, et sauf certain cas où l'indication d'un régime carné se présente, le brightique doit absorber peu d'albuminoïdes, parce qu'il ne peut les assimiler complètement, que les produits de leurs métamorphoses exercent une action irritante sur le rein, enfin qu'ils donnent lieu parfois à une surcharge d'albumine mal élaborée dont l'organisme se débarrasse par les reins. Pour toutes ces raisons on est obligé de restreindre les albuminoïdes sans les supprimer, ce qui serait condamner ces malades à l'inani-

tion. Il ne faut pas non plus pousser les choses à l'extrême
et imposer au malade un régime débilitant, ce qui serait
précipiter la fin en épuisant les forces cardiaques. « Placé
entre ces écueils l'anémie et l'urémie, ont sagement dit
Lecorché et Talamon, le médecin doit savoir, pour éviter
l'un, ne pas tomber dans l'autre. Le problème chez le
brightique consistera donc à donner une quantité suffisante d'albumine et beaucoup de graisses et d'hydrates de
carbone pour suppléer à l'albumine alimentaire et épar-
gner l'albumine des tissus. D'après Senator, le repas suivant représente le strict nécessaire à l'entretien d'un
individu adulte.

	grammes.
Albumine	85
Graisses	32
Hydrates de carbone	500

On pourrait même, d'après lui, administrer la moitié de
l'albumine indiquée, à condition de doubler ou de tripler
la quantité de graisse. Une petite quantité d'albumine est
indispensable pour que la digestion des aliments ternaires
puisse s'effectuer. Cette albumine est entièrement utilisée
et ce n'est pas elle qui peut contribuer à augmenter l'albuminurie. La preuve en est qu'un régime contenant
150 grammes d'albumine ne fait monter que de 1 à
2 grammes l'albumine urinaire chez un brightique, on
donnera donc des aliments gras aux malades, notamment
l'huile de foie de morue, la crème de lait, le beurre. Il est
d'usage, à la clinique de Leyden, de donner aux brightiques
chroniques 2 litres de lait, 40 grammes de beurre et
500 grammes de pain. Ces quantités sont modifiées en
plus ou en moins suivant la fixation ou l'élimination de
l'albumine.

Les hydrates de carbone sont utiles, d'autre part, en ce
qu'ils contribuent à former de l'eau et à augmenter la
diurèse. On aura donc avantage à associer au lait des féculents, la farine lactée, le racahout, le chocolat. On re-
commandera le riz au lait, les pâtes alimentaires, le ma-

caroni, les plats d'orge, de riz, de maïs, etc... On donnera le pain frais ou grillé. Certains fruits secs sont très riches en huile et en amidon, les noix par exemple. Grainger Stewart a fait une expérience sur des enfants, qui semble établir que l'usage, même modéré, des noix peut suffire pour développer l'albuminurie; cet auteur considère cet aliment comme beaucoup plus nocif que le fromage.

Les boissons. — La principale boisson du brightique doit être le lait; nous en avons étudié les effets, les indications et les contre-indications; nous n'avons pas à y revenir.

Quant aux boissons ordinaires, la première prescription à faire au malade est de lui interdire sans exception toutes les liqueurs alcooliques à quelque titre ou à quelque degré que ce soit. L'alcool peut bien n'être pas aussi irritant pour les reins qu'on s'est plu à le dire. C'est en somme l'estomac qui reçoit le premier l'action irritante du liquide, le foie subissant ensuite les effets bien avant le rein. Si l'alcool nuit aux reins ce n'est pas parce que ces organes l'éliminent, puisque ce produit n'y arrive que très dilué, et à supposer que la quantité ingérée soit assez grande pour n'être pas brûlée, la plus grande partie s'élimine par les poumons. Mais c'est en compromettant la digestion et secondairement la nutrition générale que ces liqueurs alcooliques peuvent aggraver l'albuminurie. Le malade doit donc se sevrer de toute espèce de liquide alcoolique, cognac, absinthe, etc., sans compromis d'aucune sorte.

Quant aux boissons ordinaires qui renferment de l'alcool telles que le vin, la bière, le cidre, qui peuvent avoir leur utilité précisément par la petite quantité d'alcool qu'elles renferment, toute la question pour le malade est de ne pas tomber dans l'abus. Le malade peut faire usage du vin rouge ou du vin blanc; s'il choisit le vin rouge, il recherchera les vins tanniques, mais toujours il les coupera d'une certaine quantité d'eau naturelle ou alcaline. Le vin blanc, toujours coupé d'eau, présente sur le rouge l'avantage d'augmenter beaucoup la diurèse. Dans tous les cas, pour faire un choix, on consultera les goûts du malade, et on lui laissera choisir le vin qu'il supporte le mieux.

Les bières sont moins en faveur que le vin. Senator les rejette comme renfermant une trop grande quantité de matières extractives. Cependant nous croyons, comme Lecorché et Talamon, cet ostracisme poussé trop loin. Les bières légères surtout sont utiles aux brightiques en ce qu'elles sont diurétiques et renferment une certaine quantité de principes ternaires (dextrine) assimilables. On doit naturellement interdire les bières anglaises fortes, telles que le Pale-ale, le Porter, le Stout.

Le professeur Sée de son côté a recommandé l'infusion légère de thé, prise chaude aux repas, chez les brightiques qui présentent des phénomènes dyspeptiques.

Enfin Semmola a donné une formule d'un liquide anti-brightique dont voici la composition :

grammes.

Iodure de sodium...........	1
Phosphate de soude...........	2
Chlorure de sodium...........	6
Eau potable..............	1 lit.

Cette potion doit être prise tous les jours pure ou mélangée avec le lait.

CURES DE PETIT-LAIT, DE RAISINS, DE KOUMYS, DE KÉFYR. — Les liquides énumérés en tête de ce paragraphe ont pu être conseillés dans le traitement des néphrites, mais moins à titre d'aliment, car ils n'ont qu'une valeur alimentaire insignifiante, qu'en raison de leurs propriétés diurétiques et de leur action sur la nutrition, qui n'est pas à négliger. Vouloir remplacer le régime lacté par une *cure de petit-lait* serait donc se faire illusion, néanmoins cette cure peut rendre des services, lorsque le lait est mal toléré, qu'il provoque des indigestions. Il pourra être indiqué dans ce cas de proposer une alimentation légère avec restriction de viandes, de légumes, le tout associé à une certaine quantité de petit-lait.

14

Ce liquide n'est autre que le lait dépouillé de la caséine et du beurre, par le battage et l'action de la présure. C'est donc du lait auquel on a enlevé ses deux principaux aliments. Néanmoins le petit-lait possède une faible valeur nutritive parce qu'il contient encore des matières organiques alimentaires, de la caséine dissoute et qui, par suite de l'action de la présure, sont plus facilement absorbables et peut-être assimilables.

Voici la composition du petit-lait préparé avec le lait de vache :

En 100 parties

Eau..	93,264
Albumine.	2,130
Sucre de lait..	5,070
Graisses..	0,252
Sels et matières extractives	0,588

Pris en certaine quantité, jusqu'à un litre par jour, le petit-lait détermine d'abord des effets laxatifs qui se traduisent par de la diarrhée accompagnée quelquefois de coliques. Au bout de peu de jours, l'appétit est augmenté, les urines augmentent notablement de quantité. Malgré les bons effets que ce régime peut avoir sur la digestion, il est imprudent d'employer de hautes doses de petit-lait, et l'on ne doit guère dépasser 500 grammes par jour, que le malade prendra en plusieurs fois. Les effets diurétiques sont dus à la présence non seulement des sels, mais encore du sucre de lait : l'eau enfin entre pour une certaine part dans la production de la diurèse. En outre, les sels exercent certainement une influence sur la nutrition qui est rendue plus active ; l'urée est augmentée, il est vrai que cette augmentation peut seulement être le fait d'une action diurétique. D'un autre côté, il est admissible que les sels qui entrent dans la composition du petit-lait se trouvent dans un état moléculaire plus assimilable, parce qu'ils ont été préparés par un organisme animal, en vue d'une fonction alimentaire.

Une cure de petit-lait peut être indiquée dans les né-

phrites chroniques surtout lorsqu'il existe des troubles digestifs chroniques, que l'état général faiblit et que l'urine baisse.

Le *Koumys* est une boisson fermentée que l'on obtient
par la fermentation lactique et alcoolique du lait de jument
ou de vache. On a pu l'utiliser non sans avantage dans le
traitement des néphrites. Il renferme de la caséine à
l'état de fine division ce qui rend le koumys d'une digestion facile et n'impose pas un grand travail aux organes
digestifs. Sa valeur alimentaire est cependant assez faible,
car d'après Stange, pour que 5 litres de koumys puissent
suffire à l'alimentation d'un homme sain, se livrant à un
travail modéré, il faut ajouter une certaine proportion
d'hydrates de carbone.

Le koumys renferme une certaine quantité d'alcool assez
faible pour ne pas exercer une action irritante sur les reins,
mais qui peut avoir des effets stimulants. Enfin l'acide
lactique contenu dans ce liquide constitue un excellent
antiseptique que les travaux récents sur cette question
nous ont montré comme étant particulièrement approprié
aux organes digestifs. L'acide lactique se transforme en
carbonates alcalins qu'on retrouve dans les urines.

Voici d'après Biel, la composition du koumys; elle diffère suivant l'âge du liquide :

1 LITRE DE KOUMYS CONTIENT :	1er JOUR.	9e JOUR.	16 JOURS après la préparation.
Acide carbonique libre. .	3.875	4.865	7.992
Acide carbonique dissous.	1.528	3.729	3.602
Alcool	12.31	19.67	20.23
Sucre.	18.00	7.79	6.04
Acide lactique.	4.75	7.11	8.31
Graisse.	11.84	11.23	»
Matières protéiques. . .	»	18.21	»
Sels solubles	28.35	2.897	»
Sels insolubles..			

Cette analyse montre que l'alcool et l'acide lactique augmentent avec la durée de la fermentation, tandis que le sucre est détruit peu à peu.

Comme action physiologique, le koumys augmente l'appétit s'il est employé à petites doses. Ingéré en grandes quantités il calme la faim, et les patients peuvent vivre plusieurs semaines sans autre nourriture. Le koumys frais a une action laxative, tandis que le koumys ancien amène plutôt la constipation. Il se produit habituellement une augmentation de la soif; la transpiration et la fonction des reins sont plus actives, tandis que les sécrétions muqueuses sont ralenties. La respiration est plus fréquente et plus profonde, les battements du cœur plus énergiques. L'action enivrante du koumys est très faible et ne se produit qu'au début de la cure et par l'ingestion de grandes quantités.

Le poids du corps augmente, grâce à la production de l'embonpoint. Ucke considère le koumys comme un remède contre la maigreur. Biel a fait quelques recherches sur la nutrition sous l'influence du koumys. Un phtisique fébricitant, qui fut nourri pendant 44 jours exclusivement avec ce liquide à la dose moyenne de 3500 grammes par jour, eut d'abord une augmentation considérable des urines qui de 672 cc. s'élevèrent à 3124 et 4420, une augmentation de l'urée excrétée et une diminution de l'acide urique. L'acide phosphorique éliminé augmenta; enfin le poids du corps qui était de 54 kilogrammes environ s'éleva à 55 kgr. 238. On peut prévoir, d'après la composition du koumys et d'après son action physiologique, que ce liquide pourrait être employé avec avantage dans les néphrites, peut-être surtout dans les poussées aiguës au cours du mal de Bright chronique, chez les sujets qui sont déjà un peu débilités. Mais il n'existe guère d'observations pour confirmer ces suppositions théoriques.

Pour que le koumys produise ses effets reconstituants, il doit être pris à doses considérables, à la dose d'un à deux verres toutes les deux heures; on va progressivement jusqu'à cinq bouteilles par jour. La température à laquelle il doit être pris ne doit pas dépasser 32°. Mais la cure de koumys ne peut guère avoir tout son effet que dans son pays d'origine, dans un climat chaud et sec, conditions météorologiques qui sont favorables aux brightiques.

Lewchin a indiqué une manière de préparer artificiellement le koumys. On dissout un demi-kilogramme de sucre de lait pulvérisé dans 3 litres d'eau. Un litre de cette solution est mélangé à 3 litres de lait écrémé, très frais, on ajoute enfin une demi-bouteille de koumys naturel. On maintient ce mélange à la température de 20 à 28° jusqu'au dégagement de l'acide carbonique. On agite ensuite le tout avant de mettre en bouteille.

L'effet des cures de koumys varie encore suivant les localités, car ce liquide paraît être très instable dans sa composition, suivant les localités où on le prépare.

Le *kéfyr* est comme le koumys un produit de la fermentation du lait et se prépare en ajoutant au lait de vache un ferment particulier qui se présente sous forme de petites masses dures, les grains de kéfir. Ces ferments sont un mélange de bactéries et de levure alcoolique. Les bactéries transforment le suc de lait en acide lactique et en lactose que la levure transforme probablement en alcool. Jusqu'à présent la cure du kéfir ne s'est faite que dans les montagnes du Caucase.

Elle donne de bons résultats dans l'hydropisie et l'anémie. Georgiewski (de Kiew) a fait des expériences théoriques sur le kéfir et nous apprend que les cardiaques le supportent assez mal, et éprouvent un redoublement de la dyspnée et des palpitations. Voici les conclusions de ses observations : 1° Le kéfir augmente la quantité des urines, ce qui tient exclusivement à l'eau qu'il contient. 2° Le kéfir est utile dans les œdèmes de diverses origines. 3° La densité de l'urine s'abaisse sous son influence, bien que cependant la quantité de matières solides augmente dans les vingt-quatre heures. 4° La nutrition est accélérée. 5° Le poids du corps est accru.

En résumé les cures de kéfir paraissent être un succédané des cures de koumys.

La *cure de raisins* peut également être utilisée très avantageusement dans le traitement du mal de Bright. Le jus du raisin se rapproche par sa composition de certains liquides alimentaires organiques, du lait de jument, par exemple, à cette différence près qu'il ne renferme pas de matières grasses et que la glycose y remplace la lactose. En outre le raisin contient des acides végétaux malique, tartrique libres ou combinés avec la potasse.

La cure de raisins doit se faire en commençant par de petites quantités qu'on augmente progressivement tous les jours, de manière que le malade finit par ingérer 4, 6 ou 8 livres de raisins par jour. Comme le raisin ne constitue pas un aliment et que des quantités même considérables ne pourraient constituer une ration d'entretien, la cure doit être associée à une certaine quantité d'aliments, inférieure à celle d'une ration ordinaire. En outre il faut introduire une certaine régularité dans l'heure des repas. Une partie de la ration quotidienne doit être prise avant le premier déjeuner, puis avant le repas de midi, enfin dans le courant de l'après-midi.

L'introduction dans l'alimentation d'une certaine quantité de raisin ne tarde pas à déterminer quelques troubles digestifs d'ailleurs légers. Ces phénomènes d'intolérance consistent dans une sensation de pesanteur gastrique, une diarrhée peu considérable accompagnée de borborygme. Puis ces accidents légers disparaissent sitôt que l'exonération intestinale s'est produite. Dans l'état ordinaire, il y a accroissement de l'appétit et des forces. Ce fait est très net chez les vignerons.

Nous donnons ici une analyse moyenne du jus de raisin; 1000 partie de jus de raisin contiennent :

Eau	760	840
Sucre	106	330
Acide libre	3,5	10,2
Albumine	5	20
Pectine, etc.	2,5	30
Sels	2	4

L'élément principal, le sucre de raisin, varie beaucoup suivant la localité où la vigne est cultivée et suivant la maturité. D'après Kaufmann 3 060 grammes de jus de raisin augmentent la quantité des urines de 1 020 grammes. L'élimination du chlorure de sodium est accrue, l'urée augmente plutôt. Quelquefois l'urine est alcaline par suite de la présence des carbonates alcalins.

La cure de raisin est surtout diurétique, parfois purgative. Elle ne doit pas être entreprise exclusivement, mais associée à un régime assez fortement azoté. Elle conviendra surtout aux brightiques affaiblis. Si les albuminoïdes sont mal supportés et entraînent une augmentation de l'albumine, on ajoutera au régime des matières grasses et hydrocarbonées. Inutile de dire que le climat sous lequel se fait la cure de raisins intervient pour une certaine part dans l'action que cette cure peut exercer sur l'état général.

Eaux minérales. — L'emploi des eaux minérales dans le mal de Bright n'a été que vaguement indiqué par les auteurs qui ont étudié cette affection, et qui les ont considérées comme de simples adjuvants dans les complications qui peuvent survenir du côté de l'appareil digestif, ou dans l'existence d'un état général, comme la goutte ou l'obésité qui réclament un traitement hydro-minéral. C'est à Lecorché et Talamon qu'appartient le mérite d'avoir fait ressortir les indications qui doivent guider le médecin dans l'utilisation des eaux minérales. Nous nous guiderons sur leur travail basé sur une longue pratique.

Les *eaux bicarbonatées sodiques* de Vichy, Royat, Saint-Nectaire, Vals, ont la même action que le bicarbonate de soude et souvent des effets sédatifs dans les poussées inflammatoires du côté des reins. Leurs indications sont les mêmes que pour les sels alcalins. Elles diminuent l'albuminurie, augmentent très notablement la quantité des urines, rétablissent même la polyurie. Elles préviennent les effets secondaires des poussées brightiques, tels que les accidents urémiques et la tendance à la dilatation cardiaque. Enfin leur action favorable sur les troubles digestifs contribue à l'amélioration de l'état du malade.

Les eaux bicarbonatées sodiques sont indiquées, en dehors des poussées inflammatoires chez les brightiques dont la maladie relève de la diathèse urique, chez ceux qui souffrent habituellement de troubles digestifs ou d'affections hépatiques. Les eaux qui seront prescrites dans ces cas seront les mêmes que dans ces affections.

Pendant les poussées inflammatoires, le malade doit rester chez lui, ne pas voyager, ce n'est que sur le déclin de la crise, alors que les symptômes graves se dissipent, qu'on peut envoyer les malades à Vichy, Royat, Saint-Nectaire. Pour l'eau de Vichy utilisée à domicile, c'est, d'après ces auteurs, la source des Célestins qui doit être utilisée. On peut se servir de cette eau pour couper le lait ou le vin blanc. S'il existe des vomissements, il faut ajouter de la glace ; on prescrira le champagne coupé d'eau minérale. La dose sera d'une demi-bouteille par jour.

Les eaux bicarbonatées sodiques peuvent être employées sans crainte, même dans les périodes avancées du mal de Bright à l'époque des poussées. Ce n'est que si le malade est dans un grand état de faiblesse qu'on prescrira les eaux plus faibles de Royat et de Saint-Nectaire, préférables aux eaux de Vals et de Vichy. Leur usage dans tous les cas ne devra pas être prolongé au delà de huit à quinze jours. On en suspend l'usage lorsque la diurèse se rétablit.

Eaux bicarbonatées et sulfatées calcaires. — Ce sont les eaux de Capvern, Martigny, Contrexéville, Vittel, Pougues, Évian en France ; de Badenweiler, Schlangenbad en Allemagne. On les prescrit dans les mêmes conditions que les eaux bicarbonatées sodiques faibles et on leur donnera la préférence chez les malades anémiés et épuisés. Elles sont utiles dans les formes atrophiques lentes, et dans les périodes intermédiaires. Ces eaux excitent la circulation du rein, diminuent la proportion d'albumine et accroissent la diurèse. Des malades légèrement albuminuriques ne présentaient plus de trace d'albumine dans les urines après une

saison à Évian et à Vittel ou Martigny, il est vrai que
l'albuminurie reparaissait quelque temps après ; d'autres
malades après plusieurs cures ne présentaient dans la suite
que de légères recrudescences d'albuminurie, sans autre
phénomène de brightisme.

Lecorché et Talamon croient donc que ces cures amènent une guérison fonctionnelle, ralentissent la marche
de la maladie et préviennent les complications. Ce résultat
paraît atteint surtout par un véritable lavage du filtre
rénal.

Eaux chlorurées. — Ces eaux sont utiles aux brightiques
pendant la convalescence d'une poussée aiguë, dans les
périodes silencieuses et dans les phases avancées de la
maladie. Elles sont excitantes et reconstituantes, activent
la nutrition et accroissent le chiffre de l'urée, leur indication est l'anémie et la cachexie commençante. Elles relèvent les fonctions digestives, stimulent la circulation et
diminuent l'albuminurie en améliorant l'état général.
Leur action est en même temps diurétique, peut-être
aussi résolutive en raison des bromures et des iodures
qu'elles renferment.

Administrées sous forme de bains, elles sont très utiles
par la stimulation qu'elles produisent sur la peau dont la
sécrétion augmente. Les eaux qui renferment de l'acide
carbonique ou de l'iode et du brome en excès déconges-
tionnent le rein en dérivant le sang vers la surface cutanée. Bien entendu les malades doivent prendre des précautions pour ne pas se refroidir en sortant du bain.
Voici les principales stations qui appartiennent à cette
catégorie : Bourbonne, Bourbon-L'Archambault, Bourbon-
Lancy, Uriage, Salins, Salies de Béarn, Hambourg, Nauheim,
Kreuznach, etc.

Eaux ferrugineuses. — Ces eaux sont indiquées dans les
mêmes conditions que pour les eaux précédentes. On peut
même combiner ces deux médications. Toutes deux ont
des propriétés reconstituantes, stimulent la nutrition et
accroissent l'urée. A cette action générale, les eaux ferru-

gineuses joignent l'avantage de combattre l'anémie en favorisant la reconstitution globulaire. Enfin, par la stimulation qu'elles produisent sur le système circulatoire, elles entretiennent la compensation cardiaque.

Ces avantages indiquent leurs inconvénients. On ne doit pas les prescrire pendant les poussées inflammatoires ou dans les néphrites aiguës. Leur emploi suppose une certaine intégrité des fonctions digestives. Aussi doit-on les faire précéder des eaux chlorurées s'il existe des troubles de l'estomac ou un catarrhe gastrique, Enfin on les supprimera dès qu'on verra survenir des troubles digestifs.

Bien tolérées, les eaux ferrugineuses amènent une amélioration, un retour rapide des forces, par exemple, dans les cas où le malade a été épuisé par une cure lactée longtemps prolongée.

Les eaux ferrugineuses transportables sont surtout celles de Bussang et d'Orezza. Pour les cures minérales on conseille Forges, Spa, Pyrmont.

Eaux sulfatées magnésiennes. — Elles sont utilisables surtout contre les complications. Marienbad sera utile aux brightiques qui ont de la tendance à l'obésité et à la constipation ; Carlsbad sera réservé aux malades qui ont des troubles dyspeptiques, de la diarrhée chronique, un gros foie.

Eaux indifférentes. — Ce sont des eaux faiblement minéralisées qui sont utiles dans les complications névropathiques douloureuses fréquentes surtout chez les brightiques uricémiques. Lecorché et Talamon pensent que dans ces cas on pourrait utilement prescrire les eaux de Néris et de Plombières.

Hydrothérapie. — D'une manière générale l'emploi de l'eau froide n'est pas favorable aux brightiques. Bien qu'on ait dans l'hydrothérapie un moyen puissant de stimuler la nutrition, d'activer les fonctions cutanées, les brightiques supportent mal ce moyen thérapeutique, car ils ne peuvent faire facilement les frais de la réaction. Si l'on est obligé pour arriver à ce résultat de leur prescrire un exercice fatigant, l'inconvénient s'exagère encore. C'est à d'autres méthodes thérapeutiques qu'il faut s'adresser pour relever la nutrition chez les malades que menace l'état cachectique. D'un autre côté l'état du cœur constitue une autre contre-indication non moins pressante à l'endroit des pratiques hydrothérapiques. Tous les auteurs sont à peu près unanimes à proscrire l'hydrothérapie dans le mal de Bright, et même dans les albuminuries non brightiques où l'on pouvait supposer devoir en retirer de bons effets, Lecorché et Talamon n'en ont obtenu que de faibles résultats. Il est donc préférable de s'abstenir.

Traitement hygiénique des brightiques hydropiques.

Œrtel avait fondé quelque espérance sur la déshydratation des tissus par la diète sèche, pour combattre les hydropisies. Le régime de Œrtel consiste dans la réduction des liquides; le malade ne doit boire que le moins possible, tout en suivant un régime substantiel mais non excessif. Il doit en outre faire un certain exercice et se lever de bonne heure. Œrtel par ce régime a obtenu les résultats suivants : A l'état normal, chez les individus sains, la réduction des liquides agit d'une façon variable sur l'excrétion de l'urine, mais en général, proportionnellement au degré de la réduction.

On trouve d'abord des cas où la réduction des liquides s'accompagne d'une diminution presque égale de l'urine.

Puis, ainsi que le font voir les chiffres de Pettenkofer et Voit, l'urine peut subir une légère augmentation relative.

Elle peut aussi subir une augmentation absolue quand les liquides sont diminués considérablement.

Enfin la différence entre l'urine et les boissons peut même devenir positive, c'est-à-dire que l'individu urine un peu plus qu'il ne boit. Une fois que les troubles circulatoires sont complètement compensés, il en est de même qu'à l'état normal. Après une faible réduction de l'apport liquide, la quantité d'urine devient relativement plus grande, mais ce n'est que par une réduction considérable que les urines dépassent un peu les boissons en quantité.

Si la diète sèche accroît la diurèse, elle a cependant sous ce rapport moins d'action que la digitale. D'un autre côté cette diète agit en amenant la résorption des liquides épanchés et peut être utile dans les affections cardiaques non compensées. La rentrée dans la circulation des liquides extravasés est suivie de leur élimination par les reins, mais cela à une condition, c'est que ces organes soient perméables et ne portent pas de lésions sérieuses. La diète sèche n'est donc pas applicable au mal de Bright quelles que soient ses formes. Elle offre au contraire certains dangers dont les principaux résident dans l'abaissement de la tension artérielle et dans la concentration du sang. L'abaissement de la tension a pour conséquence une diminution de la diurèse. L'augmentation de la concentration du sang accroît la proportion des matières extractives dans le sang et impose au rein un surcroît de travail. Aujourd'hui tous les auteurs sont d'accord pour soumettre le brightique à un régime opposé, c'est-à-dire à l'usage de boissons abondantes qui est le meilleur moyen d'augmenter la diurèse, et en diminuant le travail du rein d'amener plus facilement la résorption des liquides hydropiques. Le régime qui convient au brightique, suivant les circonstances, est donc celui qui, en même temps, sera le plus favorable en cas d'hydropisies.

Hygiène de l'urémique.

Le traitement diététique de l'urémie est celui même de l'insuffisance rénale dont l'urémie est une manifestation. Le régime à ce point de vue peut avoir une action préventive et retarder les phénomènes graves. L'alimentation doit satisfaire aux conditions suivantes : les aliments doivent renfermer le moins de toxines possibles; s'il s'agit de viandes, celles-ci doivent être fraîches, blanches; il faut éviter les viandes faisandées, les bouillons artificiels (extraits de viande). Les repas doivent être fréquents et peu copieux. Il faut veiller au bon état des fonctions digestives, toute fermentation anormale provoquée par des troubles digestifs entraînant la résorption de produits toxiques qui concourent à la symptomatologie de l'urémie. Le régime végétal, les hydrates de carbone et les graisses répondront à ces indications. Une fois que l'urémie est proche, que l'urine baisse avec les matières solides, il faut tenter de rétablir la diurèse, et ici le régime lacté reprend toute sa valeur. Le lait peut arrêter les vomissements et, s'il est gardé, il peut rétablir la fonction rénale et éloigner le danger imminent. Nous avons vu d'autre part tous les avantages que possède pour les reins brightiques le régime lacté, nous n'avons pas à y revenir.

On combattra les phénomènes de putréfaction intestinale surtout par les lavements d'eau froide ou tiède. Outre l'exonération et le lavage de l'intestin, les grands lavements ont encore cet avantage qu'ils amènent l'absorption intestinale d'une certaine quantité d'eau. Les lavements d'eau froide ont une action diurétique manifeste et constituent à ce titre un adjuvant très utile.

Si le lait seul est mal supporté, on instituera le régime mitigé par l'adjonction des pâtes d'Italie, du tapioca, du riz, etc.

On entretiendra une stimulation utile par l'usage du thé et du café qui possèdent, en outre, grâce à la caféine, une action diurétique. La sécrétion urinaire peut encore être stimulée par les frictions excitantes de la peau; nous aurons l'occasion de revenir sur ce point lorsque nous parlerons de soins à donner à la peau. L'ingestion de l'eau froide a pour effet d'accroître la diurèse après son absorption et après avoir stimulé la circulation porte, en déterminant la contraction des vaisseaux abdominaux. Quant à chercher à stimuler les émonctions vicariantes de la peau, à forcer l'élimination des matières excrémentielles, on sait que ces fonctions vicariantes sont très incomplètes et que leur stimulation ne peut avoir d'effet que dans des cas exceptionnels. Les transpirations profuses peuvent devenir un danger par l'affaiblissement qui en résulte et par la concentration du sang qu'elles amènent. Nous renvoyons sur ce sujet à ce que nous avons dit des indications des diaphonétiques et des purgatifs.

Hygiène cutanée chez tous les albuminuriques. — L'importance des soins à donner à la peau chez les brightiques ne repose pas seulement sur des considérations théoriques, elle est très réelle et l'expérience a démontré depuis longtemps la nécessité d'entretenir en bon état les fonctions de la peau chez les brightiques. L'hygiène cutanée répond chez ces malades à plusieurs indications. Il faut maintenir l'émonctoire cutané dans son état normal pour que la peau puisse suppléer au rein et le soulager en dérivant une partie des matières qu'il doit éliminer. L'excitation du réseau sensitif cutané joue un grand rôle dans les phénomènes nutritifs; elle est le point de départ du réflexe respiratoire. Enfin les troubles de la circulation cutanée peuvent facilement retentir sur le rein. Dériver le sang à la périphérie en maintenant la régularité de la circulation cutanée, c'est prévenir certaines poussées aiguës qui se développent dans le rein.

En ce qui concerne les fonctions de l'émonction cutanée, nous savons qu'elles sont peu importantes; mais chez le brightique elles ne sont pas négligeables. Sauf des cas exceptionnels l'élimination de l'urée par la peau n'est jamais considérable et les cas dans lesquels on a relevé l'existence à la surface de la peau d'une matière pulvérulente constituée par l'urée sont tout à fait exceptionnels. Bien que les analyses qu'on a données de la sueur soient très différentes, on peut admettre que cette sécrétion contient par litre de 10 à 20 grammes de substances solides, constituées surtout par des sels, c'est le quart ou le cinquième des matières solides contenues dans l'urine. Cette dépuration cutanée a donc une certaine importance. En outre la peau élimine des acides gras toxiques, volatils que ne peut excréter le rein. On sait le rôle que Semmola a fait jouer aux lésions cutanées dans le mal de Bright, ce sont même, selon le professeur napolitain, ces lésions qui seraient primitives et entraîneraient à leur suite le vice nutritif et l'altération rénale. L'atrophie du derme, l'oblitération des glandes sudoripares sont les causes anatomiques de la perte de la fonction dépurative de la peau. De là une rétention de produits nuisibles qui s'ajoute à l'auto-intoxication causée par l'insuffisance rénale. C'est parce que la suppression de la fonction cutanée est le fait primordial dans l'évolution de la maladie de Bright, que Semmola attache tant d'importance à l'entretien et à la restauration de cette fonction surtout dans les premières périodes de la maladie. On doit cependant dire que si les lésions cutanées sont très probables et existent dans quelques cas de la maladie de Bright, on n'a guère fait d'expériences pour établir les modifications corrélatives subies par les fonctions cutanées. Ce que l'on sait mieux c'est que les lésions cutanées étendues peuvent développer l'albuminurie et que ces lésions sont de nature à compromettre gravement les fonctions de la peau. Il en est ainsi des brûlures étendues et du vernissage du tégument externe. Quoi qu'il en soit de ces vues théoriques, il n'en est pas moins établi empiriquement que les soins de la peau ont une influence des mieux démontrées sur la santé générale du brightique. Ces soins sont nécessaires à toutes les périodes de la maladie, mais principalement peut-être au début, parce qu'ils ont une action plus réellement curative. Ces soins doivent être régulièrement institués. Ils consisteront surtout dans des frictions sèches avec une brosse de crin, avec des tissus de flanelle, en frictions faites avec des liquides aromatiques et stimulants, comme l'eau de Cologne, l'alcool ordinaire, le baume de Fioraventi. Le massage peut être très utile. L'étuve sèche, les bains de vapeur remplissent le même but à la condition de ne pas pousser les transpirations trop loin. Dans les néphrites aiguës, on stimulera les fonctions de la peau, outre les moyens indiqués, surtout par des bains chauds un peu prolongés dont on continuera l'effet par l'enveloppement du malade dans une couverture de laine à la suite du bain et par l'administration d'une certaine quantité d'eau tiède.

Dans les néphrites chroniques, au contraire, la stimulation de la peau encore utile doit toujours être modérée et ne pas entraîner de transpirations profuses qui sont impuissantes et même dangereuses en augmentant la concentration du sang. Elle sera utile surtout dans les poussées torpides de la néphrite chronique, parce qu'elle régularisera la circulation cutanée et pourra diminuer par dérivation la congestion du rein. Enfin la stimulation ne doit pas non plus être poussée trop loin, car elle entraînerait dans ce cas un effet inverse et l'augmentation de l'albuminurie. Lecorché et Talamon rappellent à ce propos que la frotte des galeux provoque l'albuminurie, et que l'excitation trop violente de la peau détermine l'engorgement vasculaire des reins.

A toutes ces prescriptions, on peut joindre l'hydrothérapie ou plutôt l'emploi des bains tièdes stimulants, tels que les bains d'eau salée, d'eau acidulée gazeuse ou les bains sulfureux. On doit être très réservé dans l'emploi des douches qui doivent être courtes, préparées par l'emploi de l'eau de plus en plus froide, et employées seulement dans les cas d'albuminurie légère en dehors des poussées et en l'absence de complications cardiaques. Les bains froids doivent être absolument prohibés ainsi que les bains de mer.

Les brightiques doivent enfin éviter toutes les causes de refroidissement cutané qui auraient pour résultat, soit de paralyser les vaisseaux de la peau et d'amener l'anasarque soit de déterminer la congestion des reins à la suite de la constriction vasculaire de la surface. Pour éviter ces refroidissements le malade restera au lit dans les formes et les poussées aiguës. Dans les formes chroniques, il portera de la flanelle, se vêtira chaudement, évitera le passage d'un endroit chaud à un endroit froid et le séjour dans les appartements humides.

Exercice musculaire. — C'est une question très controversée que celle de savoir jusqu'à quel point les brightiques peuvent se livrer à l'exercice musculaire. Il y a ici une question de mesure et une question d'opportunité.

Tous les auteurs s'accordent à reconnaître que le repos absolu au lit est indiqué dans les formes aiguës et dans les poussées aiguës au cours des néphrites chroniques. Bright avait insisté sur la nécessité de retenir le malade au lit; Bartels était excessivement rigoureux sur ce point; obligeait les malades à garder le lit pendant des années. Il y a là une exagération évidente contre laquelle Samuel Wilks s'est élevé. Ce dernier ne prescrit le repos absolu que pendant un temps court, celui de la période aiguë; une fois cette période passée, le patient peut se livrer à un exercice modéré qui stimule tous les organes et excite le fonctionnement des reins.

La modération dans l'exercice musculaire est la première condition à observer dans ce point d'hygiène. L'exercice poussé jusqu'à la fatigue entraînerait la formation d'une grande quantité de déchets qui seraient une cause d'urémie, et d'un autre côté favoriserait la rupture de la compensation cardiaque. C'est très probablement parce que l'exercice immodéré augmente l'albuminurie, que l'urine des brightiques renferme toujours une plus grande quantité d'albumine à la fin du jour. Dans un cas cité par Bull (de Christiana), l'ascension d'une montagne fut la cause occasionnelle d'accidents urémiques mortels. Parmi les partisans de l'exercice, il faut citer OErtel qui a cherché à reconnaître quelle influence pouvait avoir l'exercice sur les fonctions rénales. Il reconnaît qu'il est possible d'augmenter la force du cœur, de relever son énergie en mettant en jeu la contraction musculaire. Pour lui, le myocarde est assimilable à un muscle susceptible de se fortifier par la gymnastique, et il démontre que le fait est possible, si l'on soumet le cœur à une certaine gymnastique.

Le moyen le plus efficace d'accroître l'énergie cardiaque serait la pratique des ascensions graduelles et mesurées, dosées pour ainsi dire. Sous l'influence de ces exercices le cœur se contracte plus fortement, les artères se dilatent, la pression sanguine augmente, tandis que la circulation veineuse est activée et sa tension se trouve abaissée.

Il en résulte que la circulation est plus rapide.

Du côté du rein, la circulation serait également plus active et, comme conséquence, la sécrétion urinaire augmenterait. Toutefois il ne faut pas attendre ce résultat immédiatement après l'exercice, mais seulement dans les jours qui suivent l'expérience. La transpiration et l'exhalation pulmonaires plus abondantes font diminuer la quantité des urines qui paraissent plus albumineuses. Mais dans les jours suivants la diurèse atteint un niveau qu'elle n'avait pas atteint auparavant, et il y a une diminution corrélative de l'albuminurie.

Le système d'Œrtel peut être employé, mais à la condition d'opérer avec plus de ménagements peut-être chez les brightiques que chez les simples cardiaques. On sait, en effet, que, chez ces derniers, il est toujours facile de rétablir la diurèse, s'il n'existe pas de lésions rénales et si le traitement a quelque influence sur l'état du cœur. Chez les brightiques, ce qui rend l'exercice immodéré toujours dangereux, c'est l'accumulation des déchets que le rein n'élimine pas facilement, et, d'un autre côté, c'est la possibilité du surmenage du cœur dont l'activité peut s'abaisser à un moment donné.

Ceci dit, l'exercice modéré, surveillé, sera utile aux brightiques après les périodes aiguës, pendant la convalescence et alors que le patient est encore anémié et débile.

L'exercice musculaire au grand air dans ces conditions aura pour effet de stimuler la nutrition, de favoriser les combustions et de les rendre plus intégrales. Sous son influence, les forces renaîtront, et comme conséquence de cette action nutritive, l'albuminurie s'abaissera.

Dans la néphrite interstitielle, l'exercice musculaire doit être surtout très modéré, en raison de l'état du cœur, l'hypertrophie pouvant, dans ces conditions, se changer facilement en dilatation. Le but de l'exercice sera surtout de maintenir la pression artérielle à son niveau. Dans tous les cas on surveillera la quantité des urines.

L'exercice intellectuel doit être également assez modéré chez les brightiques. Ceux-ci ne doivent se livrer à aucun excès de travail dans les périodes de calme, tandis que le travail intellectuel doit être suspendu dans les phases aiguës. On tiendra compte enfin de l'influence fâcheuse que pourraient avoir indirectement sur les reins les émotions morales.

Conditions cosmiques et climats. — Il n'est guère de notion qui soit plus généralement acceptée que celle qui a trait à l'influence du froid humide, du refroidissement cutané sur le développement de la maladie de Bright. Cependant cette influence étiologique est loin d'être démontrée, et ce qui paraît avoir plutôt prêté à cette confusion, c'est que ces mêmes causes provoquent facilement des poussées aiguës, des recrudescences chez les brightiques avérés. Il ne s'en suit pas que ce froid humide ait une influence pathogénique, pas plus que les émotions qui causent des palpitations chez les cardiaques ne peuvent, comme le fait remarquer Talamon, déterminer d'emblée une affection cardiaque. Cette influence du froid humide chez les brightiques indique qu'il faut leur conseiller un climat doux, égal, sec, peu sujet aux variations de température. Le climat de montagne et le littoral océanien sont contre-indiqués comme trop stimulants et trop variables. Au contraire, le littoral méditerranéen remplit toutes les conditions d'égalité et de douceur exigées d'un climat pour les brightiques.

Les malades toutefois auront soin d'éviter les promenades au coucher du soleil, en raison du refroidissement et de la surcharge hygrométrique qui se font à ce moment de la journée. Ils préféreront les heures chaudes et ensoleillées de la journée. Le voisinage des forêts, surtout des forêts de pins dont l'air est plus sec, leur sera favorable par l'ozone et les vapeurs térébenthinées dont est chargée l'atmosphère. On pourra joindre à ces moyens hygiéniques les inhalations d'oxygène qui ont une influence heureuse sur l'albuminurie, en achevant de brûler les résidus imparfaits de la nutrition. Trousseau, Eckart et Constantin Paul ont fait ressortir les services rendus par ce dernier moyen dans le traitement du mal de Bright.

Traitement hygiénique des néphrites aiguës et du mal de Bright aigu.

Les néphrites aiguës secondaires aux maladies fébriles infectieuses ne réclament pas de traitement énergique tant que l'albuminurie se présente sous forme de traces. Le traitement est celui de la maladie primordiale. Si les symptômes qui accusent une néphrite s'accentuent on instituera le régime lacté, les boissons abondantes qui constituent pour l'organisme et les reins en particulier un véritable lavage. On appliquera des ventouses sèches sur la région lombaire.

L'antisepsie intestinale surtout doit être observée de manière à restreindre, si faire se peut, la reproduction bactérienne. Le benzoate de soude, le salicylate de soude, le naphtol, le salicylate de bismuth, le benzo-naphtol ont spécialement été dirigés contre l'infection bactérienne des voies digestives.

En général l'albuminurie disparaît pendant la convalescence. Parmi les néphrites secondaires, il en est une qui réclame un traitement spécial, c'est la néphrite scarlatineuse. Comme ici la cause est connue et qu'on doit s'attendre à voir survenir les complications, on pourra imposer des prescriptions prophylactiques. Tout scarlatineux doit être tenu à la chambre pendant cinq ou six semaines, et au lit pendant une quinzaine de jours. En outre il sera bon, pendant toute cette période de prédisposition, de conseiller le régime lacté absolu ou mitigé. Nous avons déjà vu qu'un confrère allemand avait déclaré n'avoir observé aucune néphrite scarlatineuse dans les nombreux cas de

scarlatine qu'il avait soumis au traitement lacté pendant
la convalescence.

Une fois la néphrite scarlatineuse déclarée, son traitement ne diffère pas de la néphrite aiguë primitive ou mal
de Bright aigu. Quelle que soit la cause qui détermine la
maladie, le séjour au lit est de rigueur pendant toute la
période aiguë et même au delà, lorsque le malade est
entré en pleine convalescence. On emploiera un traitement
antiphlogistique énergique. Chez les sujets vigoureux on
peut pratiquer une saignée de 2 à 300 grammes, mais dans
la plupart des cas des ventouses scarifiées, au nombre de
quinze à vingt sur la région lombaire, pourront suffire. Si
les symptômes persistent, si les douleurs lombaires continuent et que la diurèse ne se rétablit pas, on peut répéter
les applications de ventouses ou la saignée, surtout s'il y
a menace d'accidents urémiques. Aussitôt qu'on a connaissance des premiers symptômes d'une néphrite, le malade doit être mis au régime lacté absolu, suivant les règles
que nous avons exposées. Le lait sera additionné d'une
certaine quantité de bicarbonate de soude, à la dose de
5 à 10 grammes par jour.

Le bicarbonate de soude exerce une action antiphlogistique très manifeste dans la néphrite aiguë.

Beaucoup d'auteurs redoutent, à bon droit, l'application
des vésicatoires, à cause de la cantharide. Les pointes de
feu pratiquées à l'aide du thermo-cautère sur la région
lombaire, peuvent très avantageusement remplacer ces
moyens révulsifs.

Le régime lacté doit être continué pendant que l'albuminurie persiste à un certain degré et l'on doit encou-
rager le malade à supporter un régime qui ne manquera
pas, au bout de quelques jours, de provoquer le dégoût.
On luttera contre cette éventualité par tous les artifices
possibles. Le lait, par son action diurétique, est le seul médicament qui puisse augmenter les urines souvent très réduites, écarter les menaces d'urémie et dissiper les œdèmes.

On pourra suppléer à la dépuration rénale par des purgations répétées. Les purgatifs drastiques, la coloquinte, le jalap présentent l'inconvénient de provoquer des spoliations aqueuses trop abondantes; il serait préférable d'employer les purgatifs salins tels que le sulfate de soude, de magnésie à petites doses répétées plusieurs fois par jour.

Pour entretenir la respiration, on aura recours non aux bains de vapeur, dangereux par l'hypersudation et la concentration sanguine qu'ils entraînent, mais à l'enveloppement dans la flanelle et dans les couvertures de laine, et à de petites doses de pilocarpine pour provoquer des transpirations peu abondantes.

Les vomissements qui peuvent survenir doivent être respectés parce qu'ils sont une voie ouverte aux matières excrémentitielles retenues dans le sang par suite de l'obstruction du rein.

La céphalalgie urémique sera combattue à l'aide de compresses d'eau froide appliquées sur la tête du malade. S'il survient des convulsions urémiques, on les combattra par la saignée, les inhalations de chloroforme, les lavements chloralisés.

Contre le coma urémique on peut employer les inhalations d'oxygène associées aux injections de caféine et d'éther si l'abondance de l'anasarque ne s'y oppose pas.

En l'absence de cette grave situation créée par l'urémie, on voit que le mal de Bright aigu ne réclame à peu près que deux moyens, les antiphlogistiques et le régime lacté. Les purgatifs et les diaphorétiques employés avec mesure sont utiles pour combattre la congestion rénale et suppléer jusqu'à un certain point à l'insuffisance des reins et à soulager ces organes en même temps.

Si l'on est intervenu de bonne heure, dès le début, on a beaucoup de chance pour voir l'amendement des symptômes survenus au bout de peu de jours. Cette amélioration se traduit d'abord par l'augmentation de la quantité des urines. En même temps que les urines augmentent, le pouls est moins dur, les battements du cœur ont plus de force. Au bout de quelques semaines, si la néphrite a été franchement aiguë, si le malade n'a pas de tare organique, la convalescence se dessine et il ne reste plus de l'ensemble symptomatique qu'une albuminurie plus ou moins accusée.

A ce moment on s'efforcera de soutenir et de réparer les forces du malade. On remplacera progressivement le régime lacté par le régime mixte, et dans cette tentative on ne perdra pas de vue la quantité des urines ; si les urines baissent et que l'albuminurie augmente, le retour au régime lacté s'impose. Pour combattre l'anémie on peut conseiller les ferrugineux. Mais on veillera surtout à l'entretien des fonctions rénales par l'emploi d'eaux minérales diurétiques alcalines, telles que les eaux de Vittel, d'Évian, de Martigny, de Wildungen, de manière à faire un vrai lavage de reins et à débarrasser ces organes des cylindres et des détritus qui obturent les tubuli. De cette manière les parties malades peuvent se régénérer, tandis que les parties restées saines seront moins surchargées de travail.

Plus tard on emploiera un traitement hydro-minéral reconstituant et stimulant. Les soins de la peau méritent ici une attention spéciale et peuvent contribuer à hâter la convalescence et à faire disparaître l'albuminurie.

Il peut arriver que l'amélioration qui succède à l'invasion de la maladie ne persiste pas malgré la continuation du traitement. Il faut en chercher les causes bien souvent dans l'état antérieur du malade. Diverses conditions déprimantes : le surmenage, les privations, les excès alcooliques affaiblissent le terrain et lui enlèvent sa résistance contre une maladie qui atteint gravement la nutrition. Dans d'autres circonstances, le diagnostic est mis en défaut, on croit être en face d'une néphrite primitive, alors qu'il ne s'agit que d'une poussée très aiguë chez un malade albuminurique antérieurement ou présentant les lésions de l'artériosclérose. Dans ces diverses conditions, il peut survenir des périodes d'amélioration ou d'aggravation qui alternent pendant plusieurs mois et qui finissent toujours par compromettre de plus en plus l'état général du malade, à moins qu'une de ces crises ne se termine par une convalescence plus longue, mais réelle.

Traitement hygiénique des néphrites bactériennes primitives.

Dans un certain nombre de cas, la néphrite aiguë est la seule manifestation d'une infection bactérienne qui paraît se produire surtout par les organes digestifs. Les troubles gastro-intestinaux, l'embarras gastrique, les vomissements sont les phénomènes du début auxquels succèdent rapidement les symptômes du mal de Bright aigu, quelquefois accompagnés d'une urémie rapide. En dehors des indications thérapeutiques qui doivent être remplies ici comme dans le mal de Bright ordinaire, la présence des éléments infectieux, des bactéries qui envahissent en premier lieu les organes digestifs, il se présente une indication bien nette qui est de diriger les moyens thérapeutiques énergiques contre l'invasion bactérienne. Il faut tenir compte du caractère bactérien de la maladie surtout au point de vue de la fonction des reins. Le salicylate de soude et l'acide salicylique qui sont d'excellents antiseptiques sont contre-indiqués en raison de leur action irritante sur les reins. Letzerich a dû y renoncer en raison des vomissements qu'ils déterminent. Cet auteur a employé un excellent anti-parasitaire, le benzoate de soude, dans de l'infusion de scille et il donne la formule suivante :

<pre>
                                        Pour 100
                                           ou
                                      120 gr. d'eau.
                                         grammes.
    Infusion de scille . . . .   0,3 à 1
    Benzoate de soude pur. . . . .   3,5 à 7,5
    Sirop d'écorces d'oranges amères. . . 10,0 à 15,0
</pre>

Une cuillerée ou une demi-cuillerée à soupe de cette potion, suivant l'âge, toutes les deux heures. Ces doses doivent être augmentées pour les adultes.

Quelquefois on observe, dans ces formes, des diarrhées

persistantes; on emploiera dans ces cas des purgatifs salins pour entraîner les sécrétions, et on les fera suivre des antiseptiques intestinaux, du salicylate de bismuth, du naphtol; si la diarrhée continue on la modèrera par les préparations astringentes, le tanin, le ratanhia, notamment par les amers, comme le colombo.

La diurèse doit être activée le plus possible, afin de diminuer par une dilution suffisante l'action des produits toxiques bactériens sur les reins au moment de leur élimination et sur leur organisme. La rétention de ces produits peut être une cause d'accidents sérieux et contribuer à la phénoménologie de l'urémie qu'elle aggrave. Les règles hygiéniques ne diffèrent pas de celles qui doivent être suivies dans le mal de Bright aigu. Pendant la convalescence, on doit user des reconstituants et des ferrugineux, d'autant plus que toutes les maladies infectieuses, même de courte durée, s'accompagnent d'une convalescence et d'un état d'anémie très prononcé.

Traitement hygiénique
de la néphrite parenchymateuse chronique.

Dans cette forme, qui n'a généralement pas un début latent comme la néphrite interstitielle, il importe avant tout d'instituer un traitement énergique dans la période aiguë. Mais il peut arriver que, malgré tous les moyens employés, la résolution ne se fasse pas complètement, et la guérison s'arrête avec des lésions diverses. Au bout de quelques semaines, tous les symptômes sont conjurés, la santé du malade est revenue, il n'existe aucun symptôme qui trahisse la lésion rénale si ce n'est l'albuminurie.

Cette persistance du seul indice de la lésion rénale doit faire imposer au malade une hygiène assez rigoureuse pour qu'aucun régime, une fatigue excessive, une impression de froid ne vienne pas raviver l'affection apparemment éteinte et provoquer une poussée inflammatoire. Si les digestions sont bonnes, l'appétit bien conservé, le patient suivra un régime mixte composé d'une certaine quan-

tité de lait et de viandes blanches bouillies, d'œufs cuits
en petite quantité et de légumes. Pour faire disparaître
l'albuminurie, il n'est pas de moyens certains. On emploiera
cependant de préférence le tanin, les préparations de fer
associées à la noix vomique. On relèvera l'état général, on
stimulera la nutrition par des eaux minérales chlorurées
sodiques, arsénicales ou ferrugineuses. On soignera surtout les dispositions diathésiques du malade, la constitution goutteuse, le diabète, l'obésité, la scrofule. Le patient
évitera tout excès d'alimentation azotée, ou de boissons,
il supprimera les liqueurs, les vins purs et évitera tout
surmenage. Le traitement se confond ici, en résumé, avec
celui de l'albuminurie chronique.

La situation est beaucoup plus grave lorsque, les symptômes du début s'étant dissipés, il persiste de l'affaiblissement général, des troubles digestifs, de l'anémie, de
l'essoufflement, de la bouffissure de la face. L'affection
aiguë passe à l'état chronique, ou plutôt subaigu. Dans ces
cas, le séjour au lit doit être continué souvent pendant de
nombreuses semaines, ou bien le malade reste confiné à
la chambre. Le régime animal ne peut être tenté sans
s'exposer à voir augmenter l'albuminurie ou souvent les
accidents de l'insuffisance urinaire. Cependant ce serait
une faute que de vouloir continuer le régime lacté absolu;
on associera au lait les pâtes, les légumes, on pourra permettre les viandes blanches en petite quantité et le malade
fera son principal repas à midi. S'il se produit un amendement progressif de tous les symptômes, le malade pourra
sortir par un temps chaud, sec, et séjournera dans les
climats tempérés dépourvus de variations de température
et d'humidité. Mais ce sont là des prescriptions qui ne
sont pas à la portée de tout le monde, et le brightique qui
ne se trouve pas dans les conditions pour voyager se
contentera de prendre des précautions contre le froid, de
porter de la flanelle et de se vêtir chaudement. Il évitera
les transitions brusques de température, et dès que repa-
raîtront les symptômes qui indiquent une nouvelle poussée,

Il se soumettra au même traitement que dans les formes aiguës : révulsifs, régime lacté, repos au lit. Mais, comme dans ces poussées secondaires l'état général du malade n'est plus le même qu'au début, le traitement ne doit pas être entrepris avec la même rigueur. On évitera les saignées, on se contentera d'applications de ventouses sèches ou scarifiées sur la région lombaire. On ne pratiquera la saignée du bras que s'il existe des menaces d'urémie. Quant au régime lacté, il ne doit pas être trop prolongé, le résultat qu'on cherche par ce régime, c'est-à-dire l'abaissement de l'albuminurie à un taux minimum, sera atteint en quelques jours. On cherchera à stimuler la sécrétion urinaire par les diurétiques qui n'exercent pas d'action irritante sur le rein, comme la caféine. On combattra l'asthénie vasculaire et cardiaque par les cardiaques, principalement la digitale et le sulfate de spartéine. En ce qui concerne l'emploi de la digitale, on doit l'employer avec prudence afin d'éviter les effets d'accumulation.

Le séjour au lit est nécessaire tant qu'il subsiste des phénomènes subaigus et que l'albuminurie atteint une proportion élevée. Cependant il ne faut le continuer qu'autant que cela est nécessaire pour ne pas affaiblir le malade. Bartels est tombé dans l'exagération en condamnant au lit les malades non seulement pendant toute la durée de l'hydropisie, mais tant que la composition des urines et sa grande richesse en albumine trahissent la persistance de la néphrite. Il faisait ainsi durer le séjour au lit pendant des années, ne permettant aux malades de se lever que pendant les chaudes journées de l'été. N'est-il pas permis de croire que le résultat qu'il prétend avoir ainsi atteint aurait été acquis en laissant au malade plus de liberté avec les bénéfices d'un exercice modéré ? Le séjour au grand air, dans un climat chaud, sec et constant, contribuera certainement à améliorer la nutrition et à diminuer l'albuminurie.

Les fonctions de la peau seront activées surtout par

l'emploi des bains chauds. Bartels faisait prendre tous les jours à ses malades des bains à la température de 40°. Il obtenait ainsi une transpiration abondante chez des sujets dont la peau était au début d'une sécheresse extrême, et il arrivait finalement à relever dans des proportions très sensibles l'excrétion urinaire. Pour lui, l'hyperémie cutanée opère une dérivation vers la périphérie, qui soulage les vaisseaux de la profondeur, ceux des reins entre autres, de leur trop-plein. Il en résulte une stimulation dans les vaisseaux du rein dilatés par l'inflammation. L'activité plus grande de la circulation rénale entraîne ainsi l'augmentation de la diurèse.

Les bains d'air chaud, les bains de vapeur répondraient au même but que ces bains tièdes, si leur action trop brutale n'entraînait pas une transpiration profuse. La pilocarpine peut être employée enfin, mais à petites doses assez fréquemment renouvelées. Il faut, en résumé, activer les fonctions de la peau, mais remplacer immédiatement l'eau enlevée à l'organisme, afin d'établir un courant permanent de liquide et de matières solides dissoutes à l'extérieur.

Les purgatifs drastiques ne doivent être employés que par exception dans la néphrite parenchymateuse chronique, en raison des troubles intestinaux qu'ils entretiennent. Les purgatifs salins, ou les cathartiques légers, tels que l'huile de ricin, répondront à l'indication d'évacuer l'intestin et de provoquer une transudation de liquide pour suppléer à l'action des reins.

Lorsque les hydropisies se généralisent, la situation devient réellement critique, car les organes digestifs souffrent, le cœur est insuffisant et, dans ces conditions, on ne pourrait attendre une action favorable, ni des purgatifs, ni des bains chauds. Le cœur même, épuisé dans la lutte, ne répond plus à la situation des toniques cardiaques. Les stimulants diffusibles, l'éther, l'acétate d'ammoniaque pourront cependant être employés avec quelque avantage. Enfin, dans tout le cours de la néphrite parenchymateuse chronique, tant que subsiste l'anémie, on prescrira les toniques, le quinquina et les ferrugineux.

Traitement hygiénique de la néphrite interstitielle chronique.

Nous savons que le début de la néphrite interstitielle reste latent le plus souvent et qu'il peut s'écouler long-temps avant que le malade éprouve quelque symptôme dû à sa lésion rénale et que le médecin même rattache un accident, quelquefois banal en apparence, à sa véritable cause. L'albuminurie vient-elle à être constatée, devra-t-elle être prise pour une albuminurie sans conséquence, si le malade n'accuse pas de symptômes sérieux ? Assurément non, l'albuminurie est un symptôme qui mérite toujours une sérieuse attention et ce n'est qu'une longue et patiente observation qui peut démontrer la nature et l'origine de ce symptôme. On recherchera donc attentive-ment les causes de toute albuminurie chronique, quelque légère qu'elle soit et on la traitera en conséquence. Sui-vant le précepte de Lecorché et Talamon, on le recher-chera même chez les enfants nés de parents dont l'un a été atteint d'une affection rénale, de la goutte ou du dia-bète. On examinera les urines chez tous les individus qui souffrent de troubles dyspeptiques, qui ont le foie gros, chez tous ceux qui sont atteints d'une maladie aiguë, enfin chez les sujets qui présentent un des symptômes si variés qui dépendent de l'insuffisance de la dépuration rénale. Tous ces cas particuliers exigent au début un traitement spécial, dirigé selon la cause qui a provoqué l'apparition de l'albuminurie. Les fonctions digestives demandent une attention toute particulière et l'alimentation doit être ré-glée en conséquence. Les eaux minérales stimulantes et reconstituantes, les eaux chlorurées, sodiques notamment, activeront la nutrition ; on y joindra les toniques géné-raux, le fer, le quinquina, plus reconstituant et plus tonique que le tanin.

Chez les goutteux ou les descendants de goutteux, on

dirigera ce traitement spécialement contre la diathèse. On combattra l'uricémie, le retour des attaques de goutte. On prescrira les eaux bicarbonatées sodiques faibles, les eaux de Vittel, d'Évian, de Pougues, de Royat, Capvern, de Martigny. La cachexie des goutteux sera combattue par les ferrugineux, et le régime lacté ne **sera employé** que pendant les périodes aiguës de la maladie.

Est-il possible, une fois que l'albuminurie **a pu** être rattachée à un processus atrophique des reins, d'opposer un remède à l'évolution progressive de la lésion rénale? On a cité, dans cet ordre d'idées, l'administration prolongée de l'iodure de potassium. Bartels, qui a employé ce médicament chez des malades présentant de la polyurie, de légères traces d'albumine dans ces urines, de l'hypertrophie du cœur, déclare que l'iodure de potassium peut être continué pendant des mois chez ces malades. Toutefois, il reconnaît qu'il n'a pu suivre les malades soumis à ce traitement assez longtemps pour pouvoir porter un jugement précis sur la valeur de cette médication. Personne n'a jamais constaté une action très nette de ce médicament dans la néphrite scléreuse, et il serait sans doute téméraire de lui attribuer une action réelle contre le processus atrophique, dont les reins sont le siège. Cependant Senator, Ziemssen et surtout Ewald et Lancereaux sont partisans de l'emploi prolongé de l'iodure de potassium.

Dès lors, il ne reste plus qu'à faire la médecine des symptômes. Cependant il sera toujours bon de chercher à reconnaître la nature du terrain sur lequel s'est développée la néphrite, et de diriger le traitement en conséquence. Les goutteux seront soumis à un traitement hygiénique spécial; c'est surtout pour les saturnins que l'iodure de potassium aura une réelle utilité; les prescriptions diététiques varieront également si l'on a affaire à un obèse, à un diabétique. Dans tous les cas, on accordera une attention spéciale aux troubles digestifs qui peuvent, par eux-mêmes, entretenir et aggraver l'albuminurie. Une fois ces indications remplies, le traitement aura pour objet le traitement des symptômes de la néphrite interstitielle, car toute médication dirigée contre le processus atrophique des reins est inutile. Le but de l'intervention médicale consistera à reculer l'échéance fatale, inévitable, à un moment donné, par suite de l'obstruction rénale.

Les deux dangers de la néphrite interstitielle consistent, d'une part, dans l'auto-intoxication dont la cause prochaine réside dans l'insuffisance rénale ; de l'autre, dans la rupture de la compensation du cœur qui, par l'hypertrophie, lutte pendant longtemps contre les effets des lésions rénales. Contre l'insuffisance rénale, on opposera les moyens qui peuvent rétablir le taux des urines et surtout augmenter leur densité. C'est d'abord le régime qui doit faire tous les frais du traitement ; la nourriture doit être assez riche en albuminoïdes, et le régime lacté mixte est indiqué, c'est-à-dire que pour éviter le dégoût d'un régime uniforme et ménager les fonctions de l'estomac, on doit accorder au malade une certaine quantité de viande. On doit s'efforcer, dit Prior, de faire prendre au malade toute la quantité d'albumine qu'il est capable d'assimiler. Le danger d'une alimentation azotée est dans la quantité extrème ; elle produit alors l'insuffisance de tous les épithéliums du rein et menace le malade de la paralysie du cœur et de l'urémie. Tant que le rein est à la hauteur de sa tâche, le régime doit être fortifiant et se composer de viandes blanches, d'œufs cuits, de légumes azotés, de corps gras.

Si l'urémie apparaît, le régime lacté exclusif s'impose. On doit instituer un traitement antiphlogistique, et notamment des révulsifs sur la région lombaire, si le malade n'est pas trop affaibli. Les vomissements urémiques, en général très rebelles, seront combattus par la teinture d'iode (six gouttes par jour dans de l'eau de riz), par la créosote (une goutte dans une cuillerée à soupe d'eau).

L'état du cœur, dans la néphrite interstitielle, mérite d'être surveillé de près au point de vue du traitement. C'est lui qui juge bien souvent le sort du malade. Si le myocarde manifeste une activité exagérée, il importe de modérer cet état qui n'est pas sans danger. Outre les phénomènes pénibles, tels que les vertiges, la céphalalgie, l'anxiété précordiale qu'il provoque, il devient souvent la cause d'accidents graves, dus surtout aux hémorrhagies qui se sont produites dans les organes, notamment dans la rétine et l'encéphale. L'excès de tension artérielle se traduit par la dureté du pouls, l'hypertrophie du cœur au delà de la compensation se manifeste par le bruit de galop. Cet état doit être combattu, car il peut mener rapidement à la dilatation et à l'asystolie. On prescrira à l'intérieur le bromure de strontium ; extérieurement, on appliquera des révulsifs au niveau de la région précordiale. Pour abaisser la tension cardiaque, il reste la ressource des inhalations de nitrite d'amyle et la nitro-glycérine.

Enfin, plus tard, lorsque la compensation fait défaut, le traitement doit avoir un but opposé, celui de fortifier le cœur et de relever la tension artérielle.

La dilatation cardiaque, amenée par la dégénérescence scléreuse, s'annonce par la diminution des urines, la diminution de la tension artérielle, l'apparition de l'œdème à la base des poumons, la production d'infarctus hémoptoïques, l'infiltration des membres inférieurs. Les toniques cardiaques doivent être employés, particulièrement la digitale, la spartéine, la caféine. Le régime lacté peut donner une amélioration passagère. Si, malgré ces moyens, l'œdème augmente, on donnera les stimulants diffusibles, on fera des injections d'éther, de caféine. Le régime sera tonique, composé d'un peu de viande crue dans du bouillon léger ; on excitera l'appétit par les amers. On combattra l'anémie par les ferrugineux, ou mieux les eaux ferrugineuses et les inhalations d'oxygène.

Des frictions stimulantes avec des lotions alcoolisées ou aromatiques exciteront encore les fonctions cutanées. Mais, le plus souvent, il arrive un moment où il est impossible de lutter contre la cachexie progressive qui se termine par le coma final.

Traitement hygiénique du rein amyloïde.

Contre les lésions amyloïdes du rein, la thérapeutique reste impuissante ; on a bien conseillé cependant l'emploi de quelques médicaments contre cette forme du mal de Bright, mais on a quelque raison de douter de leur valeur. Bartels attribue à l'iodure de potassium une action sur l'altération des vaisseaux du rein dans les cas de dégénérescence amyloïde. Murchison et Martin ont conseillé l'iode, l'iodure de potassium, l'acide chlorhydrique, l'acide nitrique, les bains d'acide chlorhydrique à la dose de 30 à 60 grammes par bain. Mais il n'y a aucune confiance à accorder à ces traitements. L'iodure de potassium sera indiqué dans les cas seulement où la syphilis intervient comme facteur étiologique. Dans la tuberculose pulmonaire, les tuberculoses osseuses, on pourra prescrire l'iodure de calcium.

Les fonctions digestives chez ces malades doivent être l'objet d'une attention spéciale ; elles sont en effet souvent troublées, car la lésion amyloïde intéresse les organes de la digestion, l'intestin et le foie notamment. Les vomissements et la diarrhée sont les symptômes habituels et très fréquents de ces lésions. On s'efforcera donc de rétablir les fonctions digestives par l'emploi du régime qui sera le mieux supporté, mais qui ne sera plus exclusif. Le lait doit entrer, pour une certaine part, dans l'alimentation ; pour le reste, on prescrira une alimentation substantielle, comme moyen d'épargne des albuminoïdes, on choisira de préférence l'huile de foie de morue qui, à ses fonctions alimentaires, joindra une action nutritive générale.

La diarrhée, qui épuise si rapidement les malades par sa ténacité, sera combattue par des moyens appropriés. Contre les causes mêmes de la dégénérescence amyloïde, nous ne pouvons pas grand'chose non plus, si ce n'est dans les cas où les suppurations prolongées se sont développées dans des régions assez accessibles pour les supprimer par un traitement.

Dans tous les cas, on tonifiera le malade par tous les

moyens possibles. On stimulera la nutrition par les bains d'eau salée ; les bains de Salins sont particulièrement recommandables dans ces cas.

Quant à la tuberculose pulmonaire, elle est généralement trop avancée lorsque les lésions amyloïdes du rein ont fait leur apparition, pour qu'on ait quelque chance de réussir par le traitement.

Traitement hygiénique de la néphrite gravidique.

L'albuminurie, chez la femme enceinte, peut être antérieure à la grossesse, ou se développer pendant son cours. Quelle que soit sa signification, elle constitue, pour la femme et pour l'enfant, un danger par la fréquence de l'urémie qui l'accompagne pendant la période puerpérale. L'examen de l'urine, au point de vue de l'albumine, s'impose dans toutes les grossesses, et plus le diagnostic de l'albuminurie aura été précoce, plus les chances seront grandes de ne voir survenir aucun accident sérieux. Dès que l'albuminurie est reconnue, c'est le régime lacté qu'il faut instituer, car il n'est pas de plus puissant remède prophylactique de l'éclampsie. Si le régime est prescrit dans les premiers mois de la grossesse, on peut le continuer pendant quelques semaines ; puis, si les urines ne contiennent qu'une quantité modérée et fixe d'albumine, on revient au régime mixte par transitions ménagées. Mais si l'albuminurie n'a pas disparu dans les derniers mois, il sera indiqué de revenir au régime lacté exclusif pendant les dernières semaines de la grossesse. Cette manière de faire aura pour avantage de prévenir les accidents éclamptiques.

On emploiera les purgatifs avec modération afin de ne pas affaiblir les malades.

Les soins de la peau sont indispensables et consistent soit en frictions stimulantes, en frictions sèches, avec les brosses de caoutchouc ou de flanelle, soit en bains tièdes, qui, en déterminant des transpirations modérées, auront l'avantage de soulager le travail du rein.

Le massage peut être employé avec avantage.

Les malades seront chaudement vêtues.

Les révulsifs, les saignées locales ou générales ne seront employés que s'il y a des phénomènes aigus ou des menaces d'urémie.

Lorsque la grossesse est avancée et qu'une néphrite avec albuminurie intense est découverte, seulement à ce moment il peut être indiqué de provoquer l'accouchement prématuré. S'il existe des signes d'urémie prochaine, il n'y a plus à hésiter. La forme dyspnéique, qui est très grave, peut être combattue par les saignées.

Enfin, si l'urémie convulsive apparaît, on aura recours aux lavements chloralisés, aux inhalations de chloroforme, en même temps qu'on terminera au plus tôt l'accouchement.

En résumé, le traitement de la néphrite puerpérale prête aux mêmes indications que la néphrite aiguë primitive. Le régime lacté constitue la base du traitement et la seule sauvegarde des attaques éclamptiques.

Quant à l'emploi du chloral, il ne faut pas attendre que l'urémie soit déclarée pour le donner ; au contraire, l'accès peut être prévenu, si l'on donne ce médicament dès qu'on voit survenir, surtout au moment du travail, de la céphalalgie frontale, des troubles de la vue. Quant aux détails du traitement, nous renvoyons aux traités spéciaux.

ADDENDA

Teinture de cantharides. — Cette préparation, anciennement employée, était tombée en désuétude, lorsque, tout
dernièrement, Lancereaux a tenté de la tirer de l'oubli. Cet
auteur déclare en avoir retiré d'excellents résultats dans
les néphrites épithéliales aux doses de 6 à 12 gouttes par
jour. On a pu citer quelques succès, d'ailleurs très rares,
mais en présence de l'incertitude et du danger d'action
d'un médicament aussi difficile à manier, le mieux est de
s'abstenir. C'est là l'opinion la plus générale, unanime,
pourrait-on dire ; c'est aussi la nôtre.

BIBLIOGRAPHIE

Pour les travaux antérieurs, consultez **Labadie-Lagrave**, article : REIN (pathologie), du *Dictionnaire de méd. et chir. prat.*, et **Lecorché et Talamon**, *Traité de l'albuminurie du mal de Bright*.

Sehrwald. — Ueber das Verhaltniss der Eiweissauscheidung zur Eiweissaufnahme bei Nephritis. *Münch. med. Woch.*, 88, XXXII.

Marshall. — The value of jaborandi and it alkaloids in the treatment of Bright's disease. *Lancet*, 88, II.

Terray. — Calomel bei chron. hep. and nephrites. *Transact. med. Soc. New-York*, Syracuse, 1888.

Ely. — The treatment of acute Bright's disease. *Tr. med. Soc. New-York*, 1888.

Merley. — *L'Albuminurie intermittente cyclique*. Thèse de Lyon 1888.

Pessey. — *Polyuries et albuminuries d'origine nerveuse*. Thèse, Paris, 1888.

Hoffmann. — *Führt die in der Nahrung gesteigerte Eiweiszufuhr bei an chronicher diffuser nephritis leidenden zù einer Steigerung der Eiweissauscheidung in Harn?* Konigsberg, 1888.

Wilson. — Climat and Bright's disease. *Med. et chirurg. reporter*. Philadelphic, 1888.

Laurent. — *De la méthode révulsive dans la maladie de Bright*. Thèse, Paris, 1888.

Artigalas. — Pathogénie de l'urémie. *Gaz. hebd. des sciences méd. de Bordeaux*, 1888.

Potain. — Pathogénie des troubles urémiques. *Union méd.*, 1888.

Perret. — Néphrite bact. primitive. *Lyon méd.*, 1888.

Micorli. — Néphrite primitive mycotique épidémique. *Zeigler's Beitrage z. path. anat.*, Iéna, 1888.

Ralfe. — On the classific. of the various forms of the fonctionnal albuminurie. *Lancet*, 1888.

Bond. — Conditions that precede serious lesions of the Kidneys, *J. am. med. assoc. Chicago*, 1888.

Chismore. — Observ. of the effect of rapid change of altitude on a case of interst. nephritis in a advanced age. *J. am. med. ass. Chicago*, 1888.

Gaucher. — Recherches expérimentales sur la pathogénie des néphrites par auto-intoxications. *Revue de médecine*, 1888.

Manuaberg. — Zur Ætiologie des morbus Brightii acutus. *Centralbll. f. Klin. med.*, 1888.

Charrin. — Variété des lésions rénales dans une même maladie expérimentale. *Comptes rendus de la Société de biologie*, 1888.

Potain. — Pathogénie des troubles de la circulation dans le mal de Bright. *Union méd.*, 1888.

Snyers. — Contrib. à la pathog. du mal de Bright. *Bulletin de l'Académie roy. de Belgique*. Bruxelles, 1887.

Obrzut. — Nouvelles recherches sur la pathogénie des glomérules-néphrites. *Revue de médecine*, 1888.

Gaucher. — Épistaxis grave comme première manifestation de néphrite interstitielle. *Gaz. hebd. de médecine*, 1888.

Bouveret. — Note sur l'insuffisance aortique dans la néphrite interstitielle. *Lyon médical*, 1888.

Dumas. — Observ. de néphr. toxique. *Loire médicale*, 1888.

Stewart (G.). — *On albuminurie*. Edimbourg, 1888.

Thouvenet. — *Hypertrophie du cœur et artéri-sclérose dans les maladies de l'appareil urinaire*. Paris, 1888.

Debove. — Pouls lent permanent dans l'urémie. *Soc. méd. des hopit.*, 1888.

Leudet. — Dermatite exfoliatrice dans le mal de Bright. *France médicale*, 1888.

Audry. — Le pouls lent permanent et l'urémie convulsive. *Province médicale*, 1888.

Johnson (G.). — Remarks on albuminuria a frequent result of sewage poisoning. *The Brit. med. J.*, 1888.

Cortezao. — La fuchsina en el tratamiento de la enfermedad de Bright. *El siglo medico*, 1888.

Pavy. — On cyclic album. *The Lancet*, 1888.

Milne. — Subacute catarrhal nephritis. *Lancet*, 1888, II.

Edes. — *On the absolute and relative value of albumen and cast of renal inadequay in the diagnostic and progr. of dis. of the Kidneys*. Trans. ass. am. physician. Philad., 1888, II et III.

Mader. — Chronische Schrumpfniere. *Bericht der K.-K. Krankenanstalt*, 1888.

Powel. — High tension pulse with peripheral reflux in albuminurie. *Lancet*, 1888, II, 1123.

Roché. — Néphrite infectieuse avec urémie à forme typhoïde. *Bull. soc. méd. de l'Yonne*, 1888.

Charcot. — Œuvres complètes, t. VI.

Dumas. — Néphrite épithél. et néphr. scléreuse. Accidents urémiques graves dans les deux cas. *Gaz. hebd. d. sc. méd.* Montpellier, 88, X.

Eckardt. — Ueber die compens. hypertr. u. das physiolog. Wachsthum der Niere. *Archiv. f. path. anat.* Berlin, 88.

Barker. — Acute Bright's dis. in pregnancy. *Tr. med. s. N.-J.*, 1888.

Jacobi. — Acute Bright's dis in Children. *Wiener med. Blat.*, 1888. *Tr. med. s. N.-J.*, 1888.

Loomis. — *The cardiac change in chronic Bright's dis.* Tr. ass. physic., Philad. 1888, III.

Johnson. — Chronic alcoolis in cases of renal dis. *Brit. med. J.*, 1889, I.

Marfan. — Deg. amyl. du rein. *Gaz. des hopit.*, 1888.

Boukeieff. *Étude sur les néphrites syphil. précoces.* Th. Paris, 1889, 104.

Icovesco. — *Étude sur la néphrite des scrofuleux.* Paris, 1888.

Dunin. — Cerebral Herd sympt. in Verlaufe der uræmie. *Berl. Klin. woch.*, 1889.

Thudicum. — On uræmia and its connexion with alcaloïds. *Med. press and circular.*, 1888, N. S.

Level. — *Paralysies urémiques.* Paris, 1888, nº 148.

Lépine. — Auto-intox. d'origine rénale. *Revue de méd.*, 1889.

Bouveret. — Les premiers signes de la néphrite interst. *Prov. méd.*, 1889.

Rindfleisch. — Patholog. histol. der nephr. *Sirungsbetz. de phys. med. Gesellsch. Zu Wurtzburg*, 89.

Bramwell. — Case illustrative of the differ. diagn. of. primary and second. acute Brighti dis. *Stud clin. med.* Edimb., 1889-90.

Raymond. — Peptonurie. *Gaz. hopit.*, 1889.

Leyden. — Ueber den M. Bright. bei Schwang und geb. *Charité. Annal.* Berlin, 1889, XIV.

Dunac. *Contrib. à l'étude du mal de Bright, de la cryesthésie brightique*, 1889. Th. Paris, nº 399.

Hirschberg. — Experimentelle Beitræge zur urœmischen Diarrhoe. *Pest méd. chir. Presse*, 1891.

Séjournet. — De l'albuminurie chez les jeunes enfants. *Union méd. du Nord-Est*, 1890.

Mircoli. — Affections rénales dans la coqueluche. *Arch. per le scienze méd.*, 1890.

Johnson (G.). — Pronostic de l'albuminurie. *British med. Assoc. in Leeds*, 1889.

Fernet. — *Mal de Bright d'origine infectieuse.* Soc. méd. des hôpit., 1888.

Huchard (H.). — *L'albuminurie des morphinomanes.* Soc. méd. des hôpit., 1890.

Israël. — *Action nocive des médicaments sur le rein.* Soc. de méd. berlinoise, 1888.

Senger. — Même sujet. *Ibid*, 1888.

Arthaud et Butte. — *Des albuminuries névropathiques.* Assoc. franç. pour l'avanc. des sc., 1889.

Mackensie (St.). — Trait. de l'urémie chron. par la morphine. *The Lancet*, 1889.

Willey (H.). — L'albuminurie scarlatineuse. *The Lancet*, 1889.

Mills (O.-S.). — A case of. acute Bright's disease combined with purpura hemorr. in a boy ten years of age Cincin. *Lancet clinic.*, 1889.

Picot. — Nephr. interst., hypertrophie, dilatation du cœur; insuffis. mitrale relative. *Gaz des sc. méd. de Bordeaux*, 1889.

Mader (J.). — *Néphr. chr. interst., myocard. chron.* Bericht A. K. K. Krankenanstalt Rudof stifung in Wien. 1888-89.

Crooke (G.-F.). — The histology of Bright's disease. *Brit. med. J.*, 1889.

Formad (H.-F.). — The anat. relation of lesion of heart and the Kidneys in Bright's disease. *Trans. Am. Phys. Philad.* 1889.

Auld. — On the pathog. of renal dropsy. *Lancet*, 1889.

Blanc. — Pathogénie de l'albuminurie et de l'éclampsie. *Archives de Tocologie*, 1889.

Ribbert. — Ueber unsere jetzigen Kenntnisse von der Erkr. der Niere bei Infectionskr. *Deutsche méd. Woch*, 1889.

Billaux. — Plusieurs cas de néphrite sans albumine. *J. des sc. méd. de Lille*, 1889.

Fedeli. — *Contrib. au diagn. clin. de la néphrite.* Pise, 1889.

Harrisson. — Sur les néphr. chron. *Lancet*, II, 1889.

Hœsselin. — Affections psychiques dans la néphrite chronique. *Münch. méd. Woch.*, 1889.

Senator. — *Étude clinique et physiologie de l'albumine.* Berlin, 1889.

Hanot. — Gros foie dans la maladie de Bright. *Arch. de médecine*, 1889.

Laffite. — *Essai sur le mal de Bright et les néphrites.* Thèse, Paris, 1889.

Besançon. — *Néphrite liée à l'aplasie artérielle.* Thèse, Paris, 1889

Michaud. — *Contribution à l'étude de la néphrite insidieuse*, Thèse, Lyon, 1889.

Chopard. — *Néphrite gravidique.* Thèse, Paris, 1889.

Sirot. — *Contribution à l'étude de l'urémie digestive.* Thèse, Paris, 1889.

Robinson. — Dietetic treat. of chronic. Bright's disease. *Med. Record. New-York*, 1889, XXXV.

Dujardin-Beaumetz. — Des *nouvelles indications thérapeutiques* dans le traitement de l'insuffisance rénale (néphrite chronique dégénérative du rein, artério-sclérose). *Bull. gén. de thérapeutique*, 1889, CXVI.

Delafield. — The treatment of acute and subacute nephr. *Med. news*, 1889.

Henry. — Bright's disease and its treatment. *Med. news Philadelphie*, 1889.

Demieville. — Encore l'acide chlorhydrique et les néphrites chroniques. *Revue méd. de la Suisse Romande*, 1889.

Bramwell. — *Treat of acut nephr. Stud. clin. med. Edimbourg*, 1889-1890.

Schreiber. — Ueber dietet. Behandl. der chr. morb. Brightii. *Berlin, Klin. wosch.*, 1889.

Mackensie (St.). — On the treatment of chr. uremie by morphine. *Lancet*, 1889,

Barié. — Stomatite urémique. *Arch. gén. méd.*, 1889.

Legendre. — Pathog. et nature du mal de Bright. *Union méd.*, 1889, II.

Bard. — Classification des néphrites. *Prov. méd.*, 1889, III.

Gaume. — *Du foie brightique.* Thèse, Paris, 1889.

Michaud. — *Néphrite insidieuse.* Thèse, Lyon, 1889.

Sirot. — *Urémie digestive.* Thèse, Paris, 1889.

Moreau. — De quelques cas de mal de Bright sans albuminurie. *Gaz. des hop. de Toulouse*, 1889.

Jeanton. — *Valeur clinique de l'albuminurie dans le mal de Bright.* Thèse, Paris, 1889.

Haudford. — Rein granuleux chez les jeunes personnes. *Pathol. Soc.*, London, 20 mai, 1890.

Caussade. — *Néphrite pneumonique.* Thèse, Paris, 1890.

Lombard. — *Troubles de la sensibilité générale dans le mal de Bright.* Thèse, Montpellier, 1889-1890.

Bennet. — De l'aliénation comme symptôme de la mal. de Bright. *Coll. and clin. rec.*, sept., 1890.

Duclos. — Des hémoptysies répétées, signe précurseur de la néphrite interstitielle. *Rev. gén. clin. et thérap.*, 1890.

French. — Formes des néphrites. *Cincin. lancet clinic.*, 1890. n. y.

Raymond (F.). — *Nouveau cas de folie brightique.* Soc. méd. hôp., juin 1890.

— Relation de l'albuminurie avec les psychoses. *Bull. de l'Acad. de méd.*, 1890.

West. — *Respiration de Cheyne-Stokes dans le rein granuleux.* Clin. soc. London, février 1890.

— Diagnostic précoce de lésions chroniques du rein. *Maryland méd. J.*, mars 1890.

Senator. — Zur Therapie des morbus Brightii. *Allgem. Wiener med. Zeit.*, 1890.

Ziemssen (V.). — Die Behandlung des chron. morb. Brightii. *Allgem. Wiener med. Zeit.*, 1890.

Sehrwald. -- Ueber Zeitweises Fehlen der cylinder in Ham bei nephritis. *Deutsche méd. Woch.*, 1890.

Pfeiffer. — Zur Behandlung verschiedenen Nierenkrankheiten. *Berliner Klin. Woch.*, 1890.

Lépine. — Traitement de la maladie de Bright chronique. *Semaine médicale*, 1890.

Engel V.). — Zwei Fœlle von primœrer infectioser nephritis. *Prag. méd. Woch.*, 1890.

Railton. — Scrofulous Kidney. *Brit. méd. J.*, 1891.

Mannaberg (J.). — *Zur Æliologie des Morbus Brightii acutus. nebst Bemerk. uber exper. bacter. Endocarditis Zeitschrift f. Klein méd.* Berlin, 1890-1891.

Stewart (T.-G.). — Ueber Behandlung des chron. morbus. Brightii. *Wien. med. Presse*, 1890.

Brissaud et Lamy. — Attitude cataleptique chez un brightique délirant. *Gaz. hebd. de méd.* Paris, 1890.

Mesnard (L.). — Mal de Bright sans albuminurie, pathogénie des néphrites. *Gaz. des sc. méd. de Bordeaux*, 1890.

Roullaud. — Folie brightique. *Poitou médical.* Poitiers, 1890.

Semmola. — Contribution à la pathogénie de l'albuminurie et de la néphrite brightique. *Bulletin de l'Acad. de médecine*, 1890.

Barth. — Epistaxis dans le mal de Bright. *Gaz. hebd.* Paris, 1890.

Purdy (C.-W.). — The influence of Climate of. United States over Bright's disease. *New-Y. méd. J.*, 1890.

Bouloumié. -- *Des ressources que la thérapeutique thermale offre dans les maladies chroniques des reins.* Congrès internat. de l'hydrologie et de climatol., 1889.

Renaut. — Sur la fausse imperméabilité des reins brightiques et la thérapeutique de l'urémic comateuse. *Bull. de l'Acad. de méd. de Paris*, 1890.

Bond (C.-S.). — Early diagn. of. chr. Kidneys Lesions. *Amer. J. méd. sc.* Philad., 1890.

Chartier. — *Contribution à l'étude des éruptions brightiques.* Paris, 1889.

De Renzi. — Cura della nefrite. *Riv. clin. e thérap.* Napoli., 1889.
-- Trait. de la néphrite. *Rivista clin. et gaz. d'Ospitali*, 1890.

Hopkins (F.-V.). — Clostridial nephritis; a new wariety of bacterial nephritis. *Pacific M. J.* San-Francisco, 1890.

Leroy (C.). — Contribution à l'étude de la néphrite syphilitique. *Archives générales de médecine*, 1890.

Michailoff (S.). — Remarkable case of dropsy with uremic phenomena simulating disease of Kidney. *Meditzina S. Pétersb.*, 1889.

Bouveret (L.). — Œdème pulmonaire brightique suraigu avec expectoration albumineuse. *Revue de médecine*, 1890.

Mesnard. — De l'albuminurie dans le mal de Bright. *Gazette hebd. des sc. méd. de Bordeaux*, 1890.

Picard. — Les urines albumineuses, leurs caractères; recherche et dosage de l'albumine de l'urine. *J. de méd. de Paris*, 1890.

Ross. — On bacilluric of Roberts. *Austral M. J.* Melbourne, 1890.

Rattone. — *Sulla nefrite.* Torino, 1890.

Deleyn. — Néphrite aiguë. *Archives méd. belges*, 1890.

Desplats. — Une néphrite interst. chron. *Journal des sc. méd. de Lille*, 1890.

Hagenbach. — *Ueber Nephritis bei akuten Infektions Kr. Iahrb. f. Kinderhlkd.*, XXIX, 2.

Bayet (A.). — Remarques sur trois cas de néphrite avec anurie. *La clinique*, 1888.

Lecorché et Talamon. — *Traité de l'albuminurie*, 1890.

— L'albuminurie minima et l'assurance sur la vie. *Méd. moderne*, 1891.

— De l'albuminurie soi-disant physiologique. *Ibid.*, 1891.

— Albuminurie et glomérulo-néphrite. *Ibid.*, 1891.

— Réponses à M. Senator. *Ibid.*, 1891.

Senator. — De quelques faits relatifs à l'albuminurie. *Méd. moderne*, 1891.

— *L'Albuminurie*, 1890.

Lépine. — Sur les diurétiques. *Sem. méd.*, 1890.

Merklen. — Contrib. à l'étude de l'alb. intermittente. *Arch. gén. de médecine*, 1888.

Gellé. — *De la surdité dans l'albuminurie.* Soc. de biologie, 1888.

Bozzolo. — Le lavage de l'organisme dans la cure de l'urémie. *Riforma méd.*, 1891.

Carpentier. — *Néphrite infectieuse à forme insolite.* Acad. de médecine, 1891.

Binet (Paul). — Albuminurie, peptonurie, diacéturie chez l'enfant. *Rev. méd. de la Suisse Romande*, 1890.

Landois (L.). — *Die Uræmie.* Wien u. Leipzig, 1890.

Netchaiew. — Le bleu de méthylène dans la néphrite aiguë. *Semaine méd.*, 1891.

Jaccoud. — Néphrite saturnine et urémie. *Sem. méd.*, 1890.

Bertrand. — *Contribution à l'étude de l'albuminurie non cyclique intermittente chez les gens bien portants.* Thèse, Paris, 1890.

Mlle Warchawskaia. — *L'urémie et l'état du cœur dans la néphrite compliquant le cancer de l'utérus.* Thèse, Paris, 1890.

Mme Bernière. — *De l'albuminurie non puerpérale.* Thèse, Paris, 1890.

Chabrely. — *Albuminurie et néphrite sénile.* Thèse, Bordeaux, 1890.

Dujardin-Beaumetz. — Des sels de strontiane dans l'albuminurie. — *Soc. de thérapeutique*, 28 octobre 1891.
— De l'insuffisance rénale et de son traitement. *Bull. de thérap.*, 1890.

Lépine. — Cas d'insuffisance rénale. *Soc. nationale de méd. de Lyon*, 1890.

Gaube. — Sur une forme particulière d'albuminurie (albuminaturie). *Soc. biologie*, 30 mai 1891.

Comby et Martin Dürr. — Pouls lent permanent. Albuminurie légère, crises d'oppression et vertiges. *Soc. méd. des hôpitaux*, 1891.

Letzerich. — Ueber Aetiologie, Pathologie u. Therapie der bacilloeren interstitiellen Nierenentzündung. *Zeitsch. f. kl. med.*, 1891.

Guyot. — Formes frustes d'urémie grave. *Soc. med. des hôpitaux*, 1891.

Dubost. — *Albuminurie et éclampsie puerpérales.* Thèse, Paris, 1891.

Laverny. — *Épistaxie dans le mal de Bright.* Thèse, Paris, 1891.

Poillot. — *Néphrite interstitielle chez les jeunes gens.* Thèse, Paris, 1891.

Mabboux. — De l'albuminurie dans la lithiase rénale. *Lyon méd.*, 1891.

Rattone et Bozzolo. — *Patol. e cura delle nefrite.* Milano, 1890.

Ehnborn (H.). — *Behandlingen af den Kroniska morb. Brightii.* Stockholm, 1891.

Letienne. — De la folie brightique. *Bull. méd.* Paris, 1891.

Vignerot. — Considérations sur l'étiologie générale des néphrites. *Arch gén de médecine.* Paris., 1891.
— *Contribut. à l'étude des néphrites. Considérations étiologiques.* Paris, 1890.

Ising. — Ueber Harcylinder u. nephritis. *Deutch. Mediz. Zeitung*, 1891.

Kahler. — Zur pathol. u. Therap. der genuinen Schrumpfniere. *Intern. Klin. Rundschau.* Wien, 1891.

Bezy. — Note sur deux cas de Néphrite. *Bull. Soc. méd. de Toulouse*, 1891.

Hervouet. — Un cas de Néphrite aiguë infectieuse. *Gaz. méd. de Nantes*, 1890.

Von Nooden. u. Ritter. — Unters. ueber des Stoffwechsel des Nierenkr. *Zeit. f. Klin. med.* Berlin, 1891.

Delafield. — On the Pis. of the Kidneys popularly called. Bright's dis. *Ann. J. med. sc.* Philad, 1891.

Klemperer. — Aus des discussion ueber die Behandl. des chron. morbus Brighti. *Arb. a. d. erst. med. Klin.* Berlin, 1891.

Sippy (B.). — The prognosis of Bright's disease. *Chicago. med. Rec.*, 1891.

Steell (G.). — The dyspnea of advanced Bright's dis. *Med. chron.* Manchester, 1891.

Oppenheim (Alf.). — *Ueber Schrumpfniere im Kindesalter.* Halle, 1891.

Recke (Paul.). — *Untersuchangen des Harnes auf Mikroorg. bei Acu nephr.* Wurzb, 1891.

Lifsnitz. — Diagnosis of chronically contracted Kidney. *Bolnitsch gaz Botkina.* St-Pet., 1891.

Carpentier. — Néphrite parenchym. chron. avec symptómes urémiques à double forme. *Clin.* Bruxelles, 1891.

Léon (A. M.). — Latent néphr. with suppress. of urine in Children. *Med. and Surgical Reporte.* Philad., 1891.

Picot. — Néphrite mixte. *Gaz. hebd. des sc. méd. de Bordeaux,* 1891.

Fiessinger. — Le mal de Bright épidémique et la scarlatine à Oyonnax. *Gaz méd. de Paris,* 1891.

Stewart (T.-G.). — *On the treatment of chron. Bright's disease.* Verhanld. d. x. intern. méd. congrès, 1890.

Nason (E.-N.). — *Ueber das Auftreten von akuter hemorr Néphritis im Verlaufe von suppur. mening.* Internat. Centralbl. f. d. Phys. u. Path. des Ham. u. sex org. Hambourg et Leipzig, 1890.

Von Ziemssen. — Die suppur. Behandl. de chron. morbus Brighti. *Wien. med. Bl.,* 1890.

Alleman (A. W.). — The ocular sympt. of Bright's Dis. *J. Ann. med.* Chicago, 1890.

Blanc. — Recherches sur le microbe pathogène de l'éclampsie puerpérale. *Soc. des sc. méd. de Lyon,* 1890.

Handford (H.). — Post-scarlatinal cirrhosis of. Kidneys. *Trans path. Soc.* London, 1889-90.

Lancereaux. — La néphrite artérielle, coïncidence pathologique, pathogénie; indications thérapeutiques. *Gaz. méd.* Paris, 1891.

White (W.-H.). — A case of granular Kidney and hypert. heart in a boy. *Tr. path. Soc.* London, 1890.

Florant. — *Des manifestations délirantes de l'urémie.* Paris, 1891.

Stcherbanoff. — *Quelques considérations sur le régime des brightiques.* Paris, 1891.

Muller (Paul.). — *Ueber stickstoffaufnahme und stickstoffauscheiv dung bei chron. nephr.* Berlin, 1891.

Biernacki (E.). — Ueber das Verhalten der Magenverdauung bei Nierenentzündung. *Berl. Klin. W.,* 1891.

Golstein (H.). Ein seltenes Fall von néphritis und schweren Gehirnerscheinungen nach akuter infekt. *Intern. Centralbl. f. Phys. u. Path.* Hamb. u. Leipzig, 1891.

Stochton. — Acute parenchym. néphr. with active pulm. congestion. *Med. and. surg., Reportes.* Philad., 1891.

Moussous (André). — *Mal de Bright survenant chez des enfants au cours d'un purpura rhumat.* Paris, 1891.

Chéron. — *Trait. hygién. du mal de Bright. Union méd.*, 1891.

Gurwitsch (M.). — Ueber hyaline Bildungen in Sehnervenkoffe und in der Netzhaut bei morb. Brightii. *Centralbl. f. prakt. Augenh.* Leipzig, 1891.

Semmola. — *Exper. Beiträge zur Pathog. des Bright. alb. und nephr. Internat. kl. Rundschau.* Wien, 1891.

Withington (C. F.). — Prodromal and early symptoms of Bright's dis. *Boston med. and surj. J.*, 1891.

Dluski (Casimir). — *Du pronostic dans quelques variétés de néphrite chez les enfants.* Paris, 1891.

Herringham. — On cyclical or intermitt. alb. *Brit. méd. J.*, 1891.

Bluhm (Agnes). — Zur Atiologie des morbus Brightii. *Deutsch., Archiv. f. Klin. med.* Leipzig. 1890-91.

Cuffer et Gaston. — Des néphrites partielles. *Revue de méd.*, 1891.

Hare (H.-A.). — *Renal Torpidity*. Univ. M. Mag. Philad., 1890-91.

Egasse (Ed.). — Les sels de strontiane. *Bulletin général de Thérapeutique*, 1891.

Tuvache. — *La néphrite grippale et son traitement.* Th., Paris, 1891.

Finot (Ch.). — *Sur l'albuminurie transitoire chez l'homme sain.* Soc. de biologie, 1892.

Capitan. — Même sujet. *Ibid.*, 1892.

Lancereaux. — *De l'albuminurie au point de vue de l'indication thérapeutique.* Acad. de méd., 1892.

— Néphrite saturnine. *Semaine méd.*, 1892.

— Des néphrites toxiques. *Semaine méd.*, 1892.

Balzer et Souplet. — *De l'albuminurie dans la blennorrhagie aiguë.* Soc. franc. de dermatologie, 2ᵉ session.

Israël (O.). — *Altérations secondaires de l'appareil circulat. dans les cas d'insuffisance de l'activité rénale.* Congrès de médecine interne de Leipzig, 1892.

Millard (H.-B.). — *A Treatise of Bright's of the Kidneys.* 3ᵉ éd. New-York. 1892.

G. Sée. — *Néphrite parenchymateuse traitée par les sels de Strontium.* Acad. de méd., 1892.

Kahane (M.). — Ueber das Vorkommen von Eiweiss ein Harne bei tuberculosen Erkrankungen. *Wiener med. Woch.*, 1892.

Eisenlohr (G.). — Zur Entwickelung der Schrumpfniere aus acutes néphritis bei infectionskrankheiten. *Deutsche med. Woch.*. 1892.

Thomas (L.). — Chorée néphrétique. *Deutsche med. Woch.*, 1892.

G. Sée. — *Sur le régime et le traitement des albuminuriques.* Académie de médecine, 1892.

Bouchard. — *Pathogénie de l'albuminurie*, 1892.

Dujardin-Beaumetz. — *Le régime alimentaire dans les néphrites chroniques*. Académie de médecine, 1892.

Semmola. — *Sur le régime et le traitement des albuminuriques*. Acad. de méd., 1892.

Malbec. — *Les sels de Strontium*. Paris, 1892.

Henriquez. — *Contribution à l'étude bactériologique des néphrites infectieuses*. Thèse de doct., Paris, 1892.

Girot. — *Influence de la fièvre typhoïde sur le développement ultérieur de la néphrite chronique*. Thèse de doctorat, 1892.

Ziegler. — *Zur Prophylaxie der Nephritis scarlatinosa*. Berlin, klin. Woch, 1892.

Biedert. — *Zur Prophylact. Milchdiæt bei Scarlach*. Berlin, kl. Woch, 1892.

Carl v. Noorden. — *Ueber den Stickstoffhaushalt der Nierenkranken*. Deutsche med. Woch., 1892.

Kornblum. — *Zum Stoffwechtsel des Eiweisses bei chronischer nephritis*. Inaug. Diss. Berlin, 1892.

— *Ueber die Ausscheidung der Stickstoffs bei Nierenkrankh*. Virchows Archiv., 1892, cxxvii.

Thomayer. — Poznamka o pathologii a therapii nemoci Brightovy. *Sbornik lekarsky*, iv, 3. Note sur la pathologie et le traitement du mal de Bright.

Richardière et **Thérèse**. — L'hyperthermie dans l'urémie. *Revue de médecine*, déc. 1891.

Henriquez. — De l'élimination des microbes par l'urine. *Soc. de biologie*, 30 janvier 1892.

Prendergast. — Étude clinique sur la syphilis brightique précoce. *Thèse, Paris*, 1892.

Chalvié. — Contribution à l'étude expérimentale de la fonction du rein. *Thèse, Paris*, 1892.

Gerad. — Transformation de l'albumine des urines en propeptone dans la maladie de Bright. *Midi médical*, 1892.

Finot. — De l'albuminurie transitoire chez l'homme sain. *Soc. de biologie* et *Thèse de Lyon*, 1892.

Capitan. — Même sujet. *Ibid.*, 20 fév. 1892.

Lancereaux. — Des néphrites toxiques. *Sem. méd.*, 13. 1892.

— Néphrite saturnine. *Sem. méd.*, 33. 1892.

Obermayer (**F.**). — Ueber nucle albuminausscheidung oim Harn. *centr. bl. f. kl. méd.*, 1892.

Merklen (**P.**). — De la péricardite des Brightiques. *Sem. méd.*, n° 17, 1892.

Rogeansky. — Des particularités de la diurèse dans l'albuminurie physiologique. *Méd. obozr.* xxxvii, 7. 1892.

Paul Gastou. — De l'albuminurie. Revue critique. *Archives générales de médecine*, p. 697-713. Décembre 1892.

TABLE DES MATIÈRES

CHAPITRE PREMIER

INTRODUCTION, HISTORIQUE, GÉNÉRALITÉS

CHAPITRE II

ÉTIOLOGIE DES NÉPHRITES ET DU MAL DE BRIGHT

Division : A. *Premier groupe : Néphrites zymotiques et toxiques.*

1° *Néphrites infectieuses :* Scarlatine, variole, rougeole, varicelle, fièvre typhoïde, fièvre récurrente, typhus exanthématique, méningite cérébro-spinale, grippe, fièvre jaune, diphtérie, érysipèle, pyémie, septicémie, fièvre puerpérale, rhumatisme articulaire aigu, érythème noueux, pneumonie, oreillons, syphilis, malaria, rage, tuberculose, syphilis, cancer.

17

CHAPITRE III

PATHOLOGE DES NÉPHRITES ET DU MAL DE BRIGHT

CHAPITRE IV

TRAITEMENT DES NÉPHRITES ET DU MAL DE BRIGHT

CHAPITRE V

TRAITEMENT HYGIÉNIQUE DU MAL DE BRIGHT

Paris. — Typ. Chamerot et Renouard. 19, rue des Saints-Pères. — 29152.

Bulletin

des

Annonces

ANTISEPSIE

DES

VOIES URINAIRES

PAR LES

CAPSULES SALOLÉES

DE

Lacroix

Ces capsules renferment le SALOL à l'état de dissolution, c'est-à-dire sous la forme la plus active et la mieux assimilable des préparations antiseptiques préconisées dans les affections bacillaires.

SANTAL SALOLÉ — OLÉO SALOL

EUCALYPTOL SALOLÉ — TÉRÉBENTHINE SALOLÉE

ESSENCE DE TÉRÉBENTHINE SALOLÉE

COPAHU SALOLÉ

Dépôt . Phⁱᵉ **LACROIX**, 76, rue du Château-d'Eau, PARIS

ET TOUTES LES PHARMACIES

www.ingramcontent.com/pod-product-compliance
Lightning Source LLC
LaVergne TN
LVHW021642060726
842527LV00003B/761